针灸减肥图解

主 编 郭长青 郭长青（女）

U0285937

中国健康传媒集团

中国医药科技出版社

内 容 提 要

　　本书是北京中医药大学针灸学院专家集三十多年经验所成，全书图文并茂，详细介绍了肥胖症、减肥瘦身针灸腧穴和治疗方法等，具有较高的学术水平和临床参考价值。本书主要适宜从事中医、针灸临床、教学、科研工作的人员及中医爱好者阅读参考。

图书在版编目（CIP）数据

　　针灸减肥图解 / 郭长青，郭长青主编 . — 北京：中国医药科技出版社，2020. 7
（2025. 4 重印）.
　　ISBN 978-7-5214-1859-0

　　Ⅰ . ①针… 　Ⅱ . ①郭… ②郭… 　Ⅲ . ①减肥—针灸疗法—图解
Ⅳ . ① R246.9–64

　　中国版本图书馆 CIP 数据核字（2020）第 093829 号

美术编辑　　陈君杞
版式设计　　也　在

出版　**中国健康传媒集团** | 中国医药科技出版社
地址　北京市海淀区文慧园北路甲 22 号
邮编　100082
电话　发行：010-62227427　　邮购：010-62236938
网址　www.cmstp.com
规格　710 × 1000 mm $^1/_{16}$
印张　17
字数　283 千字
版次　2020 年 7 月第 1 版
印次　2025 年 4 月第 4 次印刷
印刷　北京盛通印刷股份有限公司
经销　全国各地新华书店
书号　ISBN 978-7-5214-1859-0
定价　**59.00 元**

获取新书信息、投稿、为图书纠错，请扫码联系我们。

编 委 会

前　言

　　针灸学是祖国医学的重要组成部分，在中华民族的生存过程中发挥着重要作用，现在又成为世界医学的一部分。随着人民生活水平的提高，人们渴望健康美丽，因此减肥瘦身成为了医学领域的重大课题。针灸在减肥瘦身方面有其突出疗效，所以编写一本减肥瘦身针灸治疗学具有重要意义。鉴于目前没有一本内容全面、具有权威性的减肥瘦身针灸参考书，因此《针灸减肥图解》的出版具有重要意义。

　　本书作者为北京中医药大学郭长青教授团队，同时具有丰富针灸减肥经验的石家庄医学高等专科学校美容教研室郭长青（女）老师参加了编写。本书主要介绍了肥胖症、减肥瘦身针灸腧穴、针灸方法和肥胖的针灸治疗。本书图文并茂，具有较高的学术水平和临床应用价值，适宜从事中医、针灸临床、教学、科研工作的人员及中医爱好者阅读。

郭长青

2019 年 12 月

目　录

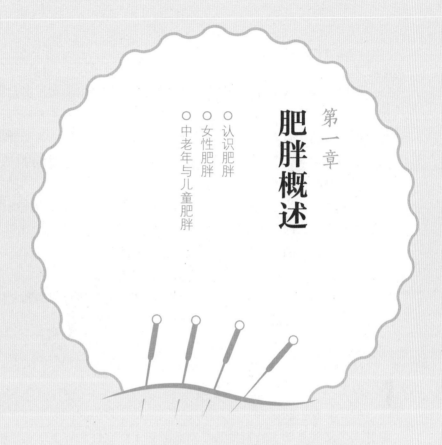

第一章

肥胖概述

○ 认识肥胖
○ 女性肥胖
○ 中老年与儿童肥胖

第一节　认识肥胖

一、什么是肥胖症

肥胖，在医学上称为肥胖症，可以定义为身体内脂肪过度蓄积以致威胁健康的一种疾病。它不是个人的生理缺陷，肥胖症患者需要经过长期的治疗和控制才能达到减重并维持减重后体重的目的。专家们认为肥胖症的主要原因是能量摄入和消耗的不平衡，尤其是脂肪的过度摄入而导致的能量摄入、支出以及脂肪在体内分布不平衡。

现代研究认为，肥胖症不仅是指体重的增加，而且还指体内过剩的脂肪组织蓄积状态，即体内脂肪含量在男性超过 25%，女性超过 30%。由于体内脂肪含量的测定困难，临床上常以标准体重进行对肥胖症的判定。

尽管肥胖可以被简单看成热量摄入超过消耗，但是肥胖症的发病机制涉及遗传、代谢、食欲调节、食物供给、进食行为、体育活动和文化因素等多方面的相互作用，故肥胖症是复杂的。

二、肥胖的原因

肥胖症发生的原因可分为由过食、运动不足引起的原发性肥胖（单纯性肥胖）和某些基础疾患引发的继发性肥胖（症状性肥胖）两类。临床上发生率高的是原发性肥胖，其成因是能量摄取超过能量消耗，剩余能量以中性脂肪的形式蓄积在脂肪组织内。原发性肥胖包括肥胖度大于 20% 或体质指数（BMI）超过 27（女性为 25）的典型肥胖，以及肥胖度和 BMI 未达上述标准但腹壁皮下脂肪厚度大于 3cm，或腰围 / 臀围比值（WHR）增大的内脏脂肪型肥胖。肥胖评定标准有多种，目前通用的肥胖症诊断指标是 BMI，BMI= 体重（kg）/［身高（m）］^{2}。BMI 为 18.5~25 之间者属正常，25 以上为超重，30 以上者属于肥胖。

人的胖瘦取决于体内脂肪细胞的数目和脂肪细胞内脂质（包括中性脂肪、磷脂、胆固醇等）含量的多少，即决定于脂肪组织总的数量。小儿期就开始肥胖、成年后仍然肥胖的人，体内脂肪细胞数目明显比一般人多；成年后开始肥胖的人，主要是脂肪细胞的肥大。短时间出现肥胖的，多为脂肪细胞的肥大；而缓慢长期性肥胖的，则脂肪细胞既肥大，数目又多。

非疾病引起的单纯性肥胖，又分体质性肥胖和过食性肥胖。体质性肥胖即双亲肥胖，是由于遗传、机体脂肪细胞数目增多而造成的，也与25岁以前营养过度有关。这些人物质代谢过程比较慢，合成代谢超过分解代谢；过食性肥胖也称"获得性肥胖"，是由于成年后有意或无意的过多饮食，特别是由于喜好油腻食品，使摄入的热量大大超过身体生长和活动的需要，促进脂肪细胞肥大与脂肪细胞数量增加，形成了脂肪大量堆积。疾病引起的继发性肥胖，常见的有：丘脑性肥胖、内分泌肥胖、遗传性肥胖等。继发性肥胖相对少见，随着基础疾患的改善，继发性肥胖可以消失。

除上述原因外，肥胖症与每个人的生活环境、饮食习惯、年龄、性别、活动量的大小等均有一定关系，若精神受刺激，用激素类药物等也可引起肥胖。

三、肥胖的种种表现

肥胖症的临床症状及其并发症较多，严重肥胖症患者自觉乏力、气短、水肿、关节疼痛、活动困难，甚至失去自理能力，并因此而出现抑郁、焦虑等心理障碍，以致日常学习、工作和生活受到影响和限制。肥胖还有一系列并发症，轻、中度肥胖症患者的临床主要表现是与之相关的并发症的表现，或处于所谓"非病非健康"的亚健康状态。肥胖症的并发症涉及内科、整形外科、普通外科、妇产科、皮肤科疾病以及恶性肿瘤等。尤需注意肥胖同心脑血管疾病的关系。心脑血管疾病已成为影响肥胖者健康的主要因素，除直接关联外，高血压、高脂血症、高胰岛素血症等因素的参与亦起一定作用。Reaven等述及的"X综合征"（胰岛素抵抗及与之相关的高胰岛素血症、糖耐量异常、高 VLDL–TG 血症、低 HDL–CH 血症以及高血压）和 Kaplan 述及的"死亡四重奏"，即内脏型肥胖、糖耐量异常、高脂血症、高血压病以及 Juhan–Vague 等最近提到的多元代谢综合征，其本质为 X 综合征等复合代谢疾病，肥胖在一定程度上显得颇为突出。最近，Visser 等研究发现，肥胖与低水平的全身炎症指标——血浆 C 反应蛋白之间呈密切正相关，肥胖者脂肪组织可生成瘦素（leptin）和白介素等炎性物质，这些可能与肥胖者心血管发病危险升高有关。总之，肥胖症本身虽无特殊的临床表现，但它与威胁人类健康的许多疾病的发生密切相关，应予以足够重视。

另外，肥胖不应以肥胖程度划分，因为即使是同等程度的肥胖，也有需要治疗及不需要治疗两种情况。需治疗的肥胖相关疾病，在内科疾病中，包括内分泌、代谢疾病的非胰岛素依赖性糖尿病、脂代谢异常、高尿酸血症、生长激素分泌低下等；循环系统的冠心病、脑血管障碍、高血压、静脉血栓等；消化系统的脂肪肝及脂肪性肝炎、胆石症、胰腺炎等；呼吸系统的呼吸功能障碍、术后肺并发症等；在整形外科中，如变形性关节病、腰椎间盘脱出症、关节炎等；在妇产科中，如月经异常、不孕症、妊娠、分娩及产褥期异常等；在外科中，如疝、静脉瘤、痔及麻醉、手术并发症等；在皮肤科中，如皮脂纹、假性黑色素瘤、皮炎、多汗症、汗疹等；在肿瘤科中，如结肠癌、前列腺癌、子宫内膜癌、卵巢癌、宫颈癌、乳腺癌、胆囊癌等；肥胖还会导致扁桃体肿大、腮腺肿胀、肢体障碍、意外死亡等。而不需要治疗的肥胖则是正常范围肥胖，只需注意控制体重，注意饮食和体育锻炼就可以了。

四、肥胖的分类

单纯性肥胖

单纯性肥胖为无明确的内分泌遗传原因，热量摄入超过消耗而引起脂肪组织过多者。95% 的肥胖者属于单纯性肥胖，一般认为体重超过标准体重的 20% 为肥胖。单纯性肥胖可分为体质性肥胖与获得性肥胖两种。

◎ 体质性肥胖

体质性肥胖是由于 25 岁前营养过度，加上遗传因素影响所致的肥胖。胎儿期 30 周至出生后的 2 年内，脂肪细胞有一个极为活跃的增加生期，在这个时期，若营养过剩就会引起脂肪细胞增多，最多可多达正常人的脂肪细胞数目的 3 倍。这种肥胖症患者，身体的脂肪细胞数增多，其细胞体积较一般人肥大，饮食控制不易见效。在个体中饮食亢进，摄取过多，运动量不足者尤为显著，对胰岛素不敏感。正常女性较男性的脂肪细胞数目要多，这也是女性肥胖者较男性多见的原因之一。中、老年人若是在婴儿期和青春发育期未曾发生过肥胖，则他们肥胖主要是由于脂肪细胞的肥大，而脂肪细胞的数量是正常的，治疗也较容易。

◎ 获得性肥胖

获得性肥胖也称"外源性肥胖"，获得性肥胖一般在 20~25 岁以后，由于运动量不足、营养过剩或遗传因素，使脂肪细胞肥大，但无数量上的增生，其脂肪主要分布于躯干。其主要形成原因是食糖过多。糖不但易于吸收，还能促进脂肪合成，从而使脂肪蓄积，导致肥胖。一般中青年人的中、轻度肥胖和某些老年性肥胖，大都属于获得性肥胖，治疗应采用饮食疗法。如果肥胖发展很快，一般只是脂肪细胞的肥大；而当肥胖发生发展过程缓慢且长，脂肪细胞既有肥大又有增生的时候，就会大大增加身体脂肪库容，造成明显的肥胖。

继发性肥胖

大约有 5% 的肥胖患者属继发性肥胖，即继发于其他疾病。继发性肥胖可因中枢神经系统或内分泌系统病变而引起，故又称为"病理性肥胖"。常见的病因有：脑部肿瘤、外伤、感染等后遗症，丘脑综合征等；脑垂体前叶功能减退、垂体瘤、产后出血等；糖尿病前期，胰腺瘤等，使胰岛素分泌过高，脂肪分解过少，而脂肪合成旺盛，代谢率降低，造成肥胖；肾上腺皮质增生或腺瘤使肾上腺皮质功能亢进，皮质醇分泌过多引起的"库欣综合征"，其常见的表现为肥胖；甲状腺功能减退，并常伴有黏液性水肿；性腺功能减退，如女性绝经期、多囊性卵巢等；B 族维生素缺乏症，脂肪在转化为能量的过程中，需要多种营养素参加，尤其是维生素 B_1、维生素 B_2、维生素 B_6、烟酸、胆碱等 B 族维生素，如果这些营养素不足，就会妨碍脂肪代谢，进而积存于体内导致肥胖。

遗传性肥胖

此类肥胖症，属遗传性的原因，并且与家庭饮食结构及生活习惯有关。据有关专家研究统计：父母双方都肥胖，他们的子女有 60%~80% 的可能成为胖子；父母双方中只有一人肥胖，他们的子女有 40% 可能成为胖子；如果父母双方均是瘦子，他们的子女只有 10% 的可能成为胖子。同时，父母肥胖的体型具有遗传性，特别是肥胖的部位也具有遗传性。

五、肥胖的危害性

肥胖是人体内脂肪积聚过多所致的现象，并不是"健康"的标志，肥胖不仅影响形体美，而且给生活带来不便，更重要的是容易引起多种并发症，加速衰老和死亡。难怪有人说肥胖是疾病的先兆，衰老的信号。

危害1：健康长寿之大敌

据统计，肥胖者并发脑栓塞及心衰的发病率比正常体重者高1倍，患冠心病者比正常体重者多2倍，高血压病发病率比正常体重者多2~6倍，合并糖尿病者较正常人约增高4倍，合并胆石症者较正常人高4~6倍，更为严重的是肥胖者的寿命将明显缩短。据报道，超重10%的45岁男性，其寿命比正常体重者要缩短4年，据日本统计资料表明，标准死亡率为100%，肥胖者死亡率为127.9%。

危害2：影响劳动力，易遭受外伤

身体肥胖的人往往怕热、多汗、易疲劳、下肢浮肿、静脉曲张、皮肤皱褶处易患皮炎等。严重肥胖的人，行动迟缓，行走活动都有困难，稍微活动就心慌气短，以致影响正常生活，严重的甚至导致劳动力丧失。由于肥胖者行动反应迟缓，也易遭受各种外伤、车祸、骨折及扭伤等。

危害3：易发冠心病及高血压病等

肥胖者脂肪组织增多，耗氧量加大，心脏做功量大，使心肌肥厚，尤其左心室负担加重，久之易诱发高血压。脂质沉积在动脉壁内，致使管腔狭窄硬化，易发生冠心病、中风和猝死。

危害4：易患内分泌及代谢性疾病

伴随肥胖所致的代谢、内分泌异常，常可引起多种疾病。糖代谢异常可引起糖尿病，脂肪代谢异常可引起高脂血症，核酸代谢异常可引起高尿酸血症等。肥胖女性因卵巢功能障碍可引起月经不调。

危害5: 对肺功能有不良影响

肺的作用是向全身供应氧气及排出二氧化碳。肥胖者因体重增加需要更多的氧，但肺不能随之而增加功能，同时肥胖者腹部脂肪堆积又限制了肺的呼吸运动。

危害6: 易引起肝胆病变

由于肥胖者的高胰岛血症使体内甘油三酯合成亢进，就会造成在肝脏中合成的甘油三酯蓄积从而形成脂肪肝。肥胖者与正常人相比，胆汁酸中的胆固醇含量增多，超过了胆汁中的溶解度，因此肥胖者容易并发高比例的胆固醇结石。有报道患胆石症的女性50%~80%是肥胖者。在外科手术时，由30%左右的高度肥胖者合并有胆结石。肥胖症与正常体重的妇女相比，其胆结石的发病率约高六倍。

危害7: 会增加手术难度

肥胖者会增加麻醉时的危险，手术后伤口易裂开，感染坠积性肺炎等并发症的机会均较不胖者为多。

危害8: 可引起关节病变

体重的增加能使许多关节（如脊椎、肩、肘、髋、足关节）磨损或撕裂而致疼痛。

危害9: 并发疝气

肥胖者可并发多种疝，其中以胃上部易位至胸腔中的食管裂孔疝最为常见。

危害10: 过度肥胖有损性健康

近年来，肥胖者越来越多，夫妻性生活因受肥胖影响而导致不和谐的也时有发生。对男性而言，轻度肥胖对其性功能影响不大，而高度肥胖者影响较明显。其性功能减退可表现在性欲、勃起、性交、射精及情欲高潮等性活动环节上。现代医学研究发现，肥胖者由于体内脂肪积存过多，使雄激素较多地转化为雌激素分泌，使睾酮分泌减少，进而导致男性性欲减退或阳痿等性功能障碍。

过度肥胖者由于在性交时动作不便，加上超重引起关节的加速退化，臀部、大腿及腹壁脂肪增多，都使其在选择合适性交体位时发生困难，还可导致性交时阴茎不能顺利进入阴道。如果双方都是肥胖者则更增加困难，性生活几次失败后就有可能导致性冷淡。

六、体内脂肪的分布类型及肥胖类型判定方法

机体脂肪蓄积部位（分布）的不同，诱发其他疾病尤其是代谢性疾病的患病率也不同。研究发现，男性肥胖在上臂脂肪沉着明显，而女性肥胖在大腿脂肪较多。研究者测定肥胖者腰围和臀围，求其比值（WHR），规定WHR 高值为上半身肥胖，低值为下半身肥胖，其分界值勤随着性别、人种、年龄的不同而不同。欧美国家 WHR 比在 0.7 时为正常，0.85 以上时糖尿病、高脂血症等疾病的并发率增高。日本报道，女性 WHR 值在 0.8 以上、男性在 1.0 以上者糖尿病的并发率有所增高。根据脐水平处或第 4~5 腰椎间水平处，计算机断层扫描（CT）及核磁共振影像（MRI）计算腹部内脏脂肪面积（V）和皮下脂肪型面积（S）的比值，可将上半身肥胖复分为内脏脂肪型肥胖与皮下脂肪型肥胖两类。V/S 值在 0.4 以上者为内脏脂肪型肥胖，不足 0.4 者判定为皮下脂肪型肥胖，已证实前者并发症的发生率显著高于后者。另外，腹内脂肪面积大于 $120cm^2$，亦可作为内脏型肥胖的诊断标准。临床上，常采用WHR 值和腰围 / 股围（髂峰与膝关节 1/2 处）比值作为反映内脏脂肪含量的间接指标。亦有报道认为，腹围或腹部矢状面直径较 WHR 值更能反映腹内脂肪含量。日本有学者利用超声检查诊断内脏脂肪型肥胖。具体方法为：被测者取仰卧位，沿剑突到脐的腹白线进行纵行超声波扫描，根据测得的腹壁前脂肪的最大厚度和腹壁皮下脂肪的最小厚度的比值，作为腹壁脂肪指数（AFI）来判定脂肪分布。AFI 同 CT 求得的 V/S 值有良好相关性，男性 1.0 以上、女性 0.7 以上即可判定为内脏型肥胖。

七、测量肥胖的方法

体内脂肪正常含量占体重的百分比，因年龄和性别而有所不同：在新生儿约占体重的 10%；在成年早期身材细长的男性约占体重的 10%，而在同

样身材的女性则占体重的 15%；在 30 岁正常男性约占体重的 15%，女性约 20%。如果总脂肪在男性超过 25%，女性超过 30%，则为肥胖。

（一）目测法

在实验室研究或流行病学调查时，需要有估计脂肪组织含量的可信的客观标准，但是判断某个体是否为肥胖时，最简便、最常用的方法是目测法。当表现为面肥颈壅，项厚背宽，腹大腰粗，臀丰腿圆，皮肤松弛下垂，行动笨拙，动则气急等，就可以判定为肥胖。目测法不需太多的技术，且简便可行，可以作为人群调查中初期筛选的方法来使用。

（二）标准体重法

根据患者的年龄及身高按下列公式计算出标准体重，若患者实际体重超过标准体重 20%，即可诊断为肥胖。各年龄段标准体重计算公式如下：

1. 各年龄段计算法

成人标准体重（kg）＝〔身高（cm）－100〕×0.9。

婴儿（1~6 个月）标准体重（kg）＝出生体重（kg）＋月龄×0.6。

幼儿（7~12 个月）标准体重（kg）＝出生体重（kg）＋月龄×0.5。

1 岁以上标准体重（kg）＝年龄×2＋8。

2. 不同区域计算法

北方人理想体重（kg）＝〔身高（cm）－150〕×0.6＋50。

南方人理想体重（kg）＝〔身高（cm）－150〕×0.6＋48。

3. 简易计算法

男性平均体重（kg）＝身高（cm）－105。

女性平均体重（kg）＝身高（cm）－100。

一般来说，实测体重超过标准体重不及 20% 者，为超重；实测体重超过标准体重 20% 以上者，则成为肥胖。肥胖又根据超过标准体重的程度，分为轻度、中度和重度肥胖。轻度肥胖即超过标准体重的 20%，小于 30%；中度肥胖即超过标准体重的 30%，小于 50%；重度肥胖即超过标准体重的 50% 以上。但是，必须排除肌肉发达或水潴留等因素，如健美运动员、水肿患者，即便超过体重的 20%，也不应认为是肥胖。

（三）体格指数法

体格指数法是根据身高与体重之比值来判断是否肥胖的一种方法。是目前用于肥胖诊断最普遍和最重要的方法。常用的体格指数有以下两种。

1. Rohler 指数

Rohler 指数 = 体重（kg）/〔身高（cm）〕^{3} × 107。

Rohler 指数主要适用于学龄儿童及青少年。此指数表明体重与身高之比，身高越高者指数越小，身高越低者指数越大。此指数值在 115~140kg/cm^3 为正常，140~160kg/cm^3 为超重，160kg/cm^3 以上为肥胖。

2. Quetelet 指数 又称 BMI。

BMI= 体重（kg）/〔身高（m）〕^{2}。

BMI 适用于体格发育基本稳定以后的成年人。一般而言，男性 BMI ＞ 25kg/m^2，女性 ＞ 24kg/m^2 即为肥胖。上海市调查结果显示：15~19 岁男女青年的 BMI 在 18~22kg/m^2 为正常，≥ 22 kg/m^2 为超重，≥ 24 kg/m^2 为肥胖；20 岁以上成年人的 BMI 在 20~24 kg/m^2 为正常，≥ 24 kg/m^2 为超重，≥ 26 kg/m^2 为肥胖。1997 年世界卫生组织规定肥胖的国际标准是 BMI ≥ 25kg/m^2 为体重过重，BMI 25~29.9kg/m^2 为预胖型，BMI ≥ 30kg/m^2 为肥胖。肥胖又分三级：Ⅰ 级肥胖 BMI 30~34.9kg/m^2，Ⅱ 级肥胖 BMI 35~39.9kg/m^2，Ⅲ 级肥胖 BMI ≥ 40kg/m^2。Ⅱ、Ⅲ 级肥胖的患者的死亡率明显高于 Ⅰ 级肥胖患者，Ⅰ 级肥胖患者虽无明显自觉症状，但可以逐步发展到 Ⅱ 级或 Ⅲ 级，所以也必须引起重视。

（四）皮下脂肪厚度测量法

皮下脂肪厚度测量法是通过测量局部皮褶厚度来估计皮下脂肪厚度，进行判断肥胖的一种简便方法。成年人皮下脂肪约占全身的 1/3，新生儿占 70% ~80%。随着肥胖度增加，皮下脂肪厚度与总体脂肪关系呈曲线相关。

测量方法是用拇指和食指提捏皮肤（不要把肌肉包括在内），用测量仪器或卡尺（也可用普通尺子）测量双折皮肤的厚度。常用的皮褶厚度测量部位有肩胛下角、肱二头肌、肱三头肌、髂嵴、上腹壁、脐下方等处。目前倾向于多处测量，取其总和或均值。美国成年男性和女性若肱三头肌中部皮褶厚度分别超过 19mm 和 30mm，或肩胛下角处皮褶厚度分别超过 22mm 和 27mm，则提示肥胖。我国有关资料尚少。皮下脂肪厚度可通过指捏法获得，即用拇、食指相距 3cm 左右，捏起皮褶，其厚度大致为皮脂厚度，在腹部、臀部检查，超过 2.5cm 为肥胖。

（五）腰臀围比值法

腰臀围比值（WHR）= 腰围 / 臀围。WHR 是描述脂肪分布类型的一个指标，将 WHR 高者称为中心型脂肪分布，WHR 低者称为周围型脂肪分布。一般以两侧肋缘与髂嵴间的中点水平为腰围的测量部位（图 1-1-1），以臀部最突出处为臀围的测量部位（图 1-1-2）。国外对腰臀比值标准是：女性＞ 0.85，男性＞ 1.0 时为异常。WHR 高者多属于内脏型肥胖，并发其他病症的概率高；WHR 低者多属于四肢型肥胖。

此外，还有总体脂测法，包括密度测定法、液体比重检查法、体内钾总量测定法、r 光谱分析法、电阻抗法、中子活性法、双光子法、CT 和磁共振成像测量法等。

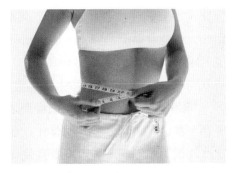

图 1-1-1　腰围测量法

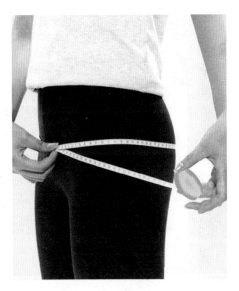

图 1-1-2　臀围测量法

八、中医对肥胖病因的认识

中医学早在《黄帝内经》中就有关于肥胖的记载。《灵枢·卫气失常》曰："人有肥、有膏、有肉"这里指出肥胖有三个特点：①身形肥胖；②多脂，皮厚；③血液黏稠，运行缓慢。《素问·通评虚实论篇》中说："肥贵人，则高粱之疾也"，《灵枢·逆顺肥瘦》曰："肥人……其为人也，贪于取与"，《素问·奇病论篇》曰："夫五味入口，藏于胃，脾为之行其精气，津液在脾，故令人之口甘也，之所发也，此人必数食甘美而多肥也"指出了肥胖的病因为饮食不节、过食肥甘厚味，造成水湿停运。李东垣《脾胃论》云："脾胃俱旺，则能食而肥；脾胃俱虚，则不能食而瘦或少食肥，虽肥而四肢不举"，说明了肥胖与脾胃功能密切相关。《丹溪心法》说："肥白人多痰""肥人多痰饮""肥人气虚生寒，寒生湿，湿生痰"，《医门法律》中亦指出："肥人湿多"，陈修园亦总结为："大抵素禀之盛，从无所苦，惟是湿痰颇多"，《王氏医存》在论述肥胖多痰湿时指出："盖不病则津液为脂膏，病则作湿酿痰也"，这些均说明肥胖的产生与痰湿有关。后人又有"肥人多痰而经阻气不运也"，"谷气胜元气，其人脂而不寿，元气胜谷气，其人瘦而寿"以及"肥人多痰多湿，多气虚"之说，这些论述对指导我们对肥胖的认识和辨证论治具有重要意义。肥胖主要与禀赋、饮食、劳逸、情志、脏腑功能失常等因素有关。

（一）先天禀赋不足

人们常说："哎呀，你看某某，光喝凉水都会长肉，而我天天睡了吃，吃了睡，也没长肉，还是这么瘦。"可见，肥胖的发生与个人体质有明显的关系，而个人体质的差异又是由先天禀赋所决定的，这与现代医学遗传因素相吻合。体质性肥胖多由先天禀赋不足引起。《灵枢·阴阳二十五人》中指出："土形之人，圆面，大头，美肩背，大腹，美股胫，小手足，多肉"，"水形之人，大头，小肩，大腹"，前者为全身性肥胖，后者为腹形肥胖，二者均与先天禀赋不足有密切关系。父辈体形肥胖者，儿女肥胖的居多。

（二）过食肥甘、膏粱厚味

过食肥甘厚味（如肥肉、肥鸭、猪油等）导致气血过于充盛，多余部分化为膏脂，使人肥胖；过食肥甘厚味，还影响脾胃运化功能，使饮食水谷不能化为气血，而转化为膏脂积于体内，导致肥胖。营养性肥胖多因过食肥甘、膏粱厚味引起，如《临证指南医案》指出："湿从内生，必其人膏粱酒醴过度，或嗜饮茶汤太多，或食生冷瓜果及甜腻之物，其人色白而肥，肌肉柔软"。

（三）情志失调、肝气郁结

中医认为肝主疏泄，喜条达。如果长期精神抑郁，则肝气郁结，气机阻塞，以致气结痰凝，或肝气疏泄失调，以致脾失健运，痰湿内生，肥胖形成。

（四）久坐久卧、缺少劳作

《素问·宣明五气》篇曰："久卧伤气"；《医学入门》也强调久卧久坐"尤伤人也"。《吕氏春秋·尽数篇》："形不动则精不流，精不流则气郁。形体少动，气机壅而不畅，精微物质不能输布条达，而郁于皮下成为膏脂"。由此可见，久卧久坐、缺少劳作，必然导致全身气机郁滞，脾气运化无力，转输失调，膏脂内聚，使人肥胖。

总之，脏腑之中以脾、肾、肝、胆与肥胖的关系密切。① 脾肾阳虚：脾虚不能正常化生气血，而转化为膏脂，发生肥胖；肾虚不能化气行水，使湿浊内停，加重肥胖；② 肝失疏泄：肝失疏泄，气机不畅，影响脾胃运化水谷及水液功能，影响胆汁的分泌与排泄，精微物质不能正常输布，造成脂肪堆积化脂，导致肥胖；③ 脾胃实热：脾胃实热，多饮多食，导致气血有余，化为膏脂，导致肥胖。

肥胖病位以脾为主，次及肾及肝胆，亦可及心肺，但以脾肾阳虚为多见。临床表现多为本虚标实，本虚以阳虚为主，标实以痰浊、膏脂为主，常兼水湿亦兼有气滞、血瘀。

九、中医肥胖分型

中医对于肥胖的认识早有记载，发生原因多与"湿、痰、虚"有关。中医根据成因把肥胖分为以下几类：

1. 腹型肥胖　因肝气过剩引起，多伴有便秘及高血压倾向。

2. 虚胖　因肾功能太强或太弱引起，多伴有月经不调、手脚冰凉等症状。

3. 脂肪型肥胖　因血气过盛引起，容易引发心脏病。

4. 病态肥胖　因血气不足，脾脏阳气太盛引起，产后肥胖，激素性肥胖属于此类。

5. 气胖　因三焦经气异常引起，属精神压力型肥胖。

对于这些类型的肥胖，中医认为，其根本原因是阴阳平衡失调，直接影响到人体体液的酸碱度及体内酶的存活度。而中医则能够由内而外地调整人体，从调节内分泌入手，对肝、脾、肾、心脏、肺及三焦进行调节，通过气血津液的作用来完成机体的统一，达到减肥的目的。

十、肥胖症的中医食疗

1. 脾虚湿阻型

【临床表现】形体肥胖、肢体困重、倦怠乏力、脘腹胀满、纳差食少、大便溏薄。舌质淡、苔薄腻、脉缓或濡细。此型临床上最为多见。

【保健原则】健脾化湿。

【食物选择】扁豆、蚕豆、豌豆、赤小豆、绿豆、黄豆芽、绿豆芽、玉米、冬瓜、冬瓜皮、黄瓜、黄瓜皮、西瓜、西瓜皮、白菜、鲤鱼等。

【食谱举例】杂豆粥、冰拌三皮、赤小豆鲤鱼汤、冬瓜瓤汤、白菜粉丝汤等。

2. 脾肾两虚型

【临床表现】形体肥胖、虚浮肿胀、疲乏无力、少气懒言、动而喘息、头晕畏寒、食少纳差、腰膝冷痛、大便溏薄或五更泄泻、阳痿、舌质淡。苔薄白、脉沉细。重度肥胖症患者多为此型。

【保健原则】温阳化气利水。

【食物选择】豇豆、刀豆、枸杞子。

【食谱举例】羊乳羹、人参胡桃汤、素拌豇豆、胡椒羊肉汤等。

3. 胃热湿阻型

【临床表现】形体肥胖、饮食肥甘或消谷善饥、口臭口干、大便秘结。舌质红、舌苔黄腻、脉滑数。此型多为体壮的中青年肥胖者。

【保健原则】清热化湿通腑。

【食物选择】白菜、圆白菜、芹菜、莴苣、竹笋、莼菜、莲藕、苦瓜、马齿菜、马兰草、荸荠、鸭梨等。

【食谱举例】凉拌莴苣、白菜海带汤、五汁饮、凉拌藕丝、竹笋罐头、鸡蛋炒马齿苋、猪肉炒苦瓜等。

4. 气滞血瘀型

【临床表现】形体肥胖、两胁胀满、胃脘痞满、烦躁易怒、口干舌燥、头晕目眩、失眠多梦、月经不调或闭经。舌质暗有瘀斑、脉弦数或细弦。肥胖日久者可见此型。

【保健原则】疏肝理气、活血化瘀。

【食物选择】香橼、橙子、橘皮、橘子、佛手、荞麦、高粱米、刀豆、白萝卜、茴香、茉莉花、山楂、茄子、酒、醋等。

【食谱举例】凉拌佛手、蒜泥茄子、白萝卜汤、荞麦面、茉莉花茶、山楂饮、三花减肥茶、健身醋等。

5.肾阴虚型

【临床表现】形体肥胖、头昏头痛、五心烦热、腰膝酸软、舌红少苔、脉细数或细弦。此型临床上比较少见。

【保健原则】滋阴补肾。

【食物选择】银耳、黑木耳、黑豆、桑葚、甲鱼、猪瘦肉、鸭肉、鸭蛋、海参、海蜇、黑芝麻、猪肾等。

【食谱举例】凉拌海蜇皮、双耳羹、黑豆猪肉粥、香菇烧海参、黑芝麻粥、杜仲炒腰花等。

由于肥胖症病因复杂，临床上证型兼而有之，治疗与保健宜标本兼顾，补泻同用，数法并施，方能取得比较好的效果。

第二节　女性肥胖

一、女性肥胖原因

在生活中我们会发现许多据统计表明，女性肥胖者所占的比例略高于男性。女性肥胖原因大致有以下几个方面：

（一）孕产因素

女性 20~40 岁时，肥胖发生率急剧上升，这段时间发胖主要与妊娠有关。在怀孕期间，为了宝宝的健康，孕妇常摄取大量的营养物质，一部分被自身及宝宝所消化吸收，另一部分转化为脂肪；因孕妇体重逐渐加重，缺乏运动，普遍造成腹部、臀部、腰部等脂肪堆积，便形成了妊娠肥胖。因此在妊娠最后三个月，孕妇要控制饮食，不宜营养过度，以免胎儿肥胖。

产后体重不能降到妊娠前水平，部分产妇逐渐形成产后肥胖。产后肥胖常表现为中心型肥胖、内脏型肥胖、腹型肥胖。腹型肥胖较全身性肥胖有更大的健康危害。此时，几乎有半数以上的肥胖妇女，都伴有以排卵障碍为主的月经异常，表现为月经稀少、闭经等。另外，糖尿病、胆囊炎、胆石症、妇科癌肿等病变的概率也大幅度增加。产后肥胖主要与过食脂肪类食物和缺少活动有关。

（二）女性的脂肪细胞较男性多

一般女性肥胖者多于男性肥胖者，女性脂肪分布以腹、臀部及四肢为主，男以颈及躯干为主。据统计，女性与男性肥胖的比例约为2∶1，特别是妇女生过孩子后更易发胖。研究证明，女性的脂肪细胞较男性多，这是女性较男性容易肥胖的重要原因；雌激素和脂肪合成代谢有关，如产妇和长期口服女性避孕药的妇女更容易发胖，这主要是由于雌激素水平升高促进脂肪合成代谢增加的缘故；此外，女性活动量一般较男性少，由于热量消耗少，脂肪积累就多，这也是形成女性肥胖较多见的原因之一。

（三）喜食零食或夜宵

有些人嗜好吃零食，琳琅满目的休闲食品，使一些人尤其是女性热衷购买，她们办公室的抽屉里充满着各种酸甜香脆的瓜子、话梅、土豆片等休闲食品，而且，下班后她们喜欢一家人聚在电视机前吃零食。各种零食含有大量蔗糖，所以减肥必须严格控制零食。

白天活动量大，早餐和中餐的食物几乎都转变为供应活动所需能量，然而晚餐后，极少活动，多余的热能会转变成脂肪，尤其在睡眠时，最容易合成脂肪，积存于体内，所以晚餐应该尽量吃清淡一点，尤其要避免吃夜宵。有资料表明：肥胖人群中，90%以上的人有吃夜宵的习惯。

二、女性体重的算法

1. 理想体重的算法　体重（kg）=（身高 −70）× 0.6
体重在理想体重上下 10% 的范围以内，属于标准体重。

2. 人体质量指数（BMI）的算法　研究肥胖症的学者常用 BMI 来诊断肥胖症，有体重而无身高仍无法判断胖瘦，但只凭质量指数，胖瘦就会一目了然，越小则人越瘦，越大就越胖。

BMI= 体重（kg）/ 身高（m）^{2}

女性 BMI 在 19~27 之间为标准，超过 27 就太胖，不足 19 则太瘦。

三、女性肥胖的分型

女性有其特殊的生理特点，也有其特殊的肥胖分型，常见的有以下几种：

1. 束带型肥胖　脂肪主要分布于背部、下腹部、髋部、臀部及大腿等处，类似肥胖性生殖无能症患者的体形。

2. 粗隆型肥胖　脂肪主要分布于股骨大转子区域及乳房、腹部、阴阜等处，大多数见于围绝经期之后。

3. 下肢型肥胖　脂肪主要分布于髋部至踝部，有时局限于腿部及踝部。

4. 上肢型肥胖　脂肪主要分布于背部、臂部、乳房、颈项和颜面区域。

5. 臀型肥胖　脂肪主要分布于臀部，形成臀部特别肥大，多有遗传性。有的合并乳房脂肪堆积，形成巨乳症。

四、女性肥胖类型测试

要想知道你的肥胖类型其实也很简单，只要做下面的测试，看看你在哪种类型答"对"的次数多，那么你就对号入座，参考那种类型的减肥要点。如果你在两种类型答"对"的次数一样多，那你就是这两种类型的集合体，要同时参考这两种类型的减肥要点。

测试

A类：经常一边吃零食一边做事　买食物时，只考虑对胃口，不管它是否具有营养价值。看到自己喜欢的食物常常不能控制。喜欢多油、味重的食物和奶油制品。经常到外边和朋友一起聚餐。吃东西时常常把食物全部吃光。从不在意自己吃了多少东西。

B类：经常不吃早餐，并且食无定时　进食速度很快。节食时，喜欢走极端，严格控制饮食。对自己偶尔一次过量而过分自责。晚餐通常是最丰盛的。常常为自己找"吃"的借口。

C类：常常为缓解焦急不安的心情而暴饮暴食　这些人常常像热锅上的蚂蚁一样找吃的东西，只要吃东西就一发不可收拾。独处时常会有一种失落、寂寞的情绪。常常被人指责饮食过量。日常生活中经常萎靡不振或焦虑不安。

D 类：从不愿参加任何体育活动，并且对其毫无兴趣　能乘电梯就绝不爬楼梯，能乘车就绝不步行或骑自行车，厌恶家务劳动。即使走路，速度也慢于他人。

E 类：不管是父亲还是母亲身上，都能发现你胖的身影　3 岁起就是个胖小子。吃饭从小偏食并且一直如此。青春期时突然发胖。家庭中有肥胖史。个性虽然开朗活泼，但却不喜欢运动。

F 类：即使感到很热的时候，流汗也很少　体质属于寒凉型。患有内分泌失调或神经失调。喜欢吃盐分比较重的食物，喜欢咖啡、红茶或罐装饮料。洗澡速度快，而且用的水偏热。

分析

A 类：进食过量型　缩小食量要循序渐进，要知道没有哪一种减肥方法是可以不控制饮食的，但节食要避免走极端。饭前吃上一个水果或喝一大杯水。会有效减少进食。学会计算食物所含的卡路里，并且充分认识到卡路里积累的威胁。

B 类：非科学进食型　科学进食对于减肥是非常重要的，它不会使你过分痛苦，并且给你带来意想不到的效果，重新安排自己的饮食计划，细嚼慢咽，减少肉食和脂肪的摄入量，多吃粗粮和素食。

C 类：情绪致胖型　常常生活在不如意的心境下，却又不知道如何解脱自己，企图靠食物而获得安慰，结果是使你更加发福。所以，要学会给自己晦暗的心情涂上色彩，去交友、去郊游、去读书，重新安排自己的生活。

D 类：缺乏运动型　运动和饮食是减肥的两大要素。运动过少当然会导致脂肪积累，所以你要做的就是去跑步、去跳绳、去做健美操，各种各样的运动不仅会使你的身材匀称起来，而且会使你充满活力。

E 类：生理遗传型　肥胖有遗传性，这一点是大多数专家公认的。对于这种类型的肥胖，减肥更需要耐心和恒心。运动加节食，齐头并进，就一定会成功。

F 类：代谢不足型　体内的代谢不足，导致水分、脂肪的积累。

五、女性肥胖的危害

（一）肥胖的妇女易患乳癌

美国一项最新研究表明：肥胖的妇女易患乳癌，尤其是 30 岁以上的妇女，倘若"发福"长了一个大"肚腩"（即肥腹），则会增加其患乳癌的死亡率。负责撰写癌症期刊研究报告的丘慕而博士以 10 年的时间，观察了 166 名女性乳癌患者，其中有一半人在研究后期死亡，而绝大多数死亡者都长有肥胖的肚腩。

与"癌"直接相关的肥胖因素到底是什么？肥胖真是"不治之症"？基因工程中老鼠体重恒定的实验结果表明：人类有望控制肥胖症，抑制肥胖症，抑制因肥胖导致的其他疾病。

英国剑桥大学的科研人员培养的基因工程老鼠比一般老鼠食用更多的脂肪类食物，但体重却没有增加的迹象。奥秘在于基因工程老鼠食用了专门为实验室啮目动物生产的过剩人体蛋白质。这种人体蛋白质能促使食物变成热量。此外，基因工程试验鼠能在它们的肌肉细胞中产生大量的脱钩蛋白质，具有脱钩蛋白质的基因，能有效地使脂肪燃烧后变成热量。

（二）过度肥胖有损性健康

近年来，肥胖者越来越多，夫妻性生活因受肥胖影响而导致不和谐的也时有发生。肥胖对女性的性功能影响较为复杂。肥胖可使卵泡发育异常、排卵障碍、性器官发育不良等。这些改变都会显著地影响月经周期与生育。有关资料表明，肥胖者中闭经者占 16.4%。月经不规则者占 5.5%，月经稀少者占 28.7%，月经过多、过频者占 5.5%，合计的异常率高达 56.1%。

此外，肥胖者由于体型的原因，在社交、恋爱、结婚等方面都不太顺利，容易丧失自信心。加之某些对肥胖者的评头论足，更促发了部分肥胖者的自卑感及心理抑郁，使他们对自己的性能力持怀疑态度。造成心理压力，从而导致性欲降低和其他性功能障碍。结婚后，如果配偶不注意用理解与温柔去医治其心灵上的创伤，无意或有意地取笑和讥讽，势必会加重肥胖者的心理压力和心因性性功能障碍。

对于肥胖者来说，应减轻体重改善对性的自信力、提高性生活质量。配偶要注意体贴并消除潜在的性误解，注意性生活中的协调配合。若是由某些疾病导致的肥胖，则应积极治疗原发病。

六、女性肥胖的预防

高度警惕

首先思想中要有高度的警惕性，对于易增肥的时机要清楚了解，预防肥胖绝不是一朝一夕的事，那些总把希望寄托在肥胖了以后再减肥的思想，是妨碍健美、容易衰老的主要原因。

观念纠正

有些错误的观念一定要得到纠正，有些老年人留下来的传统观念并不是完全正确的，例如妊娠期间和哺乳时期不限制饮食。妊娠期的肥胖可导致妊娠并发症增多，妊娠初期即发生肥胖者，极易导致妊娠毒血症的产生，同时也易造成难产。女性妊娠期要特别注意最后3个月的预防，因为最后3个月是腹部脂肪组织增加的关键时期，在此期间要注意控制饮食，不宜营养过剩，以免造成胎儿过大难产，母亲过胖难以恢复苗条体态。

饮食营养

女性在预防肥胖过程中还要严格规定日常饮食，要想使身体健壮苗条，就要采取合理的营养与饮食方法，饮食要准时，要定量，切忌好吃的食物在一顿吃，不好吃的东西一点儿不吃。有些年轻女性一顿吃很多，然后几顿不吃饭，这样的减肥经验是不可取的。

第三节　中老年与儿童肥胖

一、中老年肥胖的危害

研究表明，中老年肥胖常伴有多种疾病。通常易伴随的疾病有糖尿病、高血压病、动脉硬化及冠心病、脂肪肝、胆道疾病、感染、骨关节疾病、痛风、呼吸功能不全等。

糖尿病

长期持续性肥胖，糖尿病的发病率明显增加。有人统计，糖尿病在正常人群中，发病率为 0.7%；体重超过正常 20% 者，糖尿病的发病率为 2%；超过 50% 者则糖尿病的发病率为 10%。肥胖症与糖尿病关系密切。我国 14 个省、市 31 万多人的调查表明，糖尿病在正常人群的发病率为 0.26%，而超重者的发病率为 2.82%，是前者的 10 倍多。肥胖症者进食量超过机体需要，过多进食刺激胰岛分泌过量胰岛素，出现了高胰岛素血症，由于肥胖症者的细胞对胰岛素不敏感，将进一步促进胰岛素分泌，使胰岛负荷加重，胰岛细胞增生肥大，长期可导致胰岛功能衰竭而发生糖尿病。另外，肥胖常同时伴有高脂血症，常发生脂肪代谢亢进，使游离脂肪酸升高，加重糖代谢紊乱，更易诱发糖尿病。

高血压

肥胖人易患高血压病，患病率为正常人的 3 倍。随着肥胖程度的增加，患病率进一步增加，同时伴有高脂血症。肥胖是导致高血压病发生发展的危险因素。一项对中老年的调查显示，体质指数小于 20 者，高血压病患病率为 7.55%；体质指数在 24~26 之间者高血压病患病率为 20.26%；当体质指数大于 28 时，患病率达 36.89%。肥胖症者，脂肪组织大量增加，必须增加血容量和心输出量才能满足机体需要，长期心脏负荷过重使左心室肥厚，血压升高。其次，肥胖者多有高胰岛素血症，胰岛素可促进肾远端小管对钠的再吸收，使钠潴留并引起高血压。另外，肥胖症者的肾上腺皮脂功能活跃，皮质醇转换率增加，皮质酮和去氧皮质酮羟化增强，可使血压升高。因此，肥胖是导致高血压病的重要危险因素。

动脉硬化及冠心病

老年肥胖所带来的高脂血症，使动脉硬化进一步加重，在其他因素的作用下，极易发生冠心病。中医所说的痰湿体质类型的老年人尤其易患冠心病，有调查资料显示，体质指数小于 20 者冠心病患病率为 4.72%；体质指数 24~26 者，冠心病患病率为 9.91%；体质指数大于 28 者，患病率高达 16.51%。肥胖症者多有高甘油三酯血症，可造成动脉粥样硬化。体重超重、体表面积增大、脂肪组织过多、心脏负荷加重（包括心肌内外脂肪沉积引起的心肌负荷加重）等因素可引起心脏缺血缺氧，肥胖症者体力活动减少，冠状动脉侧支循环削弱或不足。以上诸因素均可导致动脉硬化和冠心病。

脂肪肝

肥胖可以引起肝脏的脂肪变性，导致肝脏肿大。肥胖患者由于长期高碳水化合物、高肥胖饮食，以及存在高胰岛素血症，从而使肝脏合成甘油酯的速率大大超过了将其转运出肝脏的能力，或引起低密度脂蛋白运出甘油三酯发生障碍，导致甘油三酯在肝内堆积而发生脂肪肝。

胆道疾病

肥胖人易发胆囊炎、胆石症。肥胖人发生胆固醇、胆结石时，常合并胆囊炎。肥胖症者胆囊炎和胆石症的发病率随肥胖程度和年龄增加而增加，与肥胖症患者肝脏和其他组织合成内源性胆固醇增多有关。正常胆汁中胆盐加卵磷脂与胆固醇之比为 11∶1，若胆固醇比例增加，则胆固醇将结晶和沉淀，易融合成胆结石。胆结石对胆囊黏膜有直接刺激作用，易引起继发性细菌感染而形成胆囊炎。

感染

肥胖人的免疫力低下，常易发生细菌性合并病毒性感染，一旦发生，则恢复较慢。

其他

皮肤可有细的淡红色纹，分布在臀外侧、大腿上内侧、上腹部等处。皮肤折皱处易磨损发生皮炎和癣。长期负重可有腰背痛及关节病变。另外，骨关节疾病、痛风的发病率明显上升。

二、儿童肥胖的原因

随着人们生活水平的提高及生活方式的改变，肥胖也和其他慢性病如高血压病、糖尿病、冠心病一样在世界各地流行，大多数肥胖症患者在儿童时期就有身体超重情况，因此提出在儿童时期就要预防肥胖，并对其生活方式进行干预。国内调查表明，我国儿童超重及肥胖症检出率已由 1996 年的 2.4% 上升到目前的 6%，并有继续上升之势。

活动减少

物质文化生活多样化，在一定程度上减少了人们的体力活动。如以车代步，用车接送儿童上学放学，用电话交友和解答难题，通过电子手段传达信息，以及可利用的各种交通工具如电梯、滚梯等，都减少了体力活动。另一方面未调节好动与静的平衡，如长时间看电视、玩游戏机、操作手机等，也相对剥夺了活动时间。

饮食习惯改变

我国饮食素以粮食为主、动物性食物为辅，三大营养素比例历来为蛋白 15%，脂肪 25%，碳水化合物 60%，这种既经济又有利于健康的膳食是最科学的。但随着餐饮方式的交流，我国传统饮食方式发生了变化，许多人在本已增加脂肪食品的同时又热衷于汉堡包、热狗、炸鸡等。

偏食挑食多食

偏食、挑食、多食可导致营养过剩和维生素缺乏，由于家庭和社会综合原因，使儿童摄入高热量食品过多而维生素却不足。为了满足儿童心理，家长任其挑食，而这又加重了偏食。有的家长和学校还不科学地任意在课间加餐，把甜点心、巧克力或油炸食品、甜饮料一并带入学校，这些都是儿童偏食、挑食、多食的因素。儿童手中零花钱增多也易使他们多食，因为儿童控制能力差，他们容易花钱买零食吃。

家庭要合理安排儿童膳食，每日三餐热量分配可按早餐30%、午餐35%、晚餐35%为宜，多给些蔬菜、水果可保证各种矿物质及维生素，养成不偏食、不挑食、粗细粮搭配、甜咸不过度的好习惯。有些肥胖儿童在饮食上仍嗜肥肉，连家长也很难劝阻，这是由于体内脂肪沉积影响代谢调节功能所致。正常时下丘脑的饱食中枢、摄食中枢（饥饿中枢）互相制约保持平衡状态，但如中枢附近脂肪过多会就影响其调节器功能，尤其易使饱感降低，造成"既胖又能吃"的状态。饮食不合理导致肥胖，还影响性器官发育。一些肥胖儿童在青春期其性发育迟缓，如皮肤灰白细嫩，第二性征缺乏及性器官发育不良等，其原因是人体脑垂体的脂肪化，因脑垂体与下丘脑神经纤维、神经胶质细胞相连，如果垂体脂肪沉积过多，就可影响性激素的合成与分泌，对此，可应用低糖、低脂肪和高蛋白、高维生素食谱，再引导儿童科学锻炼身体，增加活动即可改善。

三、小儿肥胖的诊断要点

1. 小儿以超过同年龄、同身长平均体重2个标准差以上为肥胖。

2. 肥胖在正常婴儿较普遍，部分小儿单纯性肥胖可持续进入成年。此类儿童食欲较大，身高也在高水平，生长曲线稳定。家族中常有身材高大或肥胖者，询问病史应着重于发生肥胖年龄、生长曲线变化、饮食史、家族史及中枢神经疾病史。

3. 糖耐量试验是鉴别单纯性与继发性肥胖较实用的方法。成年肥胖可有糖耐量降低，而小儿一般无此改变。若有糖耐量改变需考虑为病理性肥胖，做进一步检查。

4. 单纯性肥胖的小儿一般身长偏高，体质结实，皮下脂肪分布均匀。骨龄及性发育可能稍提早，有时血压偏高，其他检查均在正常范围。

5. 诊断小儿肥胖时应注意：①小儿肥胖易误认为皮质醇增多症。该病在小儿极少见。②肥胖小儿，无论男女，由于乳房有脂肪堆积，不可误认为乳房发育。③肥胖男孩的阴茎埋入肥厚的阴阜内，外表上像性发育迟缓或误认为两性畸形。此外，还可因睾丸缩进腹股沟而误为隐睾。④小儿轻度多毛不能认为是肾上腺雄激素过多。⑤小儿肥胖脂肪分布一般都较均匀。不过严重肥胖者，皮下脂肪可有向心性积聚的倾向。⑥结合其他体征及实验室检查。

第二章

针灸减肥
常用腧穴

○ 腧穴的定位
○ 手太阴肺经减肥穴
○ 手阳明大肠经减肥穴
○ 足阳明胃经减肥穴
○ 足太阴脾经减肥穴
······

第一节　腧穴的定位

常用的定位法，有骨度分寸法、体表标志法、手指比量法和简易取穴法四种。

一、骨度分寸法

骨度分寸法，古称"骨度法"，即以骨节为主要标志测量周身各部的大小、长短，并依其比例折算成尺寸作为定穴标准的方法。此法最早见于《灵枢·骨度》。现代常用骨度分寸（图 2-1-1、图 2-1-2、图 2-1-3）是根据《灵枢·骨度》，并在长期医疗实践中经过修改和补充而来的（表 2-1-1）。

表 2-1-1　常用骨度表

部位	起止点	折量分寸	度量法	说　明
头部	前发际至后发际（图 2-1-2）	12寸	直寸	如前后发际不明，从眉心至大椎穴作 18 寸，眉心至前发际 3 寸，大椎穴至后发际 3 寸
	前额两发角之间	9寸	直寸	
	耳后两完骨（乳突）之间（图 2-1-3）	9寸	直寸	用于量头部的横寸
胸腹部	天突至歧骨（胸剑联合）	9寸	直寸	胸部与胁肋取穴直寸，一般根据肋骨计算，每肋骨折作 1.6 寸（天突穴至璇玑穴可作 1 寸，璇玑穴到中庭穴，各穴间可作 1.6 寸计算）
	歧骨至脐中	8寸	直寸	
	脐中至横骨上廉（耻骨联合上缘）	5寸	直寸	
	两乳头之间	8寸	直寸	胸腹部取穴横寸，可根据两乳头间的距离折算，女性可用锁骨中线代替。横骨长度为少腹的腹股沟毛际部横量的标志
	横骨（耻骨）长	8寸	直寸	
背腰部	大椎以下至尾骶	21椎	直寸	背腰部腧穴以脊椎棘突作标志，作定位的依据
身侧部	腋以下至季胁	12寸	直寸	季胁指第 11 肋端
	季胁以下至髀枢	9寸	直寸	髀枢指股骨大转子
上肢部	腋前纹头（腋前皱襞）至肘横纹	9寸	直寸	用于手三阴、手三阳经的骨度分寸
	肘横纹至腕横纹	12寸	直寸	

部位	起止点	折量分寸	度量法	说　明
下肢部	横骨上廉至内辅骨上廉	18寸	直寸	用于足三阴经的骨度分寸
	内辅骨下廉至内踝尖	13寸	直寸	
	髀枢至膝中	19寸	直寸	用于足三阳经的骨度分寸。臀横纹至膝中，可作14寸折量。膝中的水平线，前平膝盖下缘，后平膝弯横纹，屈膝时可平犊鼻穴
	膝中至外踝尖	16寸	直寸	
	外踝尖至足底	3寸	直寸	

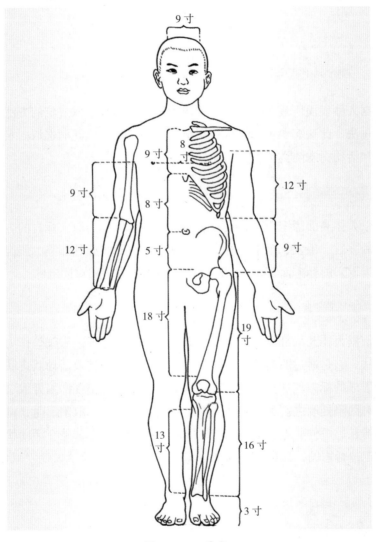

图 2-1-1　骨度1

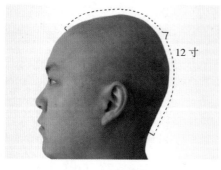

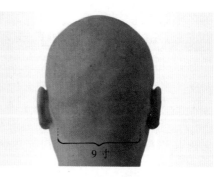

图 2-1-2　骨度 2　　　　　　　　　　图 2-1-3　骨度 3

二、体表标志法

依据人体表面所具的特征的部位作为标志，用来选取穴位的方法，称为体表标志法。此法起源古远，最初来定名的腧穴大多依此而选取。可分为固定标志和活动标志两类。

固定标志法

是以人体表面固定不移，又有明显特征的部位作为取穴标志的方法。如依据人的五官、毛发、爪甲、乳头、脐窝以及骨骼突起的凹陷、肌肉隆起等部位作为取穴的标志而言。因此，这些穴位标志都是相对固定的。

活动标志法

是依据人体某局部活动后出现的隆起、凹陷、孔隙、皱纹等作为取穴标志的方法。它是通过肌肉筋腱的伸缩，关节的屈伸旋转及活动后皮肤皱起的纹理等形成的标志。如耳门、听宫、听会等当张口时出现凹陷处取之；下关当闭口时凹陷处取之。又如曲池必屈肘于横纹头取之；取阳溪时，将拇指跷起，当拇长、短伸肌腱之间的凹陷中取之。因这些标志都是在活动状态下作为取穴定位标志的，故称活动标志。

三、手指比量法

手指比量法，是用手指某局部之长度代表身体局部之长度而选取穴位的方法，又称"指寸法"或"同身寸法"。由于生长相关律的缘故，人类机体的各个局部间是相互关联而生长发育的。因此人的手指与身体其他部位在生长发育过程中，在大小、长度上有相对的比例。这样选定同一人体的某手指一部分来作长度单位，量取本身其他部位的长度是合理可行的。故这种方法称"同身寸法"。由于选取的手指不同，节段亦不同，可分作以下几类：

1. 横指同身寸法

又称"一夫法"（图2-1-4）。具体取法是：将食、中、无名、小指相并拢，以中指中节横纹处为准，量取四横指之横度，定为3寸。此法多用于腹、背部及下肢部的取穴。

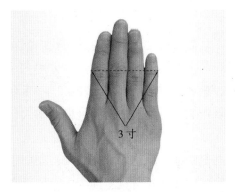

图 2-1-4　横指同身寸法

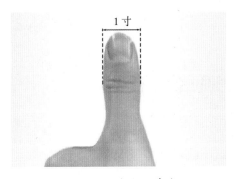

图 2-1-5　拇指同身寸

2. 拇指同身寸法

其具体取法为：将拇指伸直，横置于所取部位之上下，依拇指关节外形的横向长度为一寸，来量取穴位。（图2-1-5）

3. 中指同身寸法

其具体取法为：将患者的中指屈曲，以中指指端抵在拇指指腹，形成一环状，将食指伸直，显露出中指的桡侧面，取其中节上下两横纹头之间的长度，即为同身之一寸（图2-1-6）。这种方法较适用于四肢及脊背横量取穴。

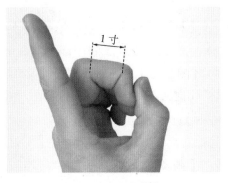

图 2-1-6　中指同身寸

手指比量法在应用时较为便利，但取穴的准确性稍差。因此，该法必须在骨度分寸规定的基础上加以运用，不可以指寸悉量全身各部，否则会导致长短失度。因此，手指比量法只能被看作是骨度分寸法的补充。

四、简易取穴法

简易取穴法，是总结历代医家在临床实践中所积累经验而形成的简便易行的量取穴位的方法。这种方法多用于较为主要的腧穴取法上。如列缺，可以患者左右两手之虎口交叉，一手食指压在另一手腕后高骨之正中上方，当食指尖到达处的小凹陷处即为本穴；又如劳宫，半握拳，以中指的指尖切压在掌心的第一节横纹上，就是本穴；再如风市，患者两手臂自然下垂，于股外侧中指尖到达处就是本穴；又如垂肩屈肘，肘尖到达躯干侧面的位置即是章门穴；两耳角直上连线中点取百会等。这些取穴方法虽不十分精确，但由于腧穴并非针尖大的范围，所以完全可以寻找到有较强的感应处，因此是实用的。

第二节　手太阴肺经减肥穴

尺泽（Chǐzé）（LU5）

【特异性】五输穴之一，本经合穴。

【标准定位】在肘横纹中，肱二头肌腱桡侧凹陷中。（图2-2-1、2）

【取法】仰掌，微屈肘，在肘关节掌面，肘横纹桡侧端取穴。

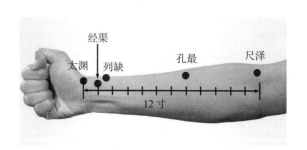

图 2-2-1　肺经经穴 1

【刺灸法】刺法：①直刺:0.5~1.0寸。针感：局部酸胀，或者触电样感向前臂或手部放散。②点刺:

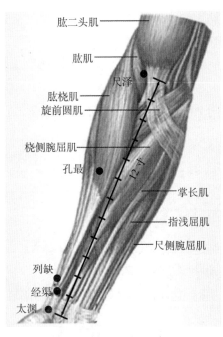

图 2-2-2　肺经经穴 2

可用三棱针或粗毫针点刺出血，用于急性吐泻。

灸法：艾炷灸或温针灸 5~7 壮，艾条灸 5~10 分钟。

【功用】清肺泻热。

【应用】肺热所引起的肥胖。

孔最（Kǒngzuì）（LU6）

【标准定位】在前臂掌面桡侧，当尺泽与太渊连线上，腕横纹上 7 寸。（图 2-2-1、2）

【取法】伸臂仰掌取穴。

【刺灸法】刺法：直刺 0.5~0.8 寸，局部酸胀沉重，有针感向前臂放散。

灸法：艾炷灸或温针灸 5~7 壮，艾条灸 10~20 分钟。

【功用】清肺泻热。

【应用】前臂肥胖。

【注意事项】针刺时须避开桡动、静脉，以防刺破血管，引起出血。

列缺（Lièquē）（LU7）

【特异性】本经络穴。八脉交会穴之一；交任脉。

【标准定位】在前臂桡侧缘，桡骨茎突上方，腕横纹上 1.5 寸，当肱桡肌与拇长展肌腱之间。（图 2-2-1、2）

【取法】以左右两手虎口交叉，一手食指押在另一手的桡骨茎突上，当食指尖到达之凹陷处是穴。或立

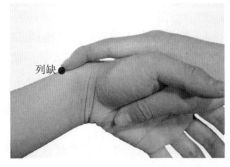

图 2-2-3　肺经经穴 3

掌或侧掌，把指向外上方翘起，先取两筋之间的阳溪穴上，在阳溪穴上 1.5 寸的桡骨茎突中部有一凹陷即是本穴。（图 2-2-3）

【刺灸法】刺法：①向上斜刺 0.2~0.3 寸，局部酸胀、沉重，或向肘、肩部放散。②向下斜刺 0.3~0.5 寸。

灸法：艾炷灸 3~5 壮，艾条灸 5~10 分钟，因此处皮薄，不宜瘢痕灸。

【功用】祛风散邪、清肺泻热。

【应用】上身肥胖。

太渊（Tàiyuān）（LU9）

【特异性】五输穴之一，本经输穴。肺之原穴。八会穴之一，脉会穴。

【标准定位】在腕掌侧横纹桡侧，桡动脉搏动处。（图 2-2-1、2）

【取法】仰掌，当掌后第一横纹上，用手摸有脉搏跳动处的桡侧凹陷者中是穴。

【刺灸法】刺法：直刺 0.2~0.3 寸，局部麻胀。针刺时避开桡动脉。

灸法：艾炷灸 1~3 壮，艾条灸 5~10 分钟，因靠近桡动脉，不宜瘢痕灸。

【功用】补肺益气。

【应用】肺经虚证引起的肥胖。

【注意事项】

1．针刺时避开血管，可用一指向桡侧轻推血管，另手持针在桡侧腕屈肌腱的桡侧刺入。

2．针刺避开桡动脉。

鱼际（Yújì）（LU10）

【特异性】五输穴之一，本经荥穴。

【标准定位】在手拇指本节（第一掌指关节）后凹陷处，约当第一掌骨中点桡侧，赤白肉际处。

【取法】侧掌，微握掌，腕关节稍向下屈，于第一掌骨中点赤白肉际处取穴。（图 2-2-4、5）

【刺灸法】刺法：①直刺 0.3~0.5 寸，局部胀痛向拇指放散。②用三棱针点刺出血或挑治。

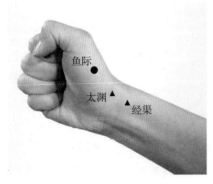

图 2-2-4　肺经经穴 4

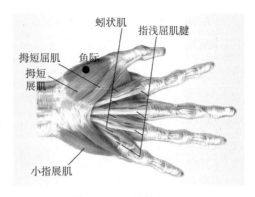

图 2-2-5　肺经经穴 5

灸法：艾炷灸 3~5 壮，艾条灸 3~5 分钟。

【功用】祛风散邪、清肺泻热。

【应用】上身肥胖。

第三节　手阳明大肠经减肥穴

三间（Sānjiān）（LI3）

【特异性】五输穴之一，本经输穴。

【标准定位】微握拳，在手食指本节（第二掌指关节）后缘，桡侧凹陷，当赤白肉际处。（图 2-3-1、2）

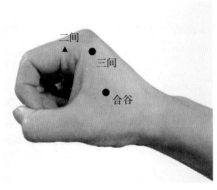

图 2-3-1　大肠经经穴 1

图 2-3-2　大肠经经穴 2

【取法】手指微握拳，在第二掌指关节后缘桡侧，当赤白肉际处取穴。

【刺灸法】刺法：直刺 0.3~0.5 寸，局部麻胀，或向手背放散。

灸法：艾炷灸或温针灸 3~5 壮，艾条灸 5~10 分钟。

【功用】解表清热，通利大肠。

【应用】大肠热盛引起的肥胖。

合谷（Hégǔ）（LI4）

【特异性】大肠经之原穴。

【标准定位】在手背，第一、二掌骨之间，当第二掌骨桡侧之中点处。

【取法】拇、食两指张开，以另一手的拇指关节横纹放在虎口上，当虎口与第一、二掌骨结合部连线的中点；拇、食指合拢，在肌肉的最高处取穴。（图2-3-3）

【刺灸法】刺法：①直刺0.5~1.0寸，局部酸胀，扩散至肘、肩、面部。②深刺2.0寸左右，出现手掌酸麻并向指端入散。③透劳宫或后溪时，出现手掌酸麻并向指端入散。

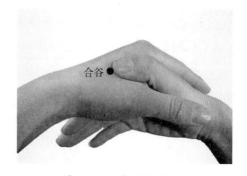

图2-3-3　大肠经经穴3

灸法：艾炷灸或温针灸5~9壮，艾条灸10~20分钟。

【功用】通利大肠，通经活络，解表泄热。

【应用】大肠热盛引起的肥胖、满月脸。

【注意事项】针尖不宜偏向腕侧，以免刺破手背静脉网和掌动脉弓而引起出血。本穴提插幅度不宜过大，以免伤及血管引起血肿。有习惯性流产史的孕妇不宜针刺。

阳溪（Yángxī）（LI5）

【特异性】五输穴之一，本经经穴。

【标准定位】在腕上桡侧，当拇短伸肌腱与拇长伸肌腱之间凹陷处。（图2-3-4、5）

【取法】拇指上翘，在手腕桡侧，当两筋（拇长伸肌腱与拇短伸肌腱）之间，腕关节桡侧处取穴。（图2-3-6）

【刺灸法】刺法：①直刺0.5~0.8寸，局部酸胀，手法用平补平泻法或捻

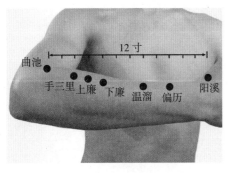

图 2-3-4　大肠经经穴 4

转补泻法。②治疗桡骨茎突狭窄性腱鞘炎采用"恢刺"法或短刺法。

　　灸法：艾炷灸或温针灸 3~5 壮，艾条灸 10~20 分钟。

　　【功用】清热散风。

　　【应用】大肠热盛引起的肥胖。

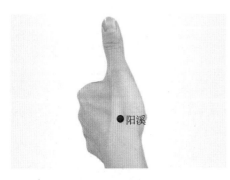

图 2-3-6　大肠经经穴 6

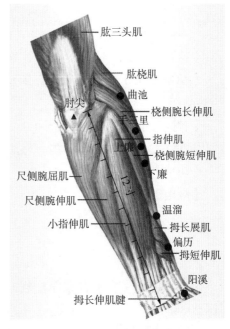

图 2-3-5　大肠经经穴 5

偏历（Piānlì）（LI6）

　　【特异性】本经络穴。

　　【标准定位】屈肘，在前臂背部桡侧，在阳溪穴与曲池穴连线上，腕横纹上 3 寸。（图 2-3-4、5）

　　【取法】侧腕屈肘，在前臂背部桡侧，腕横纹上 3 寸，在阳溪穴与曲池穴连线上取穴。

　　【刺灸法】刺法：①直刺 0.3~0.5 寸，局部酸胀。②针尖向肘部方向斜刺入 0.5~0.8 寸，局部酸胀，可向前臂、肘部放散。

　　灸法：艾炷灸或温针灸 3~5 壮，艾条灸 5~10 分钟。

　　【功用】清热散风。

　　【应用】前臂肥胖。

温溜（Wēnliū）（LI7）

【特异性】手阳明经郄穴（《针灸甲乙经》）。

【标准定位】侧腕屈肘，在阳溪与曲池穴连线上，腕横纹上5寸。（图2-3-4、5）

【刺灸法】刺法：直刺0.5~1.0寸，局部酸胀，针感向手部放散。本穴在消化道溃疡穿孔时常出现压痛，与他穴配合可做出诊断。

【功用】清热散风。

【应用】前臂肥胖。

手三里（Shǒusānlǐ）（LI10）

【标准定位】在前臂背面桡侧，当阳溪与曲池连线上，肘横纹下2寸。（图2-3-4、5）

【取法】屈肘取穴。手三里在肘端（肱骨外髁）下3寸处。

【刺灸法】刺法：直刺1~2寸，局部酸胀沉重，针感可向手背部扩散。

灸法：艾炷灸或温针灸5~7壮，艾条灸10~20分钟。

【功用】清热散风。

【应用】前臂肥胖。

曲池（Qūchí）（LI11）

【特异性】五输穴之一，本经合穴。

【标准定位】屈肘，在肘横纹桡侧凹陷处。（图2-3-7、8）

【取法】屈肘成直角，当肘弯横纹尽头处；屈肘，于尺泽与肱骨外上髁上连线的中点处取穴。

【刺灸法】刺法：①直刺1.0~2.5寸。局部酸胀或向上放散至肩部或向下放散至手指。②深刺可透少海

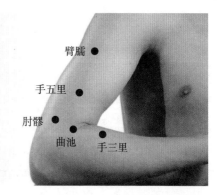

图2-3-7　大肠经经穴7

穴，局部酸胀或向上放散至肩部或向下放散至手指。③治肘部疼痛时可用"合谷"刺或"齐刺"法或三棱针点刺放血。④略向肘关节曲面斜刺，针感多达于手指。

灸法：艾炷灸或温针灸5~7壮，艾条灸5~20分钟。

每日按压曲池穴1~2分钟，使酸胀感向下扩散，有预防高血压的作用。

【功用】清热祛风，调和营血，降逆活络。

【应用】大肠热盛引起的肥胖。

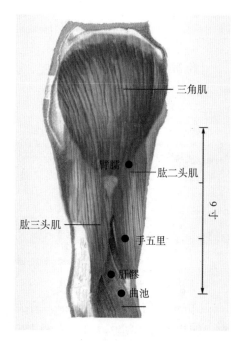

图2-3-8 大肠经经穴8

手五里（Shǒuwǔlǐ）（LI13）

【标准定位】在臂外侧，当曲池与肩髃连线上，曲池上3寸处。

【取法】屈肘取穴。

【刺灸法】刺法：直刺0.5~1寸，局部酸胀，可传至肩部或肘部。

灸法：艾炷灸或温针灸3~5壮，艾条灸5~20分钟。

【功用】清热散风。

【应用】上臂肥胖。

臂臑（Bìnáo）（LI14）

【特异性】交会穴之一，手阳明络之会。手阳明、手足太阳、阳维之会。

【标准定位】在臂外侧，三角肌止点处，当曲池与肩髃连线上，曲池上7寸。

【刺灸法】刺法：①直刺0.5~1寸，局部酸胀，可向前臂传导。②向上斜刺1~2寸，透入三角肌中，局部酸胀，可向肩部传导。

灸法：艾炷灸或温针灸3~5壮，艾条温灸10~20分钟。

【功用】清热散风。

【应用】上臂肥胖。

肩髃（Jiānyú）（LI15）

【**标准定位**】在肩峰前下方，当肩峰与肱骨大结节之间凹陷处。（图 2-3-9、10）

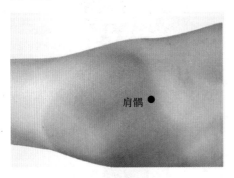

图 2-3-9　大肠经经穴 9

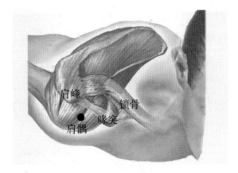

图 2-3-10　大肠经经穴 10

【**取法**】将上臂外展平举，肩关节部即可呈现出两个凹窝，前面一个凹窝中即为本穴（图 2-3-11）；或者垂肩，当锁骨肩峰端前缘直下约 2 寸，当骨缝之间，手阳明大肠经的循行线上处取穴。

【**刺灸法**】刺法：横刺，上肢外展，可向三角肌方向透针，深 2~3 寸，臂部酸胀。

灸法：艾炷灸或温针灸 5~7 壮，艾条灸 5~15 分钟。

【**功用**】清热散风。

【**应用**】肩臂肥胖。

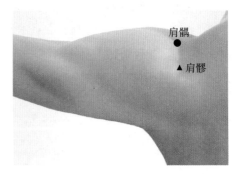

图 2-3-11　大肠经经穴 11

第四节　足阳明胃经减肥穴

四白（Sìbái）（ST2）

【标准定位】在面部，瞳孔直下，当眶下孔凹陷处。（图 2-4-1、2）

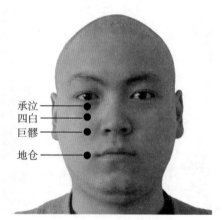

图 2-4-1　胃经经穴 1

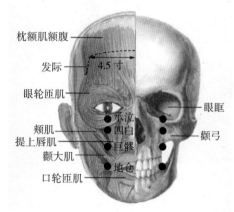

图 2-4-2　胃经经穴 2

【取法】正坐或仰卧位取穴。

【刺灸法】刺法：①直刺 0.5~0.8 寸，局部酸胀。②向外上方斜刺 0.5 寸入眶下孔可有麻电感放射至上唇部（以治三叉神经Ⅱ支疼痛）。

【功用】散风清热。

【应用】面颊肥胖。

巨髎（Jùliáo）（ST3）

【特异性】交会穴之一，跷脉、足阳明之会。

【标准定位】在面部，瞳孔直下，平鼻翼下缘处，当鼻唇沟外侧。

【刺灸法】刺法：①直刺 0.3~0.6 寸，局部酸胀。②向颊车方向透刺治疗面瘫等症。③针尖向同侧四白穴或瞳子方向透刺，可治疗面瘫、目翳、近视等症。

灸法：温针灸 3~5 壮，艾条灸 5~10 分钟。

美容时温灸至皮肤微见红晕为度，每日 1 次，每月 20 次。

【功用】散风清热。

【应用】面颊肥胖。

颊车（Jiáchē）（ST6）

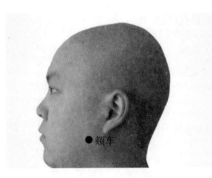

图 2-4-3　胃经经穴 3

【标准定位】在面颊部，下颌角前上方，约一横指（中指），当咀嚼时咬肌隆起，按之凹陷处。（图 2-4-3、4）

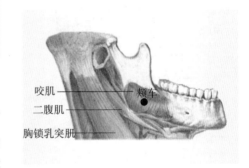

图 2-4-4　胃经经穴 4

【取法】正坐或侧伏，如上下齿用力咬紧，有一肌肉（咬肌）凸起，放松时，用手切掐有凹陷，此处是穴。

【刺灸法】刺法：平刺 1.0~2.0 寸透地仓穴，局部酸胀，并向周围扩散。

灸法：温针灸 3~5 壮，艾条灸 10~20 分钟或药物天灸。

【功用】祛风止痛，舒筋活络。

【应用】下颌部肥胖。

库房（Kùfáng）（ST14）

【标准定位】在胸部，当第 1 肋间隙，距前正中线 4 寸。（图 2-4-5、6）

【取法】仰卧位，从锁骨内侧端，轻按第一肋间，在乳中线上取穴。

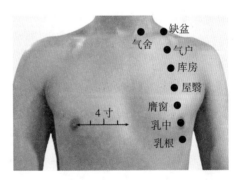

图 2-4-5　胃经经穴 5

【刺灸法】刺法：斜刺0.5~0.8寸，局部酸胀。

【功用】理气宽胸，清热化痰。

【应用】胸部赘肉。

【注意事项】在库房穴处针刺，主要应防止刺入胸腔内损伤胸膜和肺脏。为此，针宜循第1肋长轴方向刺入，不可与肋的长轴垂直刺入；另外，也不宜向外后方斜刺入腋窝内，以免刺破静脉引起出血。

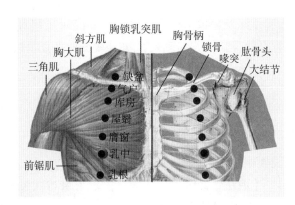

图 2-4-6　胃经经穴 6

屋翳（Wūyì）（ST15）

【标准定位】在胸部，当第2肋间隙，距前正中线4寸。

【取法】仰卧位，在锁骨中点下缘与乳头连线上第2肋间隙处取穴。

【刺灸法】刺法：①直刺0.2~0.3寸，局部酸胀。②向内斜刺0.5~0.8寸，局部酸胀。

灸法：艾炷灸3~5壮，艾条灸5~10分钟。

【功用】理气宽胸，清热化痰。

【应用】胸部赘肉。

【注意事项】在屋翳穴处针刺，亦应防止刺入胸腔内损伤胸膜和肺脏。为此，宜循肋骨长轴方向刺入，勿与其长轴直刺透肋间内肌。

膺窗（Yīngchuāng）（ST16）

【标准定位】在胸部，当第3肋间隙，距前正中线4寸。

【取法】仰卧位，在锁骨中点下缘与乳头连线上第3肋间隙处取穴。

【刺灸法】刺法：①直刺0.2~0.4寸，局部酸胀。②向内斜刺0.5~0.8寸，局部酸胀。

【功用】理气宽胸，清热化痰。

【应用】胸部赘肉。

【注意事项】针刺膺窗穴，亦应防止刺入胸腔损伤壁胸膜和肺脏。为此，宜循肋骨长轴方向刺入，勿与其长轴垂直刺透肋间内肌。

乳根（Rǔgēn）（ST18）

【标准定位】在胸部，当乳头直下，乳房根部，第 5 肋间隙，距前正中线 4 寸。

【取法】仰卧位，在锁骨中点下缘与乳头连线上第 5 肋间隙处取穴。

【刺灸法】刺法：向外斜刺或向上斜刺 0.5~0.8 寸，局部酸胀，可扩散至乳房。

灸法：艾炷灸 5~9 壮，艾条灸 10~20 分钟。

【功用】理气宽胸，清热化痰。

【应用】胸部赘肉。

【注意事项】针刺乳根穴，也应防止损伤胸膜和肺脏。为此，宜循肋骨长轴方向刺入，勿与其长轴垂直刺入。在女性孕期和哺乳期，此穴亦应慎用，以保护乳房。

不容（Bùróng）（ST19）

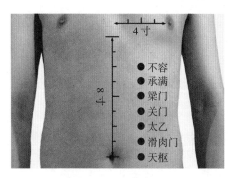

图 2-4-7　胃经经穴 7

【标准定位】在上腹部，当脐中上 6 寸，距前正中线 2 寸。（图 2-4-7、8）

【取法】仰卧位取穴。

【刺灸法】刺法：斜刺 0.5~1.0 寸，局部酸胀。不宜深刺，防止刺伤肝、胃。

灸法：艾炷灸或温针灸 3~5 壮，艾条灸 5~10 分钟。

【功用】和胃理气，健脾调中。

【应用】长期脾胃虚弱，脾虚湿盛引起的肥胖及局部肥胖。

【注意事项】针刺不容穴，为避免刺中肝、胃，针不宜进入腹腔。程莘农主编的《中国针灸学》提出在不容穴直刺 0.5~0.8 寸。不容，腹部皮下组织厚薄随人不同，肥胖者与瘦人间相差悬殊，所以针刺时应考虑此点。关键针刺不容穴时应注意使针勿透过壁腹膜。肝质柔软而脆，随呼吸而上下移动。针刺入肝，必将划出裂口而出血。针刺入胃腔，可能带出内容物使腹膜感染，尤其提插捻转时。针刺不容穴进至壁腹膜前，有3个阻抗较大处：皮肤、腹直肌鞘前层和腹直肌鞘后层。

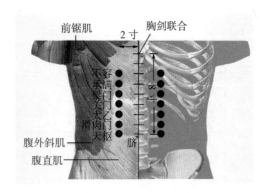

图 2-4-8 胃经经穴 8

承满（Chéngmǎn）（ST20）

【标准定位】在上腹部，当脐中上 5 寸，距前正中线 2 寸。

【取法】仰卧位取穴。

【刺灸法】刺法：直刺 0.5~0.8 寸，上腹部沉重发胀。须掌握针刺方向、角度和深度，以防刺伤肝、胃。

灸法：艾炷灸或温针灸 3~5 壮，艾条灸 5~10 分钟。

【功用】和胃理气，健脾调中。

【应用】长期脾胃虚弱，脾虚湿盛引起的肥胖及局部肥胖。

【注意事项】针刺承满穴，为避免刺中肝、肠、胃，针不宜进入腹腔。随每人腹壁厚薄不同，针刺深度不同，切记：针刺此穴时，勿刺透壁腹膜。

梁门（Liangmén）（ST21）

【标准定位】在上腹部，当脐中上 4 寸，距前正中线 2 寸。

【取法】仰卧位取穴。

【刺灸法】刺法：直刺 0.5~1.0 寸，局部酸胀，并可出现胃部沉重感。

灸法：艾炷灸或温针灸 3~5 壮，艾条灸 5~10 分钟。

【功用】和胃理气，健脾调中。

【应用】长期脾胃虚弱，脾虚湿盛引起的肥胖及局部肥胖。

关门 (Guānmén)(ST22)

【标准定位】在上腹部，当脐中上 3 寸，距前正中线 2 寸。

【取法】仰卧位取穴。

【刺灸法】刺法：直刺 1.0~1.5 寸，局部沉重发胀。

灸法：艾炷灸或温针灸 3~5 壮，艾条灸 5~10 分钟。

【功用】和胃理气，健脾调中。

【应用】长期脾胃虚弱，脾虚湿盛引起的肥胖及局部肥胖。

太乙 (Tàiyǐ)(ST23)

【标准定位】在上腹部，当脐中上 2 寸，距前正中线 2 寸。

【取法】仰卧位取穴。

【刺灸法】刺法：直刺 1.0~1.5 寸，局部酸胀沉重。

灸法：艾炷灸或温针灸 3~5 壮，艾条灸 5~10 分钟。

【功用】和胃理气，健脾调中。

【应用】长期脾胃虚弱，脾虚湿盛引起的肥胖及局部肥胖。

滑肉门 (Huáròumén)(ST24)

【标准定位】在上腹部，当脐中上 1 寸，距前正中线 2 寸。

【取法】仰卧位取穴。

【刺灸法】刺法：直刺 1.0~1.5 寸，局部酸胀，向下放散。

灸法：艾炷灸或温针灸 3~5 壮，艾条灸 5~10 分钟。

【功用】和胃理气，健脾调中。

【应用】长期脾胃虚弱，脾虚湿盛引起的肥胖及局部肥胖。

天枢 (Tiānshū)(ST25)

【特异性】大肠之募穴。

【取法】仰卧位取穴。

【标准定位】在腹中部，距脐中 2 寸。(图 2-4-9、10)

【刺灸法】刺法：①直刺 1.0~1.5 寸，局部酸胀，可扩散至同侧腹部。②针尖略向上斜刺，针感可沿足阳明胃经的循行路线，循腹里逐渐上行至不容穴。③针尖略向水道穴方向刺，针感可沿胃经循腹里逐渐下行至归来穴。

灸法：艾炷灸或温针灸 5~10 壮，艾条灸 15~30 分钟。强身保健则灸至皮肤有温热舒适感或皮肤稍见红晕为度，每日一次，每月 20 次。

【功用】调中和胃，通便化痰。

【应用】单纯性肥胖，腹部肥胖明显，便秘。

【注意事项】缓慢下针，切忌猛力快速提插，以防刺伤肠管而致肠穿孔，尤其肠麻痹患者，因肠不能蠕动，更需谨慎。

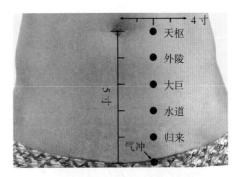

图 2-4-9　胃经经穴 9

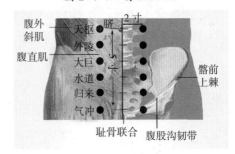

图 2-4-10　胃经经穴 10

外陵 (Wàilíng) (ST26)

【标准定位】在下腹部，当脐中下 1 寸，距前正中线 2 寸。

【取法】仰卧位取穴。

【刺灸法】刺法：直刺 1.0~1.5 寸，局部酸胀，向下放散。

灸法：艾炷灸或温针灸 3~5 壮，艾条灸 5~10 分钟。

【功用】调中和胃，通便化痰。

【应用】单纯性肥胖，腹部肥胖明显，便秘。

大巨 (Dàjù) (ST27)

【标准定位】在下腹部，当脐中下 2 寸，距前正中线 2 寸。

【取法】仰卧位取穴。

【刺灸法】刺法：直刺 1.0~1.5 寸，局部酸胀，向下放散。

灸法：艾炷灸或温针灸 3~5 壮，艾条灸 10~20 分钟。

【功用】调中和胃，通便化痰。

【应用】单纯性肥胖，腹部肥胖明显，便秘。

水道（Shuǐdào）（ST28）

【标准定位】在下腹部，当脐中下 3 寸，距前正中线 2 寸。

【取法】仰卧位取穴。

【刺灸法】刺法：直刺 1.0~1.5 寸，局部酸胀，向阴部放散。

灸法：艾炷灸或温针灸 3~5 壮，艾条灸 5~10 分钟。

【功用】利水消肿。

【应用】单纯性肥胖属水湿内盛者，小便少，腹胀便秘，腹部肥胖明显。

归来（Guīlái）（ST29）

【标准定位】在下腹部，当脐中下 4 寸，距前下中线 2 寸。

【取法】仰卧位取穴。

【刺灸法】刺法：①直刺 1.0~1.5 寸，下腹有酸胀感。②略向天枢方向斜刺，针感沿胃经循腹里走至天枢穴，治瘀血腹痛。③略向气冲方向斜刺，针感沿胃经循腹里走至气冲，治气虚下陷证。④针尖略向耻骨联合处斜刺 1.5~2.0 寸，下腹有酸胀感，少数向小腹及外生殖器放散，用于调经止带。

灸法：艾炷灸或温针灸 5~10 壮，艾条灸 10~20 分钟。

【功用】利水消肿。

【应用】单纯性肥胖属水湿内盛者，小便少，腹胀便秘，腹部肥胖明显。

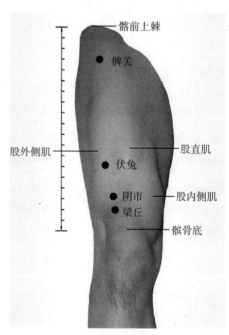

图 2-4-11　胃经经穴 11

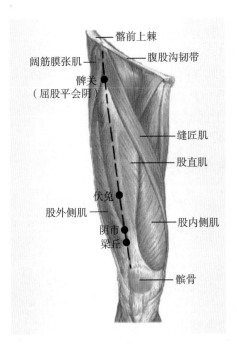

髂前上棘

阔筋膜张肌——

髀关
（屈股平会阴）

——腹股沟韧带

——缝匠肌

——股直肌

伏兔

股外侧肌——

——股内侧肌

阴市
梁丘

——髌骨

图 2-4-12　胃经经穴 12

髀关（Bìguān）（ST31）

【标准定位】在大腿前面，髂前上棘与髌底外侧端的连线上，屈股时，平会阴，居缝匠肌外侧凹陷处。

【取法】仰卧，于髂前上棘至髌骨底外缘连线与臀横纹延伸线之交点处取穴。或将手掌第1横纹中点按于伏兔穴处，手掌平伸向前，当中指尖到处是穴。（图2-4-11、12）

【刺灸法】刺法：直刺1.5~2.5寸，局部酸胀，可向股外侧部扩散。

灸法：艾炷灸或温针灸5~10壮，艾条灸10~20分钟。

【功用】通经活络。

【应用】大腿肥胖明显。

伏兔（Fútù）（ST32）

【标准定位】在大腿前面，当髂前上棘与髌底外侧端的连线上，髌底上6寸。

【取法】正坐屈膝，医者以手掌第1横纹正中按在膝盖上缘中点处，手指并拢押在大腿上，当中指尖所止处是穴；或仰卧，下肢伸直，足尖用力向前屈，可见膝上股前有一肌肉（股直肌）隆起，状如伏兔，这一肌肉的中点即是本穴。

【刺灸法】刺法：①直刺1.5~2.5寸，局部酸胀，可传至膝部。②周围软组织损伤范围较大者可用"傍针刺""齐刺""扬刺""挑针刺"等法。

灸法：艾炷灸或温针灸5~10壮，艾条灸10~20分钟。

【功用】通经活络。

【应用】大腿肥胖明显。

阴市 (Yīnshì)(ST33)

【标准定位】在大腿前面，当髂前上棘与髌底外侧端的连线上，髌底上3寸。

【取法】正坐屈膝，于膝盖外上缘直上四横指（一夫）处是穴。

【刺灸法】刺法：直刺 1.0~1.5 寸，局部酸胀，扩散至膝关节周围。

灸法：艾炷灸或温针灸 3~5 壮，艾条灸 10~20 分钟。

【功用】通经活络。

【应用】大腿肥胖明显。

梁丘 (liángqiū)(ST34)

【特异性】足阳明之郄穴。

【标准定位】屈膝，在大腿前面，当髂前上棘与髌骨外上缘的连线上，髌骨外缘上 2 寸。

【刺灸法】刺法：直刺 1.0~1.5 寸，局部酸胀，扩散至膝关节。

灸法：艾炷灸或温针灸 7~9 壮，艾条灸 10~20 分钟。

【功用】通经活络。

【应用】大腿肥胖明显。

足三里 (Zúsānlǐ)(ST36)

【特异性】五输穴之一，本经合穴，下合穴。

【标准定位】在小腿前外侧，当犊鼻下 3 寸，距胫骨前嵴约一横指。(图2-4-13、14)

【取法】① 正坐屈膝，于外膝眼（犊鼻）直下一夫（3 寸），距离胫骨前嵴一横指处取穴；② 正坐屈膝，用手从膝盖正中往下摸取胫骨粗隆。在胫骨粗隆外下缘直下 1 寸处是穴。

【刺灸法】刺法：①直刺 0.5~1.5 寸，其针感沿足阳明胃经胫骨下行走至足踝、足跗和足趾部。②针尖略向上斜刺，在不断捻转运针之时，针感可沿胃经逐渐循股走至髀关、归来、天枢等穴，少数走向胃腑、剑突处。

灸法：艾炷灸或温针灸 5~10 壮，艾条灸 10~20 分钟。强身保健可采用化脓灸，每年一次，或累计灸数百壮或温灸至皮肤稍见红晕为度，每日一次，每月20次，有时亦可采用药物天灸。

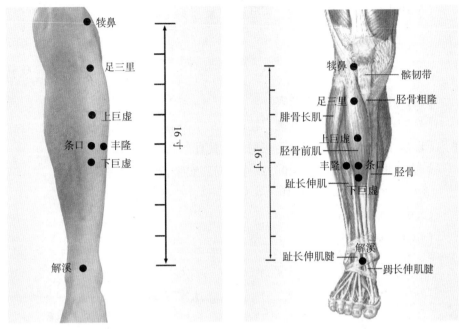

图 2-4-13　胃经经穴 13　　　　　　图 2-4-14　胃经经穴 14

【功用】健脾和胃，扶正培元，通经活络，升降气机。

【应用】常灸足三里可增强抵抗力，改善虚弱的体质；长期脾胃功能不调所引起的消瘦、肥胖；便秘腹胀。

上巨虚（Shàngjùxū）（ST37）

【特异性】大肠经之下合穴。

【标准定位】在小腿前外侧，当足三里下 3 寸，距胫骨前嵴约一横指。

【取法】正坐屈膝或仰卧位取穴，于外膝眼（犊鼻）直下两夫（6 寸），距离胫骨前嵴一横指（中指）处取穴。

【刺灸法】刺法：①直刺 1.0~2.0 寸，局部酸胀，针感可向上或向下传导。②针尖略向上斜刺，其针感沿本经循膝股走至腹部。少数病例可上行至上腹部及胸部。③略向下斜刺，其针感沿足阳明经走至足跗、足趾部。④手法：理气止痛可用龙虎交战；消肿利水可用子午捣臼法。

灸法：艾炷灸或温针灸5~9壮，艾条灸10~20分钟，亦可采用药物天灸。

【功用】通调肠胃。

【应用】胃肠积热：便秘，肥胖。

下巨虚 (Xiàjùxū)(ST39)

【特异性】小肠经之下合穴。

【标准定位】在小腿前外侧，犊鼻下9寸，距胫骨前缘一横指。

【取法】正坐屈膝，先取足三里，于其直下二夫（6寸）处取穴。

【刺灸法】刺法：直刺1.0~2.0寸，局部酸胀，向下扩散至足背。

灸法：艾炷灸5~9壮或温针灸5~9分钟，艾条灸10~20分钟。

【功用】通调肠胃。

【应用】肥胖。

丰隆 (Fēnglóng)(ST40)

【特异性】本经络穴。

【标准定位】在小腿前外侧，当外踝尖上8寸，条口外，距胫骨前缘二横指。

【取法】正坐屈膝或仰卧位取穴。

【刺灸法】刺法：直刺1.0~1.5寸，针感可沿足阳明经至足踝，甚至足跗部第2、3足趾处。

灸法：艾炷灸5~7壮或温针灸5~7分钟，艾条灸10~20分钟。

【功用】健脾化痰。

【应用】痰湿内盛，肥胖、腹胀，大便不爽。

内庭 (Nèitíng)(ST44)

【特异性】五输穴之一，本经输穴。

【标准定位】在足背，第2跖趾关节前方，当第2、3趾缝间的纹头处。（图2-4-15、16）

【刺灸法】刺法：①直刺或斜刺0.3~0.5寸，局部酸胀。②针尖向上斜刺，得气后运针，其针感可沿本经上行至胫、股、腹部，亦有上行至胃腑、咽、前额及面部者。

灸法：艾炷灸 3~5 壮，艾条灸 5~10 分钟。

【功用】清胃肠热。

【应用】胃肠热盛尤其的肥胖。

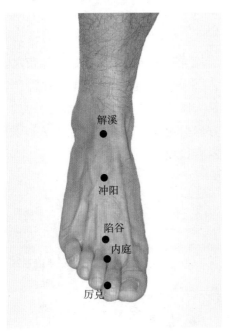

图 2-4-15　胃经经穴 15

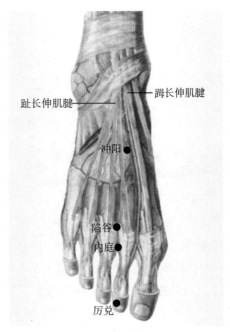

图 2-4-16　胃经经穴 16

厉兑（Lìduì）（ST45）

【特异性】五输穴之一，本经井穴。

【标准定位】在足第 2 趾外侧，距趾甲角 0.1 寸处。

【刺灸法】刺法：①浅刺 0.1~0.2 寸，局部胀痛。②用三棱针点刺挤压出血。

灸法：米粒艾炷灸 1~3 壮，艾条灸 5~10 分钟。

【功用】清胃肠热。

【应用】胃肠热盛尤其的肥胖。

第五节 足太阴脾经减肥穴

大都（Dàdū）（SP2）

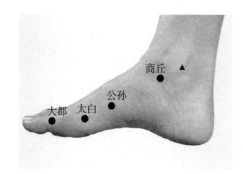

图 2-5-1 脾经经穴 1

【特异性】五输穴一，本经荥穴。

【标准定位】在足内侧缘，当足大趾本节（第 1 跖趾关节）前下方赤白肉际凹陷处。伸足取穴。（图 2-5-1、2）

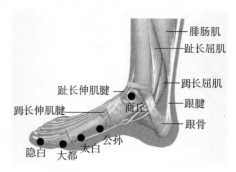

图 2-5-2 脾经经穴 2

【刺灸法】刺法：直刺 0.3~0.5 寸，局部酸胀，以捻转补泻为主。

灸法：艾炷灸 1~3 壮，艾条灸 5~10 分钟。孕妇及产后百日内禁灸。

【功用】健脾和中。

【应用】脾虚湿盛，郁胀，身重肢肿。

太白（Tàibái）（SP3）

【特异性】五输穴之一，本经输穴；脾之原穴。

【标准定位】在足内侧，当足大趾本节内侧（第 1 跖趾关节）后下方，赤白肉际凹陷处。

【取法】正坐垂足，在第 1 跖骨小头后下方 1 寸处取穴。

【刺灸法】刺法：直刺 0.3~0.5 寸。局部酸胀。

灸法：艾炷灸 3~5 壮，艾条灸 5~10 分钟。

【功用】健脾和中。

【应用】脾虚湿盛，郁胀，身重肢肿。

三阴交（Sānyīnjiāo）（SP6）

【特异性】交会穴之一。足太阴、厥阴、少阴之会。

【标准定位】在小腿内侧，当足内踝尖上3寸，胫骨内侧缘后方。

【取法】正坐或仰卧，内踝尖直上四横指（一夫）处，胫骨内侧面后缘取穴。（图2-5-3、4）

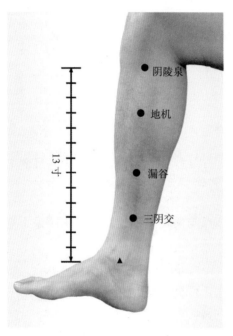

图 2-5-3　脾经经穴 3

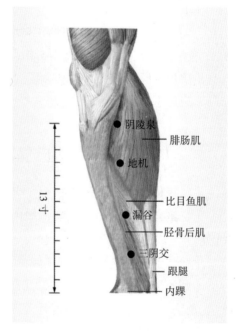

图 2-5-4　脾经经穴 4

【刺灸法】刺法：①直刺0.5~1.0寸，局部酸胀，可有麻电感向足底放散或酸胀感扩至膝关节和股内侧。②直刺：向悬钟方向透刺1.5~2.5寸，局部酸胀，可有麻电感向足底放散，治疗足部病变。③斜刺：针尖方向向上斜刺1.5~2.5寸，局部酸胀，可有麻电感、酸胀感扩至膝关节和股内侧，治疗躯干病变。④孕妇禁针。

灸法：艾炷灸5~9壮或温针灸5~9分钟，艾条灸10~20分钟或药物天灸。强身保健可采用疤痕灸，每年1次；或累计灸百余壮亦可，温灸至皮肤温热舒适稍见红晕，隔日1次，每月20次。

【功用】健脾胃，益肝肾，调经带。

【应用】女性美容保健常用，延缓衰老，调理肝脾肾三经，尤其适用于围绝经期妇女内分泌失调之肥胖。

漏谷（Lòugǔ）（SP7）

【标准定位】在小腿内侧，当内踝尖与阴陵泉的连线上，距内踝尖6寸，胫骨内侧缘后方。

【取法】正坐或仰卧取穴。

【刺灸法】刺法：直刺1.0~1.5寸，局部酸胀，可扩散至小腿外侧。

灸法：艾炷灸或温针灸3~5壮，艾条灸5~10分钟。

【功用】健脾和胃，利尿除湿。

【应用】小腿肥胖。

地机（Dìjī）（SP8）

【特异性】足太阴之郄穴。

【标准定位】在小腿内侧，当内踝高点与阴陵泉的连线上，阴陵泉下3寸处。

【取法】正坐或仰卧，于阴陵泉直下3寸，胫骨内侧面后缘处取穴。

【刺灸法】直刺1.0~1.5寸，局部酸胀，可扩散至小腿部。

灸法：艾炷灸3~5壮或温针灸5~10分钟，艾条灸5~10分钟。

【功用】健脾渗湿，调经止带。

【应用】调理肝脾肾三经，尤其适用于围绝经期妇女内分泌失调之肥胖。

阴陵泉（Yīnlíngquán）（SP9）

【特异性】五输穴之一，本经合穴。

【标准定位】在小腿内侧，当胫骨内侧髁后下缘凹陷处。

【取法】正坐屈膝或仰卧，于膝部内侧，胫骨内侧髁后下方约胫骨粗隆下缘平齐处取穴。

【刺灸法】直刺 1.0~1.5 寸，局部酸胀，可扩散至小腿部。

灸法：艾炷灸 3~5 壮或温针灸 5~10 分钟，艾条灸 5~10 分钟。

【功用】清利湿热，健脾理气，行消水湿。

【应用】水湿壅盛郁胀引起的妇女肥胖、面部郁胀，身重肢肿，带下。

血海（Xuèhǎi）（SP10）

【标准定位】屈膝，在大腿内侧，髌底内侧端上 2 寸，当股四头肌内侧头的隆起处。

【取法】正坐屈膝，于髌骨内上缘上 2 寸，当股内侧肌突起中点处取穴；或正坐屈膝，医生面对患者，用手掌按在患者膝盖骨上，掌心对准膝盖骨顶端，拇指向内侧，当拇指尖所到之处是穴。（图 2-5-5、6）

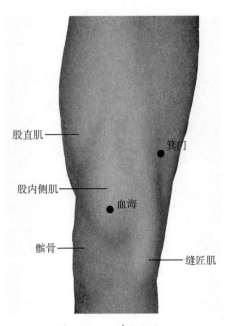

图 2-5-5　脾经经穴 5

【刺灸法】刺法：直刺 1.0~2.0 寸，局部酸胀，可向髌部放散。

灸法：艾炷灸 5~7 壮或温针灸 10~20 分钟，艾条灸 10~20 分钟。

【功用】活血补血。

【应用】血瘀之肥胖。

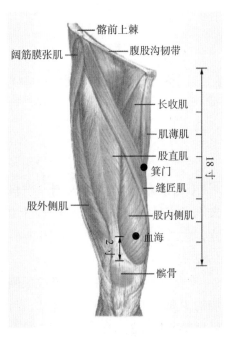

图 2-5-6　脾经经穴 6

大横（Dàhéng）（SP15）

【特异性】交会穴之一，足太阴、阴维之会。

【标准定位】在腹中部，距脐中 4 寸。（图 2-5-7、8）

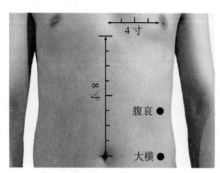

图 2-5-7　脾经经穴 7　　　　　图 2-5-8　脾经经穴 8

【刺灸法】刺法：①直刺 1.0~1.5 寸，局部酸胀，可扩散至同侧腹部。②平刺 2.0~2.5 寸，透神阙，治肠道寄生虫症。局部酸胀，可扩散至同侧腹部。

灸法：艾炷灸 5~7 壮，艾条灸或温针灸 10~20 分钟。

【功用】温中散寒，调理肠胃。

【应用】腹部肥胖，便秘，腹胀。

第六节　手少阴心经减肥穴

青灵（Qīnglíng）（HT2）

【标准定位】在臂内侧，当极泉与少海的连线上，肘横纹上 3 寸，肱二头肌的内侧沟中。（图 2-6-1、2）

【取法】伸肘，先取肘横纹尺侧端的少海，于少海穴直上 3 寸，与极泉连线上取之。

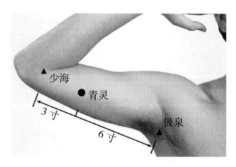

图 2-6-1　心经经穴 1

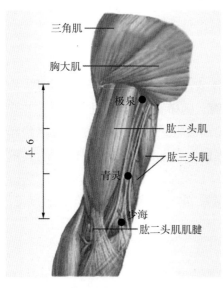

图 2-6-2 心经经穴 2

【刺灸法】刺法：直刺 0.5~1.0寸，局部酸胀，针感可向前臂及腋部放散。

灸法：艾炷灸 3~7 壮，艾条灸或温针灸 5~10 分钟。

【功用】理气通络。

【应用】心经有热引起的肥胖及上臂肥胖。

少海（Shàohǎi）（HT3）

【特异性】五输穴之一，本经合穴。

【标准定位】屈肘，在肘横纹内侧端与肱骨内上髁连线的中点处。（图 2-6-3、4）

【取法】屈肘举臂，以手抱头，在肘内侧横纹尽头处取穴。

【针灸法】刺法：直刺 0.5~1.0寸，局部酸胀，或有麻电感向前臂放散。

灸法：艾炷灸 3~5 壮，艾条灸或温针灸 5~10 分钟。

【功用】理气通络。

【应用】心经有热引起的肥胖。

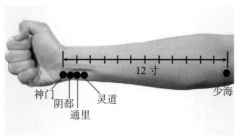

图 2-6-3　心经经穴 3

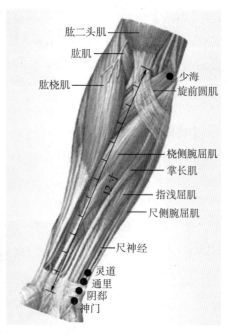

图 2-6-4　心经经穴 4

阴郄 (Yīnxì) (HT6)

【特异性】手少阴之郄穴。

【标准定位】在前臂掌侧，神门与少海穴连线上，距神门穴 0.5 寸处。

【取法】仰掌，于尺侧腕屈肌腱桡侧缘，腕横纹上 0.5 寸处取穴。

【刺灸法】刺法：直刺 0.3~0.5 寸，局部酸胀，并可循经下行至无名指和小指，或循经上行至前臂、肘窝、上臂内侧，有患者针感可传向胸部。针刺时避开尺动、静脉。

灸法：艾炷灸 3 壮，艾条灸 10~20 分钟，本穴近腕关节处，不宜直接灸，以免烫伤引起疤痕而影响关节活动。

【功用】清心安神，固表开音。

【应用】心经有热引起的肥胖。

神门 (Shénmén) (HT7)

【特异性】五输穴之一，本经输穴；五行属土。心之原穴。

【标准定位】在腕部，腕掌侧横纹尺侧端，当尺侧腕屈肌腱的桡侧缘凹陷处。

【取法】仰掌，于豌豆骨后缘桡侧，当掌后第一横纹上取穴。

【刺灸法】刺法：①直刺 0.3~0.5 寸，局部酸胀并可有麻电感向指端放散。②向上平刺 1.0~1.5 寸透灵道穴，局部酸胀并可有麻电感向指端放散。

针刺时避开尺动、静脉，以免引起出血。

灸法：艾炷灸 1~3 壮，艾条温灸 5~15 分钟。

【功用】宁心安神，通经活络。

【应用】心经有热引起的肥胖。

第七节　手太阳小肠经减肥穴

支正 (Zhīzhèng) (SI7)

【类属】本经络穴（《灵枢·经脉》）。

【标准定位】在前臂背面尺侧，当阳谷与小海穴的连线上，腕背横纹上5寸。(图2-7-1、2)

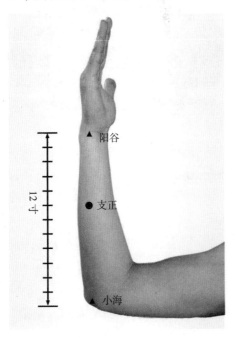

图2-7-1　小肠经经穴1

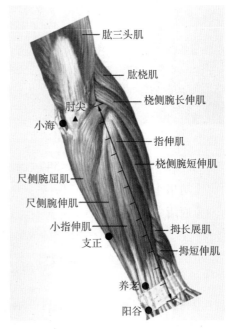

图2-7-2　小肠经经穴2

【取法】屈肘俯掌，在腕背横纹上5寸尺骨内侧缘处取穴。

【刺灸法】刺法：直刺或斜刺0.5~1.0寸，局部重胀，可向下放散至手。
灸法：艾炷灸3~5壮，艾条灸或温针灸5~10分钟。

【功用】通经活络。

【应用】前臂肥胖。

肩贞（Jiānzhēn）（SI9）

【标准定位】在肩关节后下方，臂内收时，腋后纹头上1寸。

【取法】在肩关节后下方，臂内收时，腋后纹头上1寸处取穴。(图2-7-3、4)

【刺灸法】刺法：①向后斜刺1.0~1.5寸，肩部及肩胛部酸胀，有时可有麻电感向肩及指端传导。②向前腋缝方向透刺，肩部及肩胛部酸胀，有时可有麻电感向肩及指端传导。

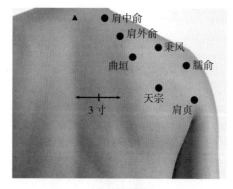

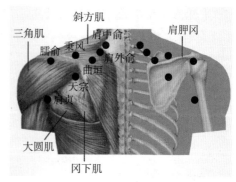

图 2-7-3　小肠经经穴 3　　　　　图 2-7-4　小肠经经穴 4

灸法：艾炷灸或温针灸 5~7 壮；艾条灸 10~20 分钟。

【功用】通经活络。

【应用】肩部肥胖。

臑俞（Náoshū）（SI10）

【特异性】交会穴之一，手太阳、阳维、跷脉之会；手足太阳、阳维、阳跷之会。

【标准定位】在肩部，当腋后纹头直上，肩胛冈下缘凹陷处。

【取法】正坐垂肩，上臂内收，用手指从腋后纹头肩贞穴直上推肩胛冈下缘下是穴。

【刺灸法】刺法：直刺 0.5~1.0 寸，局部酸胀，可扩散至肩部。

灸法：艾炷灸或温针灸 3~5 壮，艾条灸 10~20 分钟。

【功用】通经活络。

【应用】肩部肥胖。

天宗（Tiānzōng）（SI11）

【标准定位】在肩胛部，当冈下窝中央凹陷处，与第 4 胸椎相平。

【取法】前倾坐位或俯卧位，在冈下缘与肩胛骨下角的等分线上，当上、中 1/3 交点处；或肩胛冈下缘与肩胛骨下角连一直线，与第 4 胸椎棘突下间平齐处，与臑俞、肩贞成三角形处是穴。

【刺灸法】刺法：直刺或向四周斜刺，进针 0.5~1.0 寸，局部酸胀，或针感穿过肩胛传导至手指。

灸法：艾炷或温针灸 3~5 壮，艾条灸 5~15 分钟。

【功用】通经活络。

【应用】肩背部肥胖。

肩外俞（Jiānwàishū）（SI14）

【标准定位】在背部，当第 1 胸椎棘突下，横平肩胛骨内侧缘的垂直线上取穴。

【取法】前倾坐位或俯卧位，在第 1 胸椎棘突下，横平肩胛骨内侧缘的垂直线上取穴。

【刺灸法】刺法：向外斜刺 0.3~0.5 寸，局部酸胀；不可深刺，以防气胸。

灸法：艾炷灸 3~5 壮，艾条灸 10~15 分钟。

【功用】通经活络。

【应用】肩背部肥胖。

【注意事项】针刺肩外俞穴，主要应避免刺透肋间隙伤及壁胸膜和肺。为此，针刺宜顺应肋骨长轴的方向，勿与其长轴垂直刺入。程莘农主编的《中国针灸学》提出肩外俞穴，应斜刺 0.3~0.7 寸。

肩中俞（Jiānzhōngshū）（SI15）

【标准定位】在背部，当第 7 颈椎棘突下，旁开 2 寸。

【取法】前倾坐位或俯卧位，在第 7 颈椎棘突下，肩胛骨上角的内侧取穴。

【刺灸法】刺法：斜刺 0.3~0.5 寸，局部酸胀；注意不可深刺，以防气胸。

灸法：艾炷灸 3~5 壮或温和灸 10~15 分钟。

【功用】通经活络。

【应用】肩背部肥胖。

【注意事项】针刺肩中俞穴，主要应避免刺透肋间隙伤及壁胸膜和肺。为此，针刺宜顺应肋骨长轴的方向，勿与其长轴垂直刺入。程莘农主编的《中国针灸学》提出肩中俞穴，应斜刺 0.3~0.7 寸。

颧髎（Quánliáo）（SI18）

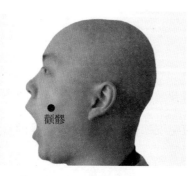

图 2-7-5　小肠经经穴 5

【特异性】交会穴之一，手少阳、太阳之会。

【标准定位】在面部，当目外眦直下，颧骨下缘凹陷处。

【取法】正坐或仰卧位，于颧骨下缘平线与目外眦角垂线之交点处，约与迎香同高。（图 2-7-5、6）

【刺灸法】刺法：直刺 0.2~0.3 寸，局部酸胀，可扩散至半侧颜面部。

灸法：艾炷灸 2~3 壮，艾条温和灸 5~10 分钟。美容除皱，则温灸至皮肤温热舒适，每日 1 次，每月 20 次。

【功用】通经活络。

【应用】面部肥胖。

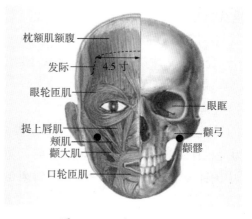

图 2-7-6　小肠经经穴 6

第八节　足太阳膀胱经减肥穴

天柱（Tiānzhù）（BL10）

【标准定位】在项部，在筋（斜方肌）外缘之后发际凹陷中，约当后发际正中旁开 1.3 寸。（图 2-8-1、2）

【取法】正坐低头或俯卧位，先取哑门，再旁开 1.3 寸，当斜方肌外侧取之。

【刺灸法】刺法：直刺或斜刺 0.5~0.8 寸，局部酸胀，可扩散至后头部，有时可向前扩散至眼部。不可向上方深刺，以免损伤延髓。

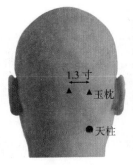

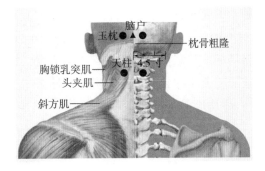

图 2-8-1 膀胱经经穴 1

图 2-8-2 膀胱经经穴 2

灸法：艾炷灸 3~5 壮，艾条灸 5~10 分钟。

【功用】通经活络。

【应用】肩背部肥胖。

【注意事项】针刺天柱穴宜直刺向前，切勿向前内方向深进，因为后者可能刺透寰枢后膜进入椎管，并可损伤脊髓。

风门（Fēngmén）（BL12）

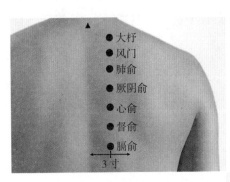

图 2-8-3 膀胱经经穴 3

【刺灸法】刺法：①微向脊柱方向斜刺 0.5~0.8 寸，局部酸胀，有时向肋间放散。②自上而下沿肌层透刺，进针 1~1.5 寸。但应注意，针刺时应朝向前内，斜刺入骶棘肌中，严禁直向前刺或向前外深刺，以免刺伤胸膜及

【特异性】交会穴之一，督脉、足太阳之会。

【标准定位】在背部，当第 2 胸椎棘突下，旁开 1.5 寸。

【取穴】俯卧位取穴。（图 2-8-3、4）

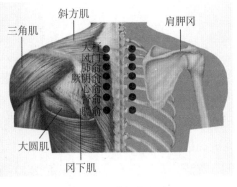

图 2-8-4 膀胱经经穴 4

肺，引起气胸。

灸法：艾炷灸 5~9 壮，艾条灸 10~20 分钟或药物天灸。强身保健则温灸至局部皮肤温热舒适或稍见红晕为度，每日 1 次，每月 20 次，可预防中风；或隔姜灸 3~5 壮，每日 1 次，每月 20 次，可预防感冒。

【功用】通经活络。

【应用】背部肥胖。

【注意事项】针刺风门穴，如同在大杼穴一样，主要应避免刺中壁胸膜及肺。为此，针刺宜循肋骨长轴向前内方，不可与肋骨长轴垂直刺入。

肺俞（Fèishū）（BL13）

【特异性】背俞之一，肺之背俞穴。

【标准定位】在背部，当第 3 胸椎棘突下，旁开 1.5 寸。

【刺灸法】刺法：向内斜刺 0.5~0.8 寸，局部酸胀，可向肋间扩散。不可深刺，以防气胸。

灸法：艾炷灸 5~9 壮，艾条灸 10~20 分钟或药物天灸。强身保健则采用隔姜灸 3~5 壮或温灸至皮肤稍见红晕，每日 1 次，每月 20 次，或累计灸百余壮。

【功用】通经活络。

【应用】肩背部肥胖。

【注意事项】针刺肺俞穴，也宜循肋骨长轴刺入。如果与肋骨长轴成垂直刺入，针尖可刺过肋间肌、壁胸膜直至肺脏，必将引起血胸、气胸。

厥阴俞（Juéyīnshū）（BL14）

【特异性】背俞之一，心包之背俞穴。

【标准定位】在背部，当第 4 胸椎棘突下，旁开 1.5 寸。

【刺灸法】刺法：向内斜刺 0.5~0.8 寸，局部麻胀感。针斜刺入骶棘肌中，严禁直刺向前或向前外深刺，以免刺伤胸膜及肺，引起气胸。心绞痛者可行龙虎交战手法。

灸法：艾炷灸 5~9 壮，艾条灸 10~20 分钟。

【功用】通经活络。

【应用】肩背部肥胖。

【注意事项】针刺厥阴俞穴也与针刺肺俞穴相同，主要应避免刺中壁胸膜和肺。为此，针刺宜循肋骨长轴刺向前内侧，勿与肋骨长轴垂直刺入。

心俞 (Xīnshū) (BL15)

【特异性】背俞之一，心之背俞穴。

【标准定位】在背部，当第 5 胸椎棘突下，旁开 1.5 寸处。

【刺灸法】刺法：①向内斜刺 0.5~0.8 寸，局部酸胀，可沿季胁到达前胸。②平刺，向上、下沿肌层透刺，进针 1.0~2.0 寸，局部酸胀。

灸法：艾炷灸 5~9 壮，艾条灸 10~20 分钟或药物天灸。强身保健则温灸至皮肤温热舒适，每日 1 次，每月 20 次。

【功用】通经活络。

【应用】肩背部肥胖。

【注意事项】针刺心俞穴，也如同膀胱经以上几个穴位，主要应避免刺中壁胸膜和肺。为此，针刺应循肋骨长轴刺向前内侧，勿与肋骨长轴垂直刺入。不可深刺，以防气胸。

膈俞 (Géshū) (BL17)

【特异性】八会穴之一，血会。

【标准定位】在背部，在第 7 胸椎棘突下，旁开 1.5 寸处。

【取法】俯卧位，于第 7 胸椎棘突下至阳穴旁开 1.5 寸取穴，约与肩胛下角相平。

【刺灸法】刺法：向内斜刺 0.5~0.8 寸，局部酸胀，可向肋间放散。不宜深刺，以防气胸。

灸法：艾炷灸 5~9 壮，艾条灸 10~20 分钟或药物天灸。强身保健则温灸至皮肤温热舒适，每日 1 次，每月 20 次，治血液病多采用累计灸法。

【功用】补血活血，行气通脉。

【功用】通经活络。

【应用】肩背部肥胖。

【注意事项】不可深刺，以防气胸。

肝俞（Gānshū）（BL18）

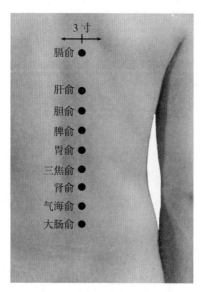

图 2-8-5　膀胱经经穴 5

【特异性】背俞之一，肝之背俞穴。

【标准定位】在背部，当第 9 胸椎棘突下，旁开 1.5 寸处。（图 2-8-5、6）

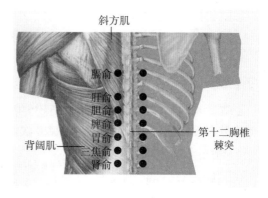

图 2-8-6　膀胱经经穴 6

【刺灸法】刺法：①向内斜刺 0.5~0.8 寸，局部酸胀，可向肋间放散。②可向下平刺 1~1.5 寸，局部酸胀。

灸法：艾炷灸 5~9 壮，艾条灸 10~20 分钟，长期灸肝俞穴可预防贫血和失眠症。

【功用】通经活络。

【应用】肩背部肥胖。

【注意事项】针刺肝俞穴，依然主要应避免刺中壁胸膜和肺。为此，针刺应循肋骨长轴刺向前内侧，勿与肋骨长轴呈垂直刺入。不可深刺，以防气胸。

胆俞（Dǎnshū）（BL19）

【特异性】背俞之一，胆之背俞穴。

【标准定位】在背部，当第 10 胸椎棘突下，旁开 1.5 寸处。

【刺灸法】刺法：向内斜刺 0.5~0.8 寸，局部酸胀，可向肋间放散。

胆绞痛时可用龙虎交战手法。不宜深刺，以防气胸。

灸法：艾炷灸 5~9 壮，艾条灸 10~20 分钟，强身保健温灸至局部温热舒适，每日 1 次，每月 20 次；治疗胆病则多采用累计灸法。

【功用】疏肝利胆，养阴清热，和胃降逆。

【应用】心胆气虚，神怯失眠，惊恐不安；妇女湿热带下；肥胖，高脂血症。

【注意事项】针刺胆俞穴，也主要应避免刺中壁胸膜和肺。为此，针刺宜循肋骨长轴刺向前内侧，勿与肋骨长轴呈垂直刺入。

脾俞（Píshū）（BL20）

【特异性】背俞之一，脾之背俞穴。

【标准定位】在背部，当第 11 胸椎棘突下旁开 1.5 寸处。

【刺灸法】刺法：向内斜刺 0.5~0.8 寸，局部酸胀，并向腰部扩散。针刺不宜过深，以防气胸。

灸法：艾炷灸 5~9 壮，艾条灸 10~20 分钟。强身保健则温灸至局部温热舒适，每日 1 次，每月 20 次，或采用累计灸百余壮。

【功用】健脾统血，和胃益气。

【应用】肩背部肥胖。脾虚痰湿内盛：形体肥胖臃肿，胸闷头昏不清，毛发不茂，白带多，舌苔厚腻。

【注意事项】脾俞穴在肺下缘之下，但在胸膜下缘之上，深吸气肺扩张时，其下缘可接近胸膜下缘，所以，针刺脾俞穴，也应避免刺中壁胸膜和肺。为此，针刺应循肋骨长轴刺向前内侧，勿与肋骨长轴呈垂直刺入。不宜深刺，以防气胸和刺伤肝脏。

胃俞（Wèishū）（BL21）

【特异性】背俞之一，胃之背俞穴。

【标准定位】在背部，当第 12 胸椎棘突下，旁开 1.5 寸处。

【刺灸法】刺法：直刺 0.5~0.8 寸，局部酸胀，可向腰部及腹部放散。胃脘剧痛时采用龙虎交战手法。针刺不宜过深，以免伤及肾脏。

灸法：艾炷灸或温针灸 5~9 壮，艾灸 10~20 分钟。强身保健则温灸至皮肤温热舒适，每日 1 次，每月 20 次或用累计灸法。

【功用】通经活络。

【应用】肩背部肥胖。

【注意事项】针刺胃俞穴，一方面需避免刺中壁胸膜；另方面需避免刺中肾实质。胃俞穴的位置适在肋胸膜与膈胸膜返折线处。如果针刺向前深入，可能刺中壁胸膜。为此，针刺不宜向前太深。从竖脊肌再向下方，依次为胸膜筋膜前层、腰方肌及其筋膜、肾筋膜后层、肾脂肪囊和肾实质。胃俞穴正对肾内缘稍内侧。针刺胃俞穴也不宜向前外侧刺透腰方肌，否则可能伤及肾实质。针刺胃俞穴时以刺向前内侧不太深较为安全。针刺时注意方向、角度和深度，以免造成气胸或损伤肾脏。

三焦俞（Sānjiāoshū）（BL22）

【特异性】背俞之一，三焦之背俞穴。

【标准定位】在腰部，当第 1 腰椎棘突下，旁开 1.5 寸处。

【刺灸法】刺法：直刺 0.8~1.0 寸，局部酸胀，可向腰部及腹部放散。

灸法：艾炷灸或温针灸 5~9 壮，艾条灸 10~20 分钟。强身保健则温灸至皮肤温热舒适，每日 1 次，每月 20 次，或采用累计灸法。

【功用】调三焦，利水道，益元气，强腰膝。

【应用】水湿内停，痰湿壅盛，形体臃肿肥胖；胸闷腹胀，便秘。

【注意事项】针尖不宜向外侧深刺，以防刺穿腹腔后壁而损伤肾脏。针刺三焦俞穴，主要应避免刺中肾脏及其动、静脉以及输尿管。在三焦俞穴区，由浅入深，依次为胸腰筋膜前层、腰方肌、肾筋膜后层、肾脂肪囊和肾血管等。为不伤及肾脏及肾动、静脉以及输尿管。针刺向前内侧，勿刺透腰方肌。

肾俞（Shènshū）（BL23）

【特异性】背俞之一，肾之背俞穴。

【标准定位】在腰部，当第 2 腰椎棘突下，旁开 1.5 寸。

【取法】俯卧位，先取与脐相对的命门穴，再于命门旁 1.5 寸处取穴。

【刺灸法】刺法：直刺 0.8~1.0 寸，腰部酸胀，有麻电感向臀及下肢放散。肾绞痛时可采用龙虎交战手法。

灸法：艾炷灸或温针灸 5~9 壮，艾条灸 10~20 分钟或药物天灸。强身保健则采用瘢痕灸，每年 1 次，或隔附子饼灸 5~7 壮，或温灸皮肤稍见红晕。每日 1 次，每月 20 次，或累计灸百余壮。

【功用】益肾强腰，壮阳利水，明目聪耳。

【应用】水湿内停，痰湿壅盛，形体臃肿肥胖。

【注意事项】肾脏组织柔软，因肾筋膜在上方与膈下筋膜连着，呼吸时肾亦有稍许的上下移动。针尖刺入肾脏，必将划破肾组织，引起局部出血和血尿。所以，针刺不可过深（《新针灸学》）提出宜针 5~8 分深，不可向外侧（右）或上外侧（左）刺入。针尖不可向外斜刺过深，以防刺伤肾脏。

气海俞（Qìhǎishū）（BL24）

【标准定位】在腰部，当第 3 腰椎棘突下，旁开 1.5 寸处。（图 2-8-7、8）

【刺灸法】刺法：直刺 0.8~1.0 寸，局部酸胀，可有触电感向臀及下肢放散。

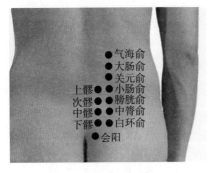

图 2-8-7　膀胱经经穴 7　　　　图 2-8-8　膀胱经经穴 8

灸法：艾炷灸或温针灸 5~9 壮，艾条灸 10~20 分钟。

强身保健则温灸至皮肤稍见红晕为度，每日 1 次，每月 20 次。

【功用】补肾壮阳，行气活血。

【应用】水湿内停，痰湿壅盛，形体臃肿肥胖。

大肠俞（Dàchángishū）（BL25）

【特异性】背俞之一，大肠之背俞穴。

【标准定位】在腰部，当第 4 腰椎棘突下，旁开 1.5 寸处。

【刺灸法】刺法：①直刺 0.8~1.0 寸，局部酸胀，有麻电感向臀部及下肢放散。②向下平刺 2.0~2.5 寸，透小肠俞，局部酸胀，扩散至骶髂关节，以治疗骶髂关节炎。③外斜刺 2.0~2.5 寸，有麻电感向臀部及下肢放散，以治疗坐骨神经痛。

　　灸法：艾炷灸或温针灸 5~9 壮，艾条灸 10~20 分钟或药物天灸。强身保健则温灸至皮肤稍见红晕为度，每日 1 次，每月 20 次。

【功用】疏调肠胃，理气化滞。

【应用】用于胃肠积滞引起的便秘、肥胖。

承扶（Chéngfú）（BL36）

【标准定位】在大腿后面，臀下横纹的中点。（图 2-8-9、10）

【刺灸法】刺法：直刺 1.5~2.5 寸，局部酸胀，针感如闪电样传导至足。以提插手法为主。

　　灸法：艾炷灸或温针灸 5~9 壮，艾条灸 10~20 分钟。

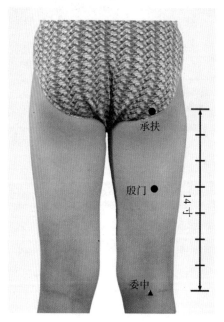

图 2-8-9　膀胱经经穴 9

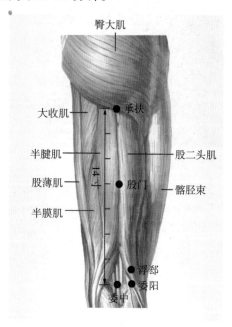

图 2-8-10　膀胱经经穴 10

【功用】通经活络。

【应用】臀、股部肥胖。

殷门（Yīnmén）（BL37）

【标准定位】在大腿后面，当承扶与委中连线上，承扶下6寸处。

【刺灸法】刺法：直刺1.5~2.5寸，以提插手法为主，针感似闪电样传导至足跟。

灸法：艾炷灸或温针灸5~7壮，艾条灸10~20分钟。

【功用】通经活络。

【应用】臀、股部肥胖。

秩边（Zhìbiān）（BL54）

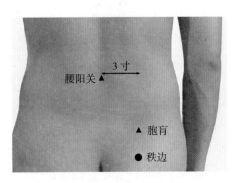

图2-8-11　膀胱经经穴11

【标准定位】在臀部，平第4骶后孔，骶正中嵴旁开3寸。（图2-8-11、12）

【取法】俯卧位，与骶管裂孔相平，后正中线旁开3寸处取穴。

【刺灸法】刺法：①直刺1.5~3寸，局部酸胀，有麻电感向下肢放散，治疗下肢麻痹，坐骨神经痛。②斜刺，针尖向前阴方向呈80°角，进针2.5~4寸，针感向小腹及前阴方向放散，治疗前阴及小腹疾病。③斜刺，针尖向肛门方向呈70°角，进针1.5~2寸，使针感向肛门方向扩散，治疗痔疮、脱肛。④斜刺，向环跳方向透刺，局部酸胀，治疗局部病。

灸法：艾炷灸或温针灸5~9壮，艾条灸10~20分钟。

【功用】通经活络。

【应用】臀、股部肥胖。

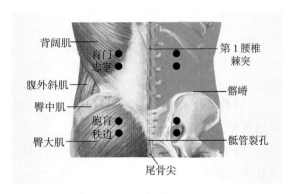

图2-8-12　膀胱经经穴12

承筋（Chéngjīn）（BL56）

【标准定位】小腿后面，当委中与承山的连线上，腓肠肌肌腹中央，委中穴下 5 寸。（图 2-8-13、14）

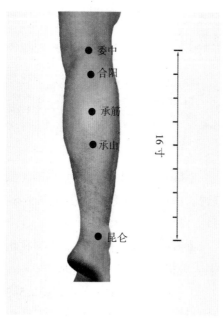

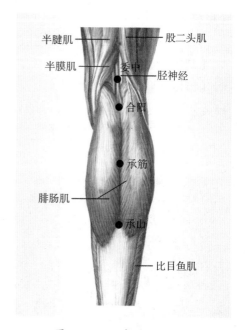

图 2-8-13　膀胱经经穴 13　　　　图 2-8-14　膀胱经经穴 14

【取法】俯伏或正坐垂足，于腓肠肌之中央取穴，当合阳与承山之间。

【刺灸法】刺法：直刺 0.5~1.0 寸，局部酸胀，可向足底放散。

灸法：艾炷灸或温针灸 5~7 壮，艾条灸 10~20 分钟。

【功用】通经活络。

【应用】小腿部肥胖。

承山（Chéngshān）（BL57）

【标准定位】在小腿后面正中，委中与昆仑之间，当伸直小腿或足跟上提时腓肠肌肌腹下出现尖角凹陷处。

【取法】俯卧位，下肢伸直，足趾挺而向上，其腓肠肌部出现人字陷纹，从其尖下取穴。

【刺灸法】刺法：直刺 1.0~1.5 寸，局部酸胀，或扩散到腘窝，或有麻电感向足底放散。

　　灸法：艾炷灸或温针灸 5~7 壮，艾条灸 10~20 分钟。

　　【功用】舒筋活络，调理肠腑。

　　【应用】小腿部肥胖。

昆仑 (Kūnlún) (BL60)

　　【标准定位】在足部外踝后方，当外踝尖与跟腱之间的凹陷处。(图 2-8-15、16)

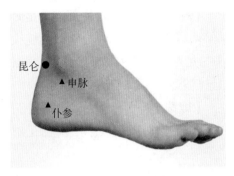

图 2-8-15　膀胱经经穴 15

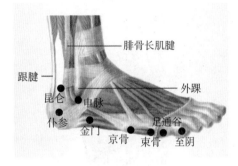

图 2-8-16　膀胱经经穴 16

　　【取法】正坐垂足着地或俯卧取穴。

　　【刺灸法】刺法：①直刺 0.5~1.5 寸，深刺可透太溪，局部酸胀，并向足趾放散。②向上斜刺 2.0~3.0 寸，透跗阳穴，局部酸胀，可扩散至足跟或足趾，可治甲状腺肿大。

　　灸法：艾炷灸或温针灸 5~9 壮，艾条灸 10~20 分钟。

　　【功用】舒筋活络。

　　【应用】踝部肥胖。

第九节　足少阴肾经减肥穴

涌泉（Yǒngquán）（KI1）

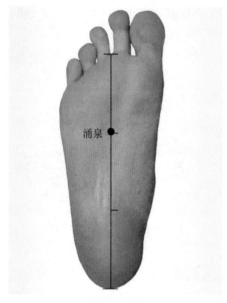

图 2-9-1　肾经经穴 1

【特异性】五输穴之一，本经井穴。

【标准定位】在足底部，蜷足时前部凹陷处，约当足 2、3 趾趾缝纹头与足跟连线的前 1/3 与后 2/3 交点上。（图 2-9-1、2）

【取法】仰卧或俯卧位，五趾跖屈，屈足掌，当足底掌心前面正中之凹陷处取穴。

【刺灸法】刺法：直刺 0.5~1.0 寸，局部胀痛或扩散至整个足底部。

治疗头痛可透太冲，使针感向上扩散以达到巅顶为宜。

灸法：艾炷灸 3~5 壮，艾条灸 5~10 分钟，或药物天灸。

【功用】健脾胃，益肝肾，调经带。

【应用】女性美容保健常用，延缓衰老，调理肝脾肾三经，尤其适用于围绝经期妇女内分泌失调之肥胖。

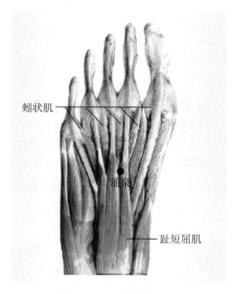

图 2-9-2　肾经经穴 2

太溪（Tàixī）（KI3）

【特异性】 五输穴之一，本经输穴；肾之原穴（《灵枢·九针十二原》）。

【标准定位】 在足内侧，内踝后方，当内踝尖与跟腱之间的凹陷处。（图2-9-3、4）

【刺灸法】 刺法：①直刺0.5~1.0寸，深刺可透昆仑，局部有酸胀感，

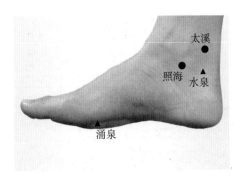

图2-9-3　肾经经穴3

有麻电感向足底放散。②向内斜刺0.5~1.0寸，局部有酸胀感，有麻电感向足底放散。

灸法：艾炷灸或温针灸3~5壮，艾条灸5~10分钟。

【功用】 补益肾阴肾阳。

【应用】 女性美容保健常用，延缓衰老，调理肝脾肾三经，尤其适用于围绝经期妇女内分泌失调之肥胖。

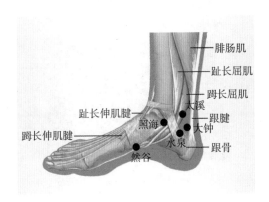

图2-9-4　肾经经穴4

照海（Zhàohǎi）（KI6）

【特异性】 阴跷脉所生（《针灸甲乙经》）；八脉交会穴之一（《针经指南》）；交阴跷脉（《玉龙经》）。

【标准定位】 在足内侧，内踝尖下方凹陷处。

【刺灸法】 刺法：直刺0.5~0.8寸，局部酸麻，可扩散至整个踝部。

灸法：艾炷灸3~5壮，艾条温和灸5~10分钟。

【功用】 健脾胃，益肝肾，调经带。

【应用】 女性美容保健常用，延缓衰老，调理肝脾肾三经，尤其适用于围绝经期妇女阴阳、内分泌失调之肥胖。

横骨（Hénggǔ）（KI11）

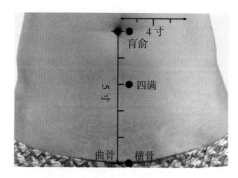

图 2-9-5　肾经经穴 5

【特异性】交会穴之一，冲脉、足少阴之会。

【标准定位】在下腹部，当脐中下 5 寸，前正中线旁开 0.5 寸。

【取法】仰卧位，先取腹白线上耻骨联合上缘的曲骨，再于旁 0.5 寸取穴。（图 2-9-5、6）

【刺灸法】刺法：直刺 0.8~1.2 寸，局部酸胀，可扩散至小腹及外生殖器。针刺前排空膀胱，并缓慢下针，以防刺伤膀胱和肠管。

灸法：艾炷灸或温针灸 3~5 壮，艾条灸 10~15 分钟。

【功用】益肾助阳，理气止痛。

【应用】下腹肥胖，便秘。

【注意事项】针刺横骨穴如同针刺曲骨穴一样，主要应避免刺入腹腔伤及膀胱或其他脏器。

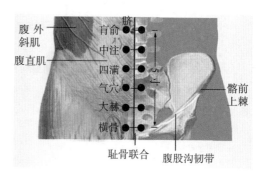

图 2-9-6　肾经经穴 6

为此，针刺时，宜视该穴处腹壁之厚度，掌握进针深度，勿刺过壁腹膜。如果膀胱充盈，需先排尿再针刺。针刺横骨穴至壁腹膜前，有两个阻抗较大处：一为皮肤，二为腹直肌鞘前层。

四满（Sìmǎn）（KI14）

【特异性】交会穴之一，冲脉、足少阴之会。

【标准定位】在下腹部，当脐中下 2 寸，前正中线旁开 0.5 寸。

【刺灸法】刺法：直刺 0.8~1.2 寸，局部酸胀。

灸法：艾炷灸 3~5 壮，艾条灸 5~10 分钟。

【功用】止泄泻，理下焦，调冲任，益肾气。

【应用】便秘；单纯性肥胖，腹部肥胖明显。

肓俞（Huāngshū）（KI16）

【特异性】交会穴之一，冲脉、足少阴之会。

【标准定位】在腹中部，当脐中旁开0.5寸。仰卧位取穴。

【刺灸法】刺法：直刺0.8~1.2寸，局部酸胀，并向下传导至会阴部。

灸法：艾炷灸或温针灸3~5壮，艾条灸5~10分钟。

【功用】通便止泻，理气止痛。

【应用】便秘；单纯性肥胖，腹部肥胖明显。

第十节　手厥阴心包经减肥穴

天池（Tiānchí）（PC1）

【特异性】交会穴之一，手厥阴、足少阴之会。

【标准定位】在胸部，当第4肋间隙，乳头外1寸，前正中线旁开5寸。（图2-10-1、2）

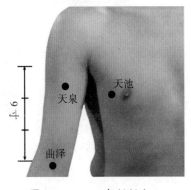

图2-10-1　心包经经穴1

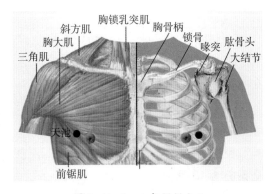

图2-10-2　心包经经穴2

【取法】仰卧位，先定第4肋间隙，然后于乳头中点外开1寸处取穴。妇女应于第4肋间隙，锁骨中线向外1寸处取穴。

【刺灸法】刺法：针尖向外侧斜刺或平刺0.3~0.8寸，局部酸胀。不可深刺，以防气胸。

灸法：艾炷灸 3~5 壮；艾条温灸 5~10 分钟。

【功用】化痰散结。

【应用】胸部肥胖。

【注意事项】针刺天池穴，也应避免刺伤胸膜和肺脏。为此，针刺宜循肋骨长轴的方向，勿与其垂直刺入，不可刺透肋间内肌伤及壁胸膜。在女性孕期或哺乳期，为保护乳房，此穴亦应慎用。

天泉（Tiānquán）（PC2）

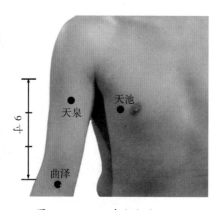

图 2-10-3　心包经经穴 3

【标准定位】在臂内侧，当腋前纹头下 2 寸，肱二头肌的长、短头之间。（图 2-10-3、4）

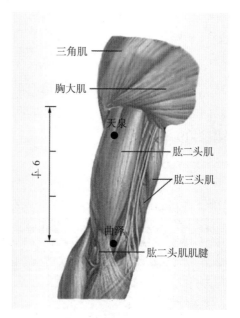

图 2-10-4　心包经经穴 4

【取法】伸臂仰掌，于腋前皱襞上端与肘横纹上的曲泽连成直线，在肘横纹上 7 寸处取穴。

【刺灸法】刺法：直刺 0.5~0.8 寸，局部酸胀，可扩散至肩部。

灸法：艾炷灸或温针灸 3~5 壮；艾条灸 5~10 分钟。

【功用】清暑泻热。

【应用】上臂肥胖。

间使 (Jiānshǐ)(PC5)

【特异性】五输穴之一，本经经穴。

【标准定位】在前臂掌侧，当曲泽与大陵穴的连线上，腕横纹上3寸。（图2-10-5、6）

【取法】伸臂仰掌，手掌后第一横纹正中（大陵）直上3寸，当掌长肌腱与桡侧腕屈

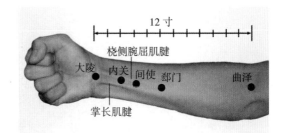

图 2-10-5　心包经经穴 5

肌腱之间处取穴。

【刺灸法】刺法：直刺 0.5~1.5寸，深刺可透支沟穴，局部酸胀或有麻电感向指端放散。

灸法：艾炷灸或温针灸 3~7 壮，艾条灸 5~10 分钟。

【功用】安神，宽胸。

【应用】内分泌紊乱引起的肥胖。

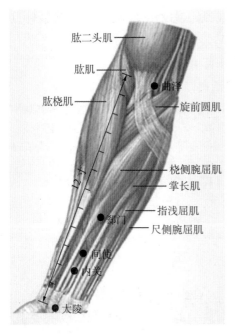

图 2-10-6　心包经经穴 6

内关 (Nèiguān)(PC6)

【特异性】本经络穴。八脉交会穴之一，交阴维。

【标准定位】在前臂掌侧，当曲泽与大陵穴的连线上，腕横纹上2寸。

【取法】伸臂仰掌，于掌后第一横纹正中（大陵）直上2寸，当掌长肌腱与桡侧腕屈肌腱之间处取穴。

【刺灸法】刺法：①直刺 0.5~1.5寸，深刺可透外关，局部酸胀，有麻电感向指端放射。②向上斜刺 1.0~2.0 寸，局部酸胀，可扩散至肘、腋、胸等处，用以治疗躯干疾病。

灸法：艾炷灸或温针灸 5~7 壮，艾条灸 10~20 分钟。

【功用】宁心安神，和胃降逆，宽胸理气，镇静止痛。

【应用】内分泌紊乱引起的肥胖。

大陵（Dàlíng）（PC7）

【特异性】五输穴之一，本经输穴，心包之原穴。

【标准定位】在前臂掌侧，腕横纹的中点。

【取法】伸臂仰掌，于掌后第一腕横纹，掌长肌腱与桡侧腕屈肌腱之间取穴。

【刺灸法】刺法：①直刺：0.3~0.5寸，局部酸胀，或有麻电感向指端放散。②斜刺时针刺入腕管内（用以治腕管综合征），可有局部胀痛，有时有麻电感向指端放散。手法用平补平泻法或提插、捻转补泻法。③用三棱针点刺出血。

灸法：艾炷灸或温针灸3~5壮，艾条灸10~20分钟。

【功用】清热宁心，宽胸和胃，通经活血。

【应用】内分泌紊乱引起的肥胖。

第十一节　手少阳三焦经减肥穴

外关（Wàiguān）（TE5）

【特异性】本经络穴。八脉交经（会）穴之一，交阳维脉。

【标准定位】在前臂背侧，当阳池与肘尖的连线上，腕背横纹上2寸，尺骨与桡骨之间。（图2-11-1、2）

【取法】伸臂俯掌，于腕背横纹中点直上2寸，尺、桡骨之间，与内关穴相对处取穴。

【刺灸法】刺法：①直刺0.5~1.0寸，或透内关穴，局部酸胀，有时可扩散至指端。②向上斜刺1.5~2.0寸，局部酸胀，向上扩散至肘、肩及躯干疾病。

灸法：艾炷灸或温针灸3~5壮，艾条灸10~20分钟或药物天灸。

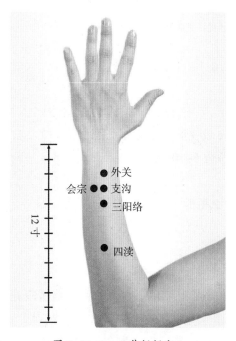

图 2-11-1　三焦经经穴 1

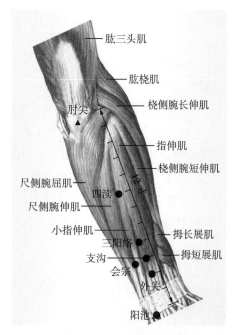

图 2-11-2　三焦经经穴 2

【功用】解表清热，通经活络。

【应用】三焦热盛引起的肥胖症。

支沟（Zhīgōu）（TE6）

【特异性】五输穴之一，本经经穴。

【标准定位】在前臂背侧，当阳池与肘尖的连线上，腕背横纹上 3 寸，尺骨与桡骨之间。

【取法】伸臂俯掌，于腕背横纹中点直上 3 寸，尺、桡两骨之间，与间使穴相对处取穴。

【刺灸法】刺法：直刺 0.5~1.0 寸，局部酸胀，针感可向上扩散至肘部，有时有麻电感向指端放散。

灸法：艾炷灸或温针灸 3~5 壮，艾条灸 10~20 分钟。

【功用】清热安神，聪耳通络。

【应用】习惯性便秘；肥胖；皮肤油腻粗糙。

四渎（Sìdú）（TE9）

【标准定位】在前臂背侧，当阳池与肘尖的连线上，肘尖下 5 寸，尺骨与桡骨之间。

【取法】半屈肘俯掌，于手背腕横纹上 7 寸，尺、桡两骨之间处取穴。

【刺灸法】刺法：直刺 0.5~1.0 寸，局部酸胀，可向肘部和手背放散。

灸法：艾炷灸或温针灸 3~5 壮，艾条灸 5~10 分钟。

【功用】清热安神，聪耳通络。

【应用】习惯性便秘；肥胖；皮肤油腻粗糙。

消泺（Xiāoluò）（TE12）

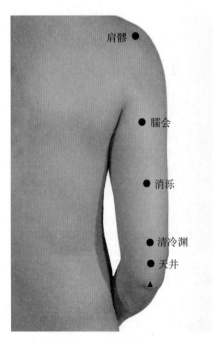

图 2-11-3　三焦经经穴 3

【标准定位】在臂外侧，当清冷渊与臑会连线的中点。（图 2-11-3、4）

【取法】正坐垂肩，前臂旋前，先取三角肌后下缘与肱骨交点处的臑会穴，当臑会与清冷渊之间的中点处取穴。

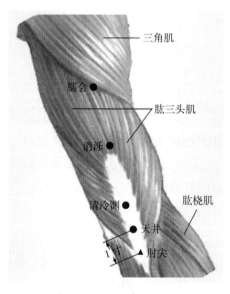

图 2-11-4　三焦经经穴 4

【刺灸法】刺法：直刺：0.8~1.2 寸，局部酸胀。

灸法：艾炷灸或温针灸 3~5 壮，艾条灸 5~10 分钟。

【功用】清热安神，聪耳通络。

【应用】习惯性便秘；肥胖；皮肤油腻粗糙。

臑会（Nàohuì）（TE13）

【特异性】手阳明、少阳、阳维之会。手阳明之络。

【标准定位】在臂外侧，当肘尖与肩髎的连线上，肩髎下 3 寸，三角肌的后下缘。

【取法】前臂旋前，于肩头后侧肩髎穴直下 3 寸，下与天井相直处取穴。

【刺灸法】刺法：直刺 1.0~1.5 寸，局部酸胀，可扩散至肩部，或有麻电感向肩部放散。

灸法：艾炷灸或温针灸 3~5 壮，艾条灸 10~20 分钟。

【功用】清热安神，聪耳通络。

【应用】习惯性便秘；肥胖；皮肤油腻粗糙。

肩髎（Jiānliáo）（TE14）

【标准定位】在肩部，肩髃后方，当臂外展时，于肩峰后下方呈现凹陷处。

【取法】上臂外展平举，肩关节部即可呈现出两个凹陷窝，前者为肩髃，后者为肩髎；或上臂垂直，于锁骨肩峰端后缘直下约 2 寸，当肩峰与肱骨大结节之间处定穴。（图 2-11-5、6）

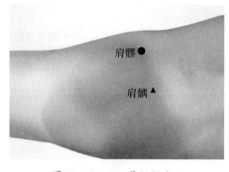
图 2-11-5　三焦经经穴 5

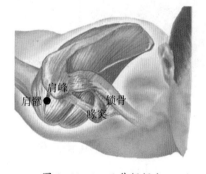
图 2-11-6　三焦经经穴 6

【刺灸法】刺法：①直刺 1.5~2.0 寸，臂外展沿肩峰与肱骨大结节之间进针，深刺可透极泉，酸胀可扩散至整个关节腔，可有麻电感向下扩散。②向下斜刺 2.0~3.0 寸，退针至浅层，再依次向两旁斜刺，即"合谷刺"，酸胀感可扩散至肩部，或麻电感放散至于指。

灸法：艾炷灸或温针灸 3~7 壮，艾条灸 5~15 分钟。

【功用】祛风泄热。

【应用】肩部肥胖。

第十二节　足少阳胆经减肥穴

京门（Jīngmén）（GB25）

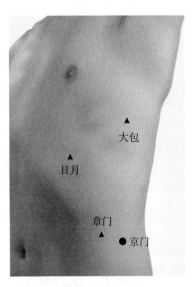

图 2-12-1　胆经经穴 1

【特异性】肾之募穴。

【标准定位】在侧腰部，章门穴后 1.8 寸，十二肋骨游离端下际处。侧卧位取穴。（图 2-12-1、2）

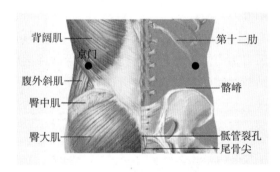

图 2-12-2　胆经经穴 2

【刺灸法】刺法：斜刺 0.5~1.0 寸，局部酸胀，可扩散至腰背部。

灸法：艾炷灸 5~9 壮，艾条灸 10~20 分钟。

【功用】疏理肝胆之气。

【应用】妇女月经不调，带下病，子宫内膜炎，附件炎，盆腔炎等原因引起的面色晦暗、黄褐斑、痤疮等；单纯性肥胖，腹部肥胖明显。

带脉（Dàimài）（GB26）

【**特异性**】交会穴之一，足少阳、带脉二经之会。

【**标准定位**】在第11肋骨游离端直下，与脐相平处。

【**取法**】侧卧，于腋中线与平脐横线之交点处取穴。

【**刺灸法**】刺法：斜刺0.5~1.0寸，局部酸胀，可扩散至侧腰部。
灸法：艾条灸10~20分钟。

【**功用**】疏理肝胆之气。

【**应用**】妇女月经不调、带下病、子宫内膜炎、附件炎、盆腔炎等原因引起的面色晦暗、黄褐斑、痤疮等；单纯性肥胖，腹部肥胖明显。

环跳（Huántiào）（GB30）

【**特异性**】交会穴之一，足少阳、太阳二脉之会。

【**标准定位**】侧卧屈股，在股骨大转子最高点与骶骨裂孔的连线上，当外1/3与中1/3的交点处。

【**取法**】侧卧，伸下腿，屈上腿（成90°）以小指关节横纹按在大转子上，拇指指脊柱，当拇指尖止处是穴；侧卧，于大转子后方凹陷处，约当股骨大转子与骶管裂孔连线的外中1/3交点处取穴。（图2-12-3、4）

【**刺灸法**】刺法：①针尖略向下方刺2.0~3.0寸，局部酸胀，有放电感向下肢放

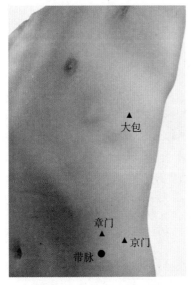

图2-12-3 胆经经穴3

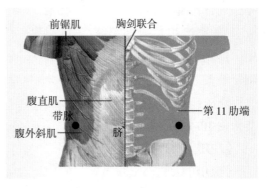

图2-12-4 胆经经穴4

散，治疗坐骨神经痛及下肢疾患。②针尖斜向生殖器及少腹方向刺 2.0~3.0 寸，麻胀感可达外生殖器，治疗外生殖器及少腹疾患。③针尖向髋关节直刺 2.0~2.5 寸，局部酸胀感，治疗髋关节疾患，可采用"齐刺""扬刺""合谷刺""恢刺""短刺"。

灸法：艾炷灸或温针灸 5~7 壮，艾条灸 10~20 分钟。

【功用】疏理肝胆之气。

【应用】单纯性肥胖，臀部肥胖明显。

风市（Fēngshì）（GB31）

【标准定位】在大腿外侧部的中线上，当腘横纹上 7 寸处。直立垂手时，中指尖处。

【取法】直立，两手自然下垂，当中指尖止处取穴；或侧卧，于股外侧中线，距腘横纹上 7 寸处取穴。穴处腹外侧肌与股二头肌之间。（图 2-12-5、6）

【刺灸法】刺法：①直刺 1.5~2.5

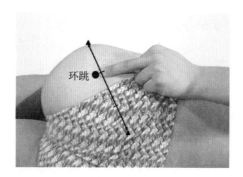

图 2-12-5　胆经经穴 5

寸，局部酸胀，可向下放散。②治股外侧软组织广泛性疾病，可采用"扬刺""傍针刺""齐刺""合谷刺"等。

灸法：艾炷灸或温针灸 3~5 壮，艾条灸 10~20 分钟。

【功用】疏理肝胆之气。

【应用】大腿部肥胖明显。

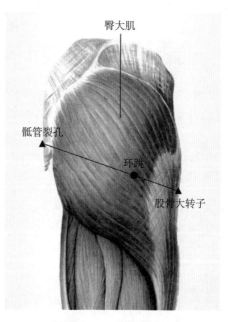

图 2-12-6　胆经经穴 6

阳陵泉（Yánglíngquán）（GB34）

【特异性】五输穴之一，本经合穴。八会穴之一，筋会。

【标准定位】在小腿外侧，当腓骨头前下方凹陷中。正坐屈膝垂足取穴。（图2-12-7、8）

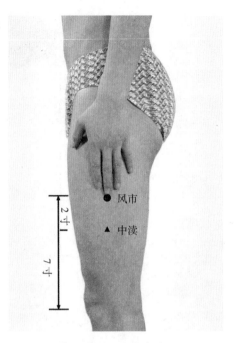

图2-12-7　胆经经穴7

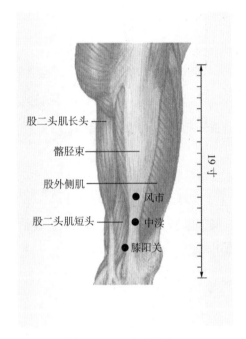

股二头肌长头

髂胫束

股外侧肌

● 风市

股二头肌短头

● 中渎

● 膝阳关

19寸

图2-12-8　胆经经穴8

【刺灸法】刺法：①直刺1.0~3.0寸，深刺可透阴陵泉，局部酸胀，有麻电感向下发散。②向上斜刺0.5~0.8寸，局部酸胀。

灸法：艾炷灸或温针灸3~5壮，艾条灸5~10分钟。

【功用】疏肝理气，清泻肝胆。

【应用】用于七情不畅，肝气郁结或肝疾患，胆经郁热等引起的单纯性肥胖。

足临泣（Zúlínqì）（GB41）

【特异性】五输穴之一，本经输穴。

【标准定位】在足背外侧，当足4趾本节（第4跖骨结节）的后方，正

坐垂足或仰卧位取穴。（图 2-12-9、10）

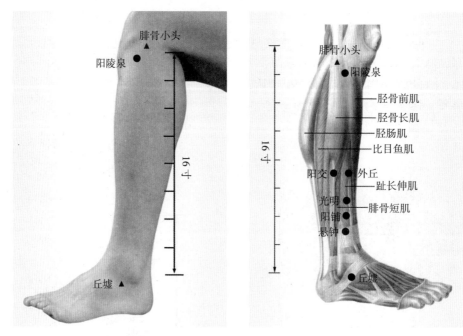

腓骨小头

阳陵泉

16寸

丘墟

图 2-12-9　胆经经穴 9

腓骨小头

阳陵泉

胫骨前肌

胫骨长肌

腓肠肌

比目鱼肌

阳交　　外丘

趾长伸肌

光明

腓骨短肌

阳铺

悬钟

16寸

丘墟

图 2-12-10　胆经经穴 10

【刺灸法】刺法：①直刺 0.5~0.8 寸，局部酸胀，可向足趾端放散。②消肿利水可用子午捣臼法。③用三棱针点刺出血。

【功用】舒肝解郁，熄风泻火。

第十三节　足厥阴肝经减肥穴

行间（Xíngjiān）（LR2）

【特异性】五输穴之一，本经荥穴。

【标准定位】在足背部，当第 1、2 趾间，趾蹼的后方赤白肉际。（图 2-13-1、2）

【取法】正坐或仰卧位，于足背第 1、2 趾趾缝端凹陷处取穴。

【刺灸法】刺法：①直刺 0.5~0.8 寸，局部酸胀，可放散至足背。②斜刺

0.5~0.8 寸，局部酸胀，可放散至足背。

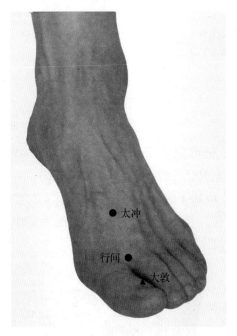

图 2-13-1　肝经经穴 1

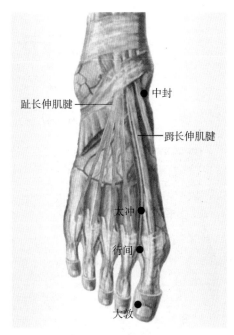

趾长伸肌腱 —————————————
————————————— 中封
————————————— 踇长伸肌腱
太冲 ●
行间 ●
大敦 ●

图 2-13-2　肝经经穴 2

灸法：直接灸 3~5 壮，艾条灸 5~10 分钟。

【功用】平肝潜阳，泻热安神，凉血止血。

【应用】内分泌紊乱。

太冲 (Tàichōng) (LR3)

【特异性】五输穴之一，本经输穴。肝之原穴。

【标准定位】在足背侧，当第 1 跖骨间隙的后方凹陷处。

【取法】正坐垂足或仰卧位，于足背第 1、2 跖骨之间，跖骨底结合部前方凹陷处，当踇长伸肌腱外缘处取穴。

【刺灸法】刺法：①向上斜刺 0.5~1.0 寸，局部酸胀或麻向足底放射。②向外下斜刺 1.0~1.5 寸，透涌泉穴，有时出现麻电感向足底放散。

灸法：艾炷灸或温针灸 3~5 壮，艾条灸 10~20 分钟。

【功用】平肝熄风，舒肝养血。

【应用】内分泌紊乱。

第十四节 督脉减肥穴

腰俞（Yāoshū）（GV2）

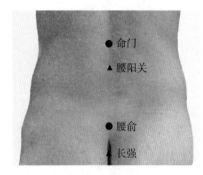

图 2-14-1 督经经穴 1

【标准定位】在骶部，当后正中线上，正对骶管裂孔。（图 2-14-1、2）

【取法】俯卧位，先按取尾骨上方左右的骶角，与两骶角下缘平齐的后正中线上取穴。

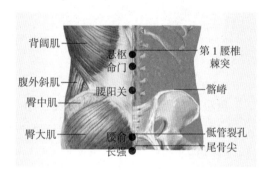

图 2-14-2 督经经穴 2

【刺灸法】刺法：斜刺 0.5~1.0 寸，局部酸胀，针感可扩散至腰骶部。

灸法：艾炷灸 3~5 壮，艾条灸 5~10 分钟。

【功用】补肾调经，强健筋骨。

【应用】阳虚肥胖。

命门（Mìngmén）（GV4）

【标准定位】在腰部，当后正中线上，第二腰椎棘突下凹陷中。

【取法】俯卧位，先取后正中线约与髂嵴平齐的腰阳关，在腰阳关向上两个棘突其上方的凹陷处是穴。一说本穴在与脐相对的棘突下缘。

【刺灸法】刺法：①直刺 0.5 寸，局部酸胀。②斜刺 0.5~1.0 寸，局部酸胀，深刺时可有麻电感向臀及下肢放散。注意针尖不可向下斜刺过深，以防刺中脊髓。

灸法：艾炷灸或温针灸 5~7 壮，艾条灸 10~20 分钟，或药物天灸。强身保健，可采用瘢痕灸，每年 1 次，或隔附子饼灸 3~5 壮，或温灸至皮肤稍见红晕为度，每日 1 次，每月 20 次。

【功用】固精壮阳，培元补肾。

【应用】阳虚肥胖。

百会（Bǎihuì）（GV20）

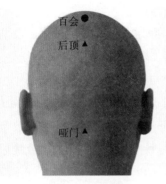

图 2-14-3　督经经穴 3

部胀痛，也可向四神聪透刺，针感可扩散至头顶部。

灸法：艾炷灸 7~15 壮，艾条灸 10~20 分钟。强身保健可采用隔姜灸 3~5 壮，或艾条温灸至局部有温热舒适感为度。每日 1 次，每月 20 次。

【功用】升阳固脱，开窍宁神。

【应用】阳虚肥胖。

【特异性】交会穴之一，手足三阳、督脉、足厥阴俱会于此。

【标准定位】在头部，当前发际正中直上 5 寸，或两耳尖连线的中点处。（图 2-14-3、4）

【取法】正坐位，于前、后发际连线中点向前 1 寸处是穴。

【刺灸法】刺法：平刺 0.5~0.8 寸，局

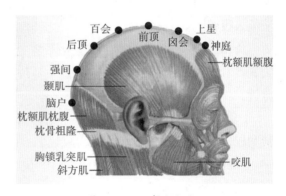

图 2-14-4　督经经穴 4

第十五节　任脉减肥穴

曲骨（Qūgǔ）（CV2）

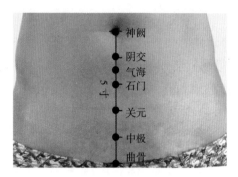

图 2-15-1　任经经穴 1

【特异性】交会穴之一，任脉、足厥阴之会。

【标准定位】在下腹部，当前正中线上，耻骨联合上缘的中线处。（图 2-15-1、2）

【刺灸法】刺法：直刺 0.5~1.0 寸，局部酸胀，针感可向下扩散至外阴部。针刺前一定要排空膀胱尿液，以免因刺破膀胱，使尿液流入腹腔。

灸法：艾炷灸或温针灸 3~5 壮，艾条温灸 5~15 分钟。

【功用】涩精举阳，补肾利尿，调经止带。

【应用】阳虚肥胖。

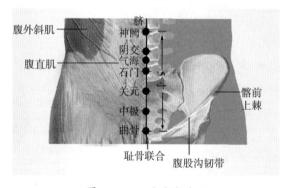

图 2-15-2　任经经穴 2

中极（Zhōngjí）（CV3）

【特异性】交会穴之一，足三阴、任脉之会。膀胱募穴（《脉经》）。

【标准定位】在下腹部，前正中线上，当脐中下 4 寸。

【刺灸法】刺法：直刺 0.5~1.0 寸，局部酸胀，可放散至外生殖器和外阴部。注意在膀胱充盈时，中极穴不能深刺。孕妇不宜灸制。

灸法：艾炷灸或温针灸 5~7 壮，艾条灸 10~20 分钟。

【功用】清利湿热，益肾调经，通阳化气。

【应用】中年妇女肥胖、肿胀。

【注意事项】需排尿后进行针刺，并缓慢下针，以防刺破膀胱及肠管。孕妇不宜刺灸。

关元 (Guānyuán) (CV4)

【特异性】交会穴之一，足三阴、任脉之会。

【标准定位】在下腹部，前正中线上，当脐中下 3 寸。

【刺灸法】刺法：直刺 0.5~1.0 寸，局部酸胀，可放射至外生殖器和会阴部。

灸法：艾炷灸或温针灸 5~9 壮，艾条灸 10~20 分钟，或药物天灸。强身保健可采用瘢痕灸，每年 1 次，或用间接灸或温灸至局部温热舒适，稍见红晕，每日 1 次，每月 20 次，本穴也可采用累计灸百余壮。

【功用】培元固脱，温肾壮阳，调经止带。

【应用】中年妇女肥胖、肿胀。

【注意事项】① 需排尿后进行针刺。② 孕妇不宜刺灸。

石门 (Shímén) (CV5)

【特异性】三焦之募。

【标准定位】在下腹部，前正中线上，当脐下 2 寸。

【刺灸法】刺法：直刺 0.5~0.1 寸，局部酸胀，可向外阴部放散。

灸法：艾炷灸或温针灸 5~9 壮，艾条灸 10~20 分钟。强身保健则温灸至局部温热舒适，每日 1 次，每月 20 次。

【功用】健脾益肾，清利下焦。

【应用】肥胖、肿胀，小便少；带下病。

气海（Qìhǎi）（CV6）

【**特异性**】肓之原。

【**标准定位**】在下腹部，当前正中线上，脐中下 1.5 寸。

【**刺灸法**】刺法：①直刺 0.8~1.2 寸，局部酸胀针感可向外生殖器放散。②向下斜刺 2.0~3.0 寸，局部酸胀，针感可向外生殖器放散。孕妇不宜针刺。

灸法：艾炷灸或温针灸 5~14 壮，艾条温灸 20~30 分钟，或药物天灸。本穴为全身强壮要穴，强身保健可采用疤痕灸，每年 1 次，或间接灸 5~14 壮，或温灸至局部温热红晕，每日 1 次，每月 20 次。常灸本穴可以培元固本，起到防病保健之功。

【**功用**】补气健脾，调理下焦，培元固本。

【**应用**】中年妇女肥胖、肿胀。

神阙（Shénquè）（CV8）

【**标准定位**】在腹部，脐中央。（图 2-15-3、4）

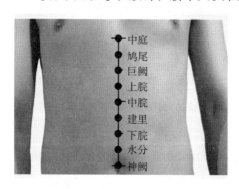

图 2-15-3 任经经穴 3

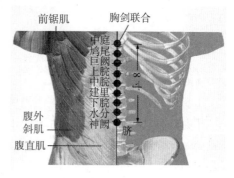

图 2-15-4 任经经穴 4

【**刺灸法**】刺法：不宜针刺。

灸法：艾炷灸（隔姜、盐等物）5~15 壮，艾条温灸 20~30 分钟。强身保健则温灸至局部温热舒适，每日 1 次，每月 20 次。也可采用隔物灸。

【**功用**】温阳救逆，利水消肿。

【**应用**】阳虚肥胖。

水分（Shuǐfēn）（CV9）

【标准定位】在上腹部，当前正中线上，脐中上 1 寸。

【刺灸法】刺法：直刺 0.5~1.0 寸，局部酸胀。

灸法：艾炷灸或温针灸 7~9 壮，艾条温灸 15~20 分钟。

【功用】利水消肿，健脾和胃。

【应用】脾虚湿盛：肥胖、肿胀、腹胀。

下脘（Xiàwǎn）（CV10）

【特异性】交会穴之一，足太阴、任脉之会。

【标准定位】在上腹部，当正中线上，脐中上 2 寸。

【刺灸法】刺法：直刺 0.5~1.0 寸，局部酸胀。深刺可进入腹腔内，正对小肠，进针宜缓慢，起针宜柔和。

灸法：艾炷灸或温针灸 7~9 壮，艾条温灸 15~20 分钟。

【功用】和胃健脾，消积化滞。

【应用】中年妇女肥胖、肿胀。

建里（Jiànlǐ）（CV11）

【标准定位】在上腹部，当前正中线上，脐中上 3 寸。

【刺灸法】刺法：直刺 0.5~1.0 寸，局部酸胀。不宜深刺，以免伤及肝、胃等脏器。

灸法：艾炷灸或温针灸 3~5 壮，艾条温灸 5~15 分钟。

【功用】和胃健脾，消积化滞。

【应用】阳虚肥胖，腹胀。

中脘（Zhōngwǎn）（CV12）

【特异性】交会穴之一，手太阳、手少阳、足阳明、任脉之会。八会穴之一，腑会。

【标准定位】在上腹部前正中线上，当脐中上 4 寸。

【刺灸法】刺法：①直刺 0.5~1.0 寸，局部酸胀沉重，胃部有收缩感。②可向左下、右下斜刺。

灸法：艾炷灸或温针灸 5~9 壮，艾条灸 10~20 分钟，或药物天灸。强身保健则采用瘢痕灸，每年 1 次，或间隔灸 3~5 壮，或温灸至局部皮肤稍见红晕，每日 1 次，每月 20 次，亦可采用累计灸法。

【功用】和胃健脾，温中化湿。

【应用】肥胖。

上脘（Shàngwǎn）（CV13）

【特异性】交会穴之一，任脉、足阳明、手太阳之会。

【标准定位】在上腹部，当前正中线上，脐中上 5 寸。

【刺灸法】刺法：①直刺 0.5~1.0 寸，局部酸胀，可扩散至上腹部。②治疗上焦疾病可略向上斜刺。③用于降逆止呕则略向下斜刺。

肝脾肿大者，其边缘在本穴处或以上者，禁不可刺。其边缘不在本穴处者，不能向左右上方斜刺，以免刺伤肝脾造成不良后果。

灸法：艾炷灸或温针灸 5~7 壮，艾条温灸 10~20 分钟。

【功用】和胃降逆，宽胸宁神。

【应用】痰湿内盛，形体肥胖。

膻中（Dànzhōng）（CV17）

【特异性】八会穴之一，气会膻中。

【标准定位】在胸部，当前正中线上，平第 4 肋间，两乳头连线的中点。（图 2-15-5、6）

【取法】仰卧位，男子于胸骨中线与两乳头连线之交点处取穴；女子则于胸骨中线平第 4 肋间隙处取穴。

【刺灸法】刺法：平刺或斜刺 0.3~0.5 寸，针达骨膜后进行提插捻

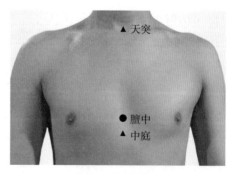

图 2-15-5　任经经穴 5

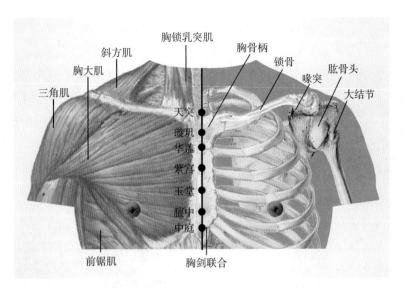

图 2-15-6　任经经穴 6

转以加强刺激。局部酸胀，可放散至前胸部。

灸法：艾炷灸 5~9 壮，艾条灸 10~20 分钟，或药物天灸。强身保健，则温灸至皮肤稍见红晕为度，每日 1 次，每月 20 次，也可采用累计灸法。

【功用】理气宽胸，平喘止咳。

【应用】痰湿内盛，形体肥胖。

第十六节　经外奇穴减肥穴

子宫（Zǐgōng）（EX-CA1）

【标准定位】在下腹部，当脐中下 4 寸，中极旁开 3 寸。

【刺灸法】刺法：①直刺 0.8~1.2 寸，局部酸胀，可向外生殖器放散。②向耻骨联合方向平刺，进针 1.5~2.5 寸，局部酸胀，可向外生殖器放散。

灸法：艾炷灸 5~7 壮，艾条灸 10~15 分钟。

【功用】利尿。

【应用】肥胖、腹胀。

脐中四边（Qízhōngsìbiān）（EX-CA2）

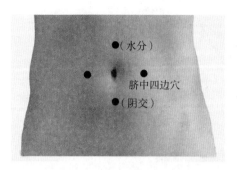

图 2-16-1　经外奇穴 1

【标准定位】位于腹中部，当脐中上、下、左、右各开 1 寸处（包括脐中水分和脐下阴交两个任脉经穴）。（图 2-16-1、2）

【刺灸法】刺法：直刺 0.5~1.0 寸，局部酸胀，可扩散至脐周部，

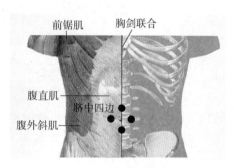

图 2-16-2　经外奇穴 2

有胀重感。

　　灸法：艾炷灸或温针灸 3~5 壮，艾条灸 10~15 分钟。

　　【功用】调理肠胃，安神定惊。

　　【应用】肥胖、腹胀；消化不良，便秘。

利尿（Lìniào）（EX-CA4）

【取法】在下腹部，神阙穴与耻骨联合上缘连线的中点取穴。（图 2-16-3、4）

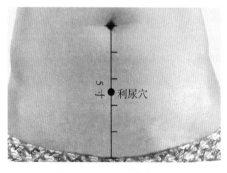

图 2-16-3　经外奇穴 3

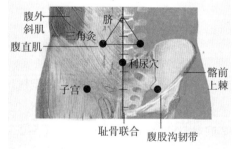

图 2-16-4　经外奇穴 4

　　【刺灸法】刺法：直刺 0.5~1.0 寸，局部麻胀，有时向下放散。治疗尿潴留可用指针法，以拇指按压穴位，逐渐加大压力，至一定程度则小便通畅无

阻，直至尿液完全排出，再停止用力按压，切勿中途停止用力。

灸法：艾炷灸 3~5 壮，艾条灸 5~10 分钟。

【功用】利尿。

【应用】肥胖、腹胀。

腰眼（Yāoyǎn）（EX-B7）

【标准定位】在腰部，第 4 腰椎棘突下，旁开约 3.5 寸凹陷中。（图 2-16-5、6）

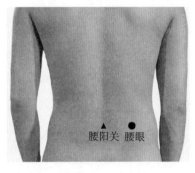

图 2-16-5　经外奇穴 5

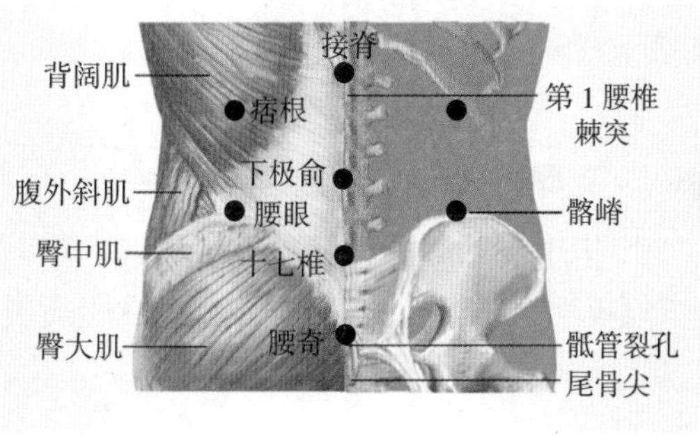

图 2-16-6　经外奇穴 6

背阔肌　接脊　第 1 腰椎棘突

痞根

腹外斜肌　下极俞

臀中肌　腰眼　髂嵴

十七椎

臀大肌　腰奇　骶管裂孔　尾骨尖

腰阳关　腰眼

【取法】俯卧位，先取与髂嵴相平的腰阳关穴，在与腰阳关穴相平左右各旁开 3.5 寸处是穴。

【刺灸法】刺法：直刺 0.5~1.0 寸，局部酸胀，有时可向臀部放散。

灸法：艾炷灸 5~7 壮，艾灸条 10~15 分钟。

【功用】强腰补肾。

【应用】痰湿内盛，形体肥胖。

胆囊（Dǎnnáng）（EX-LE6）

【标准定位】在小腿外侧上部，当腓骨小头前下方凹陷处（阳陵泉）直下 2 寸。（图 2-16-7、8）

【取法】正坐或侧卧位，于阳陵泉直下 2 寸左右之压痛最明显处取穴。

【刺灸法】刺法：直刺 1.0~1.5 寸，局部酸胀，可向下扩散。

灸法：艾炷灸或温针灸 5~9 壮，艾条灸 10~20 分钟。

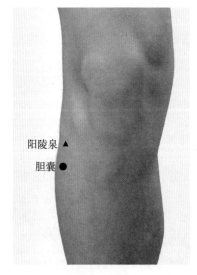

图 2-16-7　经外奇穴 7　　　　　　图 2-16-8　经外奇穴 8

【功用】利胆通腑。

【应用】肥胖、高脂血症、慢性胆囊炎。

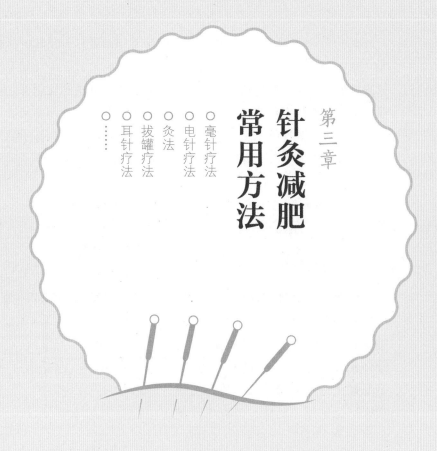

第三章

针灸减肥常用方法

○ 毫针疗法
○ 电针疗法
○ 灸法
○ 拔罐疗法
○ 耳针疗法
......

第一节　毫针疗法

毫针为古代"九针"之一。是减肥最常用的针具，因其针体微细，故又称"微针""小针"，是古今临床应用最广的一种针具。毫针基本操作技术包括毫针的持针法、进针法、行针法、留针法、出针法等针刺方法。每一种方法，都有严格的操作规程和明确的目的要求，其中以针刺的术式、手法、量度、得气等关键性技术尤为重要。因此，毫针刺法是各种针法的基础，是针灸医生必须掌握的基本方法和操作技能。

一、毫针的构成

（一）制针材料

毫针是用金属制成的，其中以不锈钢为制针材料者最常用。不锈钢毫针，具有较高的强度和韧性，针体挺直滑利，能耐高热、防锈，不易被化学物品等腐蚀，故目前被临床广泛采用。此外，也有用其他金属制作的毫针，如金针、银针，其传热、导电性能虽优于不锈钢针，但针体较粗，强度、韧性远不如不锈钢针，加之价格昂贵，除特殊需要外，一般很少应用。

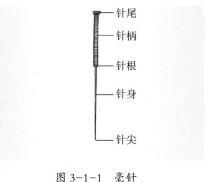

图 3-1-1　毫针

（二）毫针结构

毫针的构成，分为针尖、针身、针根、针柄、针尾5个部分。（图3-1-1）

1. 针尖　是针身的尖端锋锐部分，亦称针芒，是刺入腧穴肌肤的关键部位。

2. 针身　是针尖至针柄间的主体部分，又称针体，是毫针刺入腧穴内相应深度的主要部分。

3.针根　是针身与针柄连接的部分，是观察针身刺入腧穴深度和提插幅度的外部标志。

4.针柄　是用金属丝缠绕呈螺旋状，从针根至针尾的部分，是医者持针、行针的操作部位，也是温针灸法时装置艾绒之处。

5.针尾　是针柄的末端部分，亦称针顶。

（三）毫针的分类

根据毫针针柄与针尾的构成和形状不同，可分为：（图 3-1-2）

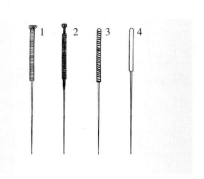

图 3-1-2　毫针形状

1.环柄针　又称圈柄针，即针柄用镀银或经氧化处理的金属丝缠绕成环形者。

2.花柄针　又称盘龙针，即针柄中间用两根金属丝交叉缠绕呈盘龙形者。

3.平柄针　又称平头针，即针柄也用金属丝缠绕，而无针尾者。

4.管柄针　即针柄用金属薄片制成管状者。

上述 4 种毫针中，平柄针和管柄针主要在进针器或进针管的辅助下使用。

二、毫针的规格

毫针的不同规格，主要以针身的直径和长度而区分。

（一）毫针的粗细规格

表 3-1-1　毫针粗细规格表

号数	24	26	28	30	32	34	36
直径（mm）	0.45	0.40	0.35	0.30	0.25	0.22	0.20

（二）毫针的长短规格

表 3-1-2　毫针长短规格表

旧规格	0.5	1	1.5	2	3	4	5	6
新规格	13	25	40	50	75	100	125	150

注：旧规格的单位为寸；新规格的单位为 mm。

一般临床以粗细为 26~30 号（0.30~0.40mm）和长短为 1~3 寸（25~75mm）者最常用。短毫针主要用于耳穴和浅在部位的腧穴作浅刺之用，长毫针多用于肌肉丰厚部位的腧穴作深刺和某些腧穴作横向透刺之用；毫针的粗细与针刺的刺激强度有关，供辨证施治时选用。

三、毫针的选择

针具质量的选择

衡量毫针的质量，主要指针具的"质"与"形"。质，是指制针选料的优劣。不锈钢针，根据 GB2024—87《针灸针》（中华人民共和国国家标准）规定，应以 GB1220-75《不锈耐酸钢技术条件》中规定，Cr18 Nig 或 Ocr18 Nig 之不锈钢制成者为优。形，是指毫针的形状、造型。在具体选择时应注意以下几点。

1. 针尖　要端正不偏，光洁度高，尖中带圆，圆而不钝，形如"松针"，锐利适度，使进针阻力小而不易钝涩。

2. 针身　要光滑挺直，圆正匀称，坚韧而富有弹性。

3. 针根　要牢固，无剥蚀、伤痕。

4. 针柄　柄的金属丝要缠绕均匀，牢固而不松脱或断丝，针柄的长短、粗细适中，便于持针、行针。

四、毫针操作基本功

熟练掌握毫针操作，并自如运用于临床，是每一个针灸医生必须做到的。要达到如此水平，只有通过自己不断的练习。手法操作熟练者，不仅进针快，透皮时不痛，行针自如，患者乐于接受，而且能够调整经气，起到热补或凉泻的作用，亦可气至病所，迅速取得临床疗效。

学习毫针操作不仅要课上练针，还要注意平时利用课余时间进行练习。这样积少成多，天长日久，手指的力量和灵活度就会明显提高。练针要求环境安静，动作规范，宁神聚意，以加强治神、体验针感。

毫针操作还必须逐步做到意气的训练。练太极拳和内养功，就可练意、练气，使全身气血旺盛，形神合一。基本功的训练正是要把意气内养与指力练习结合起来，使神易聚于指，指又活动自如，能很快适用于针刺临床操作。

练针、练指

1. 纸垫练针法　用松软的细草纸或毛边纸，折叠成约 2cm 的厚度，8cm×5cm 大小的纸垫，外用棉线呈"井"字形扎紧。在此纸垫上可练习进针指力和捻转动作。练习时，一手拿住纸垫，一手如执笔式持针，使针身垂直于纸垫上，当针尖抵于纸垫后，拇、食、中三指捻转针柄，将针刺入纸垫内，同时手指向下渐加一定压力，待刺透纸垫背面后，再捻转退针，另换一处如前再刺（图 3-1-3）。如此反复练习至针身可以垂直刺入纸垫，并能保持针身不弯、不摇摆、进退深浅自如时，说明指力已达到基本要求。作捻转练习时，可将针刺入纸垫后，在原处不停地来回做拇指与食、中两指的前后交替捻转针柄的动作。要求捻转的角度均匀，运用灵活，快慢自如，一般每分钟可捻转 150 次左右。纸垫练针初时可用 1.0~1.5 寸长的短毫针，待有了一定的指力和手法基本功后，再用 2.0~3.0 寸长的毫针练习。同时还应进行双手行针的练习，以适应临床持续运针的需要。

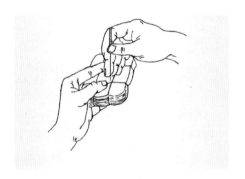

图 3-1-3　纸垫练针法

2. 棉球练针法　取棉絮一团，用棉线缠绕，外紧内松，做成直径6~7cm 的圆球，外包白布一层缝制，即可练针。因棉球松软，可以练习提插、捻转、进针、出针等各种毫针操作手法的模拟动作。做提插练针时，以执毛笔式持针，将针刺入棉球，在原处作上提下插的动作，要求深浅适宜，幅度均匀，针身垂直。在此基础上，可将提插与捻转动作配合练习，要求提插幅度上下一致，捻转角度来回一致，操作频率快慢一致，达到动作协调、得心应手、运用自如、手法熟练的程度。（图3-1-4）

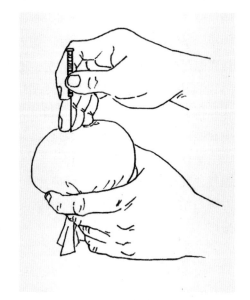

图 3-1-4　棉球练针法

3.纸板练针法　这是进一步的练针方法。用 1 寸 26 号毫针在普通包装用纸箱板上练针。练针姿势要求端坐周正，全身放松，呼吸平稳，两脚与肩同宽并自然放平，虚腋、沉肩、垂肘、悬腕，凝神于手下，聚意于指端。针孔要求均匀，针行平直，每天练针半小时以上。这种方法可以增强指力、腕力和悬臂力。由于针粗纸硬，初练 3~5 分钟即感手指酸痛、肩肘不支，但坚持月余后就会感到整个上肢力量增强。最直接的练针效果就是进针不痛，达到"持针之道，坚者为宝"的要求。本法要在守神前提下进行，在锻炼了上肢力量的同时，也锻炼了清静之功，增强了气机的升提力、定向力，使蓄于丹田的下元之气通过臂、指达于针下，去驾驭经气。

五、毫针基本操作技术

毫针基本操作技术包括毫针的持针法、进针法、行针法、留针法、出针法等针刺方法。行针是进针后为了针下得气，产生针感，使针感循经传导的操作技术，主要有基本手法和辅助手法两类。基本手法包括提插、捻转，以及提插、捻转相结合，手法平和，用力、幅度均匀的平补平泻等手法。辅助手法将在第四章介绍。

持针法

持针法，是术者操持毫针保持其端直坚挺的方法。临床常用右手持针行针，称为刺手。持针法以三指持针法为主。《灵枢·九针十二原》："持针之道，坚者为宝。"这是持针法操作的总则。同时，术者持针应重视"治神"，全神贯注，运气于指下，毋左右顾盼，以免影响针刺疗效，造成患者不必要的痛苦。

1. 两指持针法 用拇指、食指末节指腹捏住针柄，适用于短小的针具。（图 3-1-5）

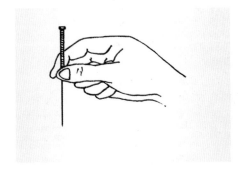

图 3-1-5 两指持针法

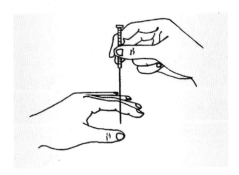

图 3-1-6 三指持针法

2. 三指持针法 用拇指、食指、中指末节指腹捏拿针柄，拇指在内，食指、中指在外，三指协同，以保持较长针具的端直坚挺状态。（图 3-1-6）

3. 四指持针法 用拇、食、中指捏持针柄，以无名指抵住针身，称四指持针法。适于长针操持，以免针体的弯曲。（图 3-1-7）

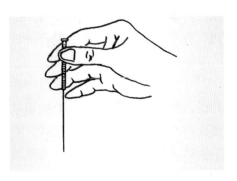

图 3-1-7 四指持针法

4.持针身法 用拇、食两指捏一棉球，裹针身近针尖的末端部分，对准穴位，用力将针迅速刺入皮肤。（图3-1-8）

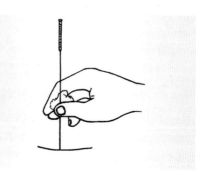

图3-1-8 持针身法

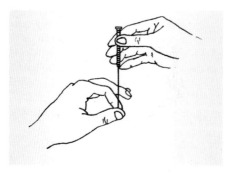

图3-1-9 两手持针法

5.两手持针法 用右手拇、食、中三指持针柄，左手拇、食两指握固针体末端，稍留出针尖1~2分许。适于长针、芒针操持。双手配合持针，可防止长针弯曲，减少进针疼痛。（图3-1-9）

进针法

又称下针法，是将毫针刺入腧穴皮下的技术方法。临床常用的进针法，有双手、单手、管针三类。如从进针速度而言，又有快速进针与缓慢进针的区别。不论哪一种进针法，其关键在于根据腧穴部位的解剖特点，选择合适的毫针，并重视"治神"和进针的配合，以达到无痛或微痛的进针。

（一）操作方法

1.双手进针法 即左手按压爪切，右手持针刺入，双手配合进针的操作方法。

（1）爪切进针法：又称指切进针法，临床最为常用。左手拇指或食指的指甲掐切固定针穴皮肤，右手持针，针尖紧靠左手指甲缘迅速刺入穴位。（图3-1-10）

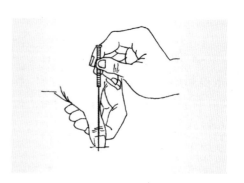

图3-1-10 爪切进针法

（2）夹持进针法：多用于3寸以上长针。左手拇、食指捏持针体下段，露出针尖，右手拇、食指持针柄，将针尖对准穴位，双手配合，迅速将针刺入皮下，直至所要求的深度。（图3-1-11）

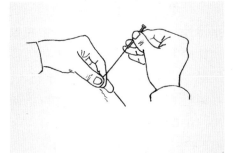

图 3-1-11　夹持进针法

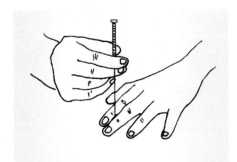

图 3-1-12　舒张进针法 1

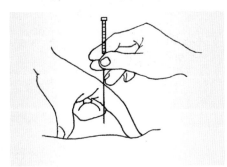

图 3-1-13　舒张进针法 2

（4）提捏进针法：左手拇、食指按着针穴两旁皮肤，将皮肤轻轻提捏起，右手持针从提起部的上端刺入。此法多用于皮肉浅薄处，如面部穴位的进针。（图3-1-14）

（3）舒张进针法：左手五指平伸，食、中指分张置于穴位两旁以固定皮肤，右手持针从左手食、中指之间刺入穴位。行针时，左手中、食指可夹持针体，防止弯曲（图3-1-12）。此法适于长针深刺。

对于皮肤松弛或有皱纹处，用左手拇、食指向两侧用力，绷紧皮肤，以利进针，多用于腹部穴位的进针。（图3-1-13）

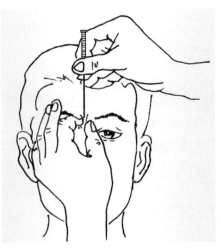

图 3-1-14　提捏进针法

2. 单手进针法 用右手拇、食指持针，中指端紧靠穴位，指腹抵住针体下段；当拇食指向下用力按压时，中指随之屈曲，将针刺入，直刺至所要求的深度。此法三指两用，在双穴同进针时尤为适宜。多用于较短的毫针。(图 3-1-15)

3. 管针进针法 将针先插入用玻璃、塑料或金属制成的比针短 3 分左右的小针管内，放在穴位皮肤上；左手压紧针管，右手食指对准针柄一击，使针尖迅速刺入皮肤；然后将针管去掉，再将针刺入穴内。此法进针不痛，多用于儿童和惧针者。也有用安装弹簧的特制进针器进针者。(图 3-1-16)

4. 快速进针法 除上述爪切进针、夹持进针、管针进针之外，还可采用以下两种方法快速刺入。

（1）插入速刺法：术者用右手拇、食指捏住针体下端，留出针尖 2~3 分，在穴位上，利用腕力和指力快速将针尖刺入皮肤。

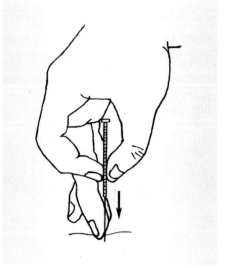

图 3-1-15 单手进针法

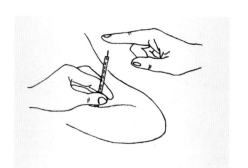

图 3-1-16 管针进针法

（2）弹入速刺法：左手持针体，留出针尖 2~3 分，对准穴位；右手拇指在前、食指在后，呈待发之弩状对准针尾弹击，使针急速刺入皮下。可用于 2 寸以下的毫针，对易晕针者和小儿尤宜。

5. 缓慢进针法 原则上进针宜迅速透皮而无痛，但对于一些特殊部位仍宜缓慢进针。

（1）缓慢捻进法：左手单指爪切或双指舒张押手，右手持针稍用压力，轻微而缓慢地以小于 90° 角的手法，均匀捻转针柄，边捻边进，使针体垂直于皮肤，渐次捻入皮内。进针时，不要用力太猛，捻转角度不可太大。

（2）压针缓进法：右手拇、食指持针柄，中指指腹抵住针体，用腕力和指力，缓慢将针匀速压入穴位皮内。针刺入皮内后，不改变针向，如遇有明显阻力或患者有异常感觉时，应停止进针。进针后不施捻转、提插手法。适用于眼区穴位及天突穴等。

（二）临床应用

进针法的合理应用，旨在刺入部位正确，透皮无痛或微痛，迅速取得针感。为此，根据不同情况选择应用相应的进针法，可达到上述目的。

1. 针具长度　2寸以下的毫针，可采取爪切进针、单手进针和快速进针。2.5寸以上的毫针，如宜采取夹持进针、缓慢捻进等法。

2. 患者体质　小儿和容易晕针者，宜采用管针进针法；成人和针感迟钝者，则可采用其他各种进针法。

3. 腧穴部位　腹部穴及肌肉松弛处宜用舒张进针法，面部穴及肌肉浅薄处宜用提捏进针法，眼眶穴及一些特殊穴位（天突）则宜用压针缓进法。

目前，临床较常用的是爪切进针、快速插入和缓慢捻进法。

针刺角度和方向

在进针和行针过程中，合理选择进针角度，及时调整针刺方向，以避免进针疼痛和组织损伤，是获得、维持与加强针感的方法。

1. 进针角度

指进针时可根据腧穴部位特点与针刺要求，合理选择针体与表皮所形成角度。一般分为直刺、斜刺和横刺三种。（图3-1-17）

（1）直刺法：将针体垂直刺入皮肤，针体与皮肤呈如90°角。适用于大多数穴位，浅刺与深刺均可。

（2）斜刺法：将针体与皮肤呈45°角左右，倾斜刺入皮肤。适用于骨骼边缘和不宜深刺者，如需避开血管、肌腱时也可用此法。

（3）横刺法：又称沿皮刺、平刺或卧针法。沿皮下进针，横刺腧穴，使针体与皮肤呈15°角左右，针体几乎贴近皮肤。适用于头面、胸背及皮肉浅薄处。

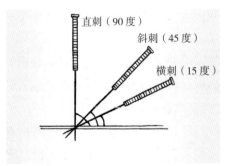

直刺（90度）
斜刺（45度）
横刺（15度）

图3-1-17　进针角度

2. 针向调整

针刺入穴位后，根据针感强弱及其传导方向等情况，及时提退针、调整针向以激发经气的方法。

（1）针向催气法：在针刺入穴内一定深度，行针仍不得气，或针感尚未达到要求时，可提针至浅层，改变针向，再度刺入穴位深层。

（2）针向行气法：行针得气后，为促使针感传导、控制感传方向，可扳倒针体、调整针向，使针尖对准病所（或欲传导之方向），再次刺入或按针不动。常配合摇、努、循、摄等辅助手法应用。

针刺深浅

针刺深浅，是根据腧穴部位特点和病情需要，在针刺得气取得疗效前提下，结合患者体质、针刺时令等因素，正确掌握针刺深度的方法。

1. 依据腧穴部位定深浅　一般肌肉浅薄，内有重要脏器处宜浅刺；肌肉丰厚之处宜深刺。如头面、胸背部及四肢末端腧穴当浅刺，腰背、四肢、腹部穴位可适当深刺。即"穴浅则浅刺，穴深则深刺"之谓。

2. 依据疾病性质定深浅　热证、虚证宜浅刺，寒证、实证宜深刺。如《灵枢·终始》篇说："脉实者，深刺之，以泄其气；脉虚者，浅刺之，使精气无得出。"《灵枢·根结》篇说："气悍则针小而入浅，气涩则针大而入深"。表证，可浅刺以宣散；里证，宜深刺以调气等。总之，应依据疾病证候之性质来选择针刺深浅。

3. 依据疾病部位定深浅　一般病在表、在肌肤宜浅刺，在里、在筋骨、脏腑宜深刺。故《素问·刺齐论》说："刺骨者，无伤筋；刺筋者，无伤肉；刺肉者，无伤脉；刺脉者，无伤皮；刺皮者，无伤肉；刺肉者，无伤筋；刺筋者，无伤骨。"

4. 依据体质定深浅　一般肥胖、强壮、肌肉发达者，宜深刺；消瘦、虚弱、肌肉脆薄者，宜浅刺。成人深刺，婴儿浅刺。故《灵枢·终始》篇说："凡刺之法，必察其形气。"

5. 依据时令定深浅　一般是"春夏宜刺浅，秋冬宜刺深。"《灵枢·终始》篇说："春气在毛，夏气在皮肤，秋气在分肉，冬气在筋骨，刺此病者，各以其时为齐。故刺肥人者以秋冬之齐，刺瘦人者以春夏之齐。"

6. 依据得气与补泻要求定深浅　针刺后浅部不得气，宜插针至深部以催气；深部不得气，宜提针至浅部以引气。有些补泻方法要求，先浅后深，或先深后浅，此时应依据补泻要求定针刺深浅。

提插法

提插是针刺过程中行针的一种基本手法，提插法包括上提和下插两个动作，即针体在腧穴空间上下的运动。《灵枢·官能》篇有"伸"和"推"的方法，但尚未述及提插之名。实际上，伸就是提，推就是插。提插法又称为提按法，琼瑶真人《琼瑶神书》就有"提提、按按"之称。提针和插针两者相对，一上一下，是进针达到一定深度后，在所要求的层次或幅度内反复操作的手法，与分层进退针不可混淆。

（一）操作方法

进针后，将针从浅层插至深层，再由深层提到浅层。前者为下插，又为按、推；后者为上提，又称伸、引。下插与上提的幅度、速度相同，均不分层操作，如此一上一下均匀的提插动作，是为提插法。（图3-1-18）

提插幅度大（3~5分），频率大（120~160次/分钟），针感即强；反之，提插幅度小（1~2分），频率小（60~80次/分钟），针感相对较弱。因此，需根据患者体质、年龄与腧穴部位深浅，乃至病情缓急轻重，

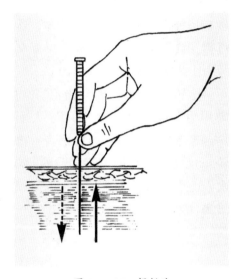

图 3-1-18　提插法

接受针刺的次数（初诊、复诊），而逐步调节提插的幅度与频率。

（二）临床应用

1. 催气　针刺未得气，可用提插、捻转结合，促使气至。单独运用提插手法，也有催气作用。

2. 行气　在针刺得气基础上，针体在1分左右范围内连续均匀提插，可使针感扩散。《针灸大成》说："徐推其针气自往，微引其针气自来。"即指提插可以行气，可使针感扩散，甚至循经感传、气至病所。提插亦可配合呼

吸，如此则激发经气的作用更加明显。

捻转法

捻转法，是拇、食指持针，捻动针体使针左右均匀旋转的手法。作为一种基本手法，《灵枢·官能》篇说："切而转之"，"微旋而徐推之"。其中的旋和转，即指捻转针体的动作。本法临床应用广泛，除捻转可以进针之外，还可配合提插以催气，配合针向与呼吸以行气。

（一）操作方法

作为基本手法的捻转，即针体进入穴位一定深度以后，用拇指和食指持针，并用中指微抵针体，通过拇、食指来回旋转捻动，反复交替而使针体捻转。（图 3-1-19）

捻转时，拇指与食指必须均匀用力，其幅度与频率可因人而异。患者体弱、对针刺敏感者，捻转幅度小（180°），频率小（60~80

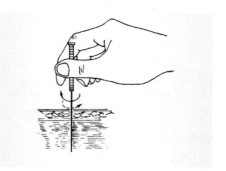

图 3-1-19　捻转法

次/分钟）；患者体强，对针刺不太敏感者，捻转幅度大（360°），频率大（120~160 次/分钟）。

（二）临床应用

1. 进针　捻转进针是临床常用的方法，一般可用轻微、缓慢、幅度小于90°的捻转手法进针。详见进针法。

2. 催气　针刺至一定深度，患者尚未得气时，可将针上下均匀地提插，并左右来回地作小幅度的捻转，如此反复多次，可促使针下得气，是目前临床常用的催气法。

3. 行气　配合针刺方向行气，出现针刺感应且循经传导时，将针体连续捻转，幅度稍大时，使针下有紧张感，往往可促使针感进一步循针尖方向扩散，甚至达到"气至病所"的效果。

4. 针感保留与消减　将出针时，用力持针向一个方向捻针，然后迅速出针，可使针感保留。针感保留的强弱程度及时间长短，与用力、捻转幅度有关。如将出针时，针感过强、患者难以忍受，术者可用极轻微的指力持针，均匀反复捻转针体，针感即可迅速减轻或消失。

导气法和平补平泻

导气法，出《灵枢·五乱》："徐入徐出，谓之导气，补泻无形，谓之同精，是非有余不足也。"导，有引导之义。导气之旨，在于引导脏腑经络清浊相干之气，恢复正常的阴阳平衡状态。

今人论平补平泻，云进针后"再作均匀地提插捻针，使针下得气，然后根据情况，将针退出体外，这种方法主要用于虚实不太显著或虚实兼有的病证"（《针灸学讲义》，上海科学技术出版社，1964）。实际上，这种以得气为度的手法，不具有补泻作用，手法平和，也应属本法范畴。

（一）操作方法

1. 导气法　根据从阳引阴、从卫取气，从阴引阳、从营置气的原则，在进针得气后作导气手法。由浅层徐徐进插入深层，再从深层徐徐提退至浅层；或由深层徐徐提退针至浅层，再从浅层徐徐进插入至深层。每1次需时3~4分钟，为导气1度。可反复行针3~5度。每度导气可留针3~5分钟后，再行下一度导气手法，也可连续操作。待导气完毕后，留针20~30分钟。

2. 平补平泻法　进针至穴位一定深度，用缓慢的速度，均匀平和用力，边捻转、边提插，上提与下插、左转与右转的用力、幅度、频率相等，并注意捻转角度要在90°~180°之间，提插幅度尽量要小，从而使针下得气，留针20~30分钟，再缓慢平和地将针渐渐退出。

（二）临床应用

1. 催气、守气　如针刺未得气时，可用本法催气，促使得气；如已得气时，可用以维持与保留针感。

2. 适应病症　本法可用于虚实不太明显或虚实相兼的病症。适于清浊相干、气乱于脏腑经络的病症，如脘痞、胀满、肥胖等。

留针法

留针法，是针刺得气以后，将针体留置穴内，让它停留一段时间后，再予出针的方法。临床可分为静留针法和动留针法两种，根据病情和患者体质不同而分别使用。此外，还有不少患者并不适宜留针，有的留针反而会影响疗效。因此，对是否需要留针，以及留针时间的长短，都必须辨证而施，不可机械。

对于留针法的应用，承淡安《中国针灸学》分为置针术和间歇术，前者即静留针法，后者即动留针法。他认为，置针术可抑制镇静，间歇术则以兴奋为目的。

（一）操作方法

根据留针期间是否间歇行针，可分为以下两类方法施用。

1. 静留针法　针刺入穴内，让其安静自然地留置一段时间，其间不施行任何针刺手法。《素问·离合真邪论》："静以久留"，即是此例。静留针法，又可根据病症情况的不同，分别采取短时间静留针和长时间静留针法。短时间静留针法，可静留针 20~30 分钟；长时间静留针法，可静留针几小时，甚而几十小时，现代大多用皮内针埋植代替。

2. 动留针法　将针刺入穴内，得气后仍留置一段时间，期间间歇行针，施以各种手法。短时间动留针法，可留针 20~30 分钟，期间行针 1~3 次；长时间动留针法，可留针几小时，甚而几十小时，每 10~30 分钟行针 1 次，在症状发作时尤当及时行针，加强刺激量。

（二）临床应用

1. 候气　进针至穴内一定深度后，可静以留针，以候气至。《素问·离合真邪论》："静以久留，以气至为故，如待所贵，不知日暮。"就是这种候气法。候气时，可以采用静留针，也可采用捻转、提插结合以催其气至。

2. 守气和行气　留针期间静而留之，保持针体在穴内深度不变，或手持针柄运气于指下，并治神调息，以维持针感，是为守气之法。留针期间，调整针刺方向与深浅，或采用相应的手法间歇行针，加强针感，促使针感循经传导，是为行气之法。

3. 留针应根据病症情况而施用　急性病症或慢性病急性发作，如急性菌痢、急腹症、哮喘和坐骨神经痛等症状发作时，宜长时间动留针法。慢性病患者一般采用静留针法，体弱不耐针刺者可短时间静留针，顽固性病症可采取长时间静留针法。头针、耳针或远道刺、巨刺时，留针期间可配合病所运动、导引、按摩诸法。正气不虚、症状不显著者，常采用短时间动留针法。里证、阴证、寒证宜久留针，表证、阳证、热证宜短时间留针，甚而不留针。留针还必须因人、因时制宜。婴幼儿不宜留针，可浅刺、疾刺；老人、体虚者可短时间留针；青壮年则可留针时间适当延长。春夏季留针宜短，秋冬季则留针时间可适当长些。

4. 留针应根据患者针感来掌握　针感显著、气至病所者，或对针刺不能耐受者，宜短时间留针，甚而不予留针。针感不显、感应迟钝，或对针刺有较强耐受性者，可采用长时间留针或间歇行针。

出针法

出针是毫针技术操作过程的最后步骤，是针刺达到要求后将针取出的方法。在临床上，出针法应根据病症虚实、患者体质、针刺深浅和腧穴特点等具体情况正确施行，否则会影响疗效，甚而引起出血、血肿、针刺后遗感等不良后果。

（一）操作方法

出针前，稍捻针柄，待针下轻松滑利时方可出针。出针时，左手持一消毒干棉球按压穴位（或夹持针体底部），右手拇、食指持针柄，捻针退出皮肤。出针后，一般宜用棉球按压针孔，以防出血。

如左右手同时出针时，可用左手或右手拇、食指捻动针柄，轻轻提针外出，中指则按住针孔旁的皮肤，略施力按摩或按压不动，以免肌肉随针牵起，再逐步或一次外提。

（二）临床应用

在临床上，出针法应根据病症虚实、病情缓急等情况正确施行。

虚证宜徐出针而疾按针孔，为补法；实证宜疾出针而徐按针孔（或不按针孔），为泻法。详见开阖补泻法。

六、针刺异常情况

一般情况下，针刺治疗是一种既简便又安全的疗法，但由于种种原因如操作不慎，疏忽大意，或触犯针刺禁忌，或针刺手法不适当，或对人体解剖部位缺乏全面的了解，有时也会出现某种不应有的异常情况，如晕针、滞针、弯针、折针、针后异常感、损伤内脏等。一旦出现上述情况，应立即进行有效的处理，不然，将会给患者造成不必要的痛苦，甚至危及生命。因此，针灸工作者应引为注意，加以预防。现就常见的针刺异常情况分述如下。

1. 晕针　晕针是在针刺过程中患者发生的晕厥现象。

表现　在针刺过程中，轻者感觉精神疲倦，头晕目眩，恶心欲吐；重者突然出现心慌气短，面色苍白，出冷汗，四肢厥冷，脉细弱而数或沉伏。甚而神志昏迷，猝然仆倒，唇甲青紫，大汗淋漓，二便失禁，脉细微欲绝。

原因　多见于初受针刺治疗的患者，可因情绪紧张、素体虚弱、劳累过度、饥饿，或大汗后、大泻后、大失血后；也有的是因体位不当，施术者手法过重，或因诊室内空气闷热、过于寒冷、临时的恶性刺激等，而致针刺时或留针过程中患者发生此症。

处理　立即停止针刺，或停止留针，退出全部已刺之针，扶患者平卧，头部放低，松解衣带，注意保暖。轻者静卧片刻，给饮温茶或温开水，即可恢复。不能缓解者，在行上述处理后，可指按或针刺急救穴，如人中、素髎、合谷、内关、足三里、涌泉、太冲等，也可灸百会、关元、气海。若仍人事不省、呼吸细微、脉细弱者，可采取现代急救措施。在病情缓解后，仍需适当休息。

预防　主要根据晕针发生的原因加以预防。对初次接受针治者，要做好解释工作，解除恐惧心理，对体质虚弱或年迈者应采取卧位，且体位适当、舒适，少留针；取穴宜适当，不宜过多；手法宜轻，切勿过重。对过累、过饥、过饱的患者，推迟针刺时间，应待其体力恢复、进食后再进行针刺。注意室内空气流通，消除过热、过冷因素。医者在针刺过程中应密切观察患者的神态变化，询问其感觉。

2. 滞针　滞针是指在行针时或留针后医者感觉针下涩滞，捻转、提插、出针均感困难，而患者则感觉疼痛的现象。

表现　在行针时或留针后医者感觉针在穴内捻转不动，发现捻转、提插和退针均感困难，若勉强捻转、提插时，则患者痛不可忍。

原因　患者精神紧张，或因病痛或当针刺入腧穴后，引起局部肌肉强烈痉挛；或行针手法不当，捻针朝一个方向角度过大，肌纤维缠绕于针体；或针后患者移动体位所致。若留针时间过长，有时也可出现滞针。

处理　如因患者精神紧张，或肌肉痉挛而引起的滞针，须做耐心解释，消除紧张情绪，延长留针时间，或在邻近部位按摩，以求松解，或在邻近部位再刺一针，或弹动针柄，以宣散气血、缓解痉挛；如因单向捻转过度，需向反方向捻转；如因患者体位移动，需帮助其恢复原来体位。滞针切忌强力硬拔。

预防　对初次接受针治者和精神紧张者，做好针前解释工作，消除紧张情绪。进针时应避开肌腱，行针时手法宜轻，不可捻转角度过大，切忌单向捻转。选择较舒适体位，避免留针时移动体位。

3. 弯针　弯针是指进针和行针时，或当针刺入腧穴及留针后，针身在体内形成弯曲的现象。

表现　针柄改变了进针时的方向和角度，针身在体内形成弯曲，提插、捻转、退针滞涩而困难，患者自觉疼痛或扭胀。

原因　术者进针手法不熟练，用力过猛且不正；或针下碰到坚硬组织；或进针后病者体位有移动；或外力碰撞、压迫针柄；或因滞针处理不当，而造成弯针。

处理　出现弯针后，不要再行任何手法。弯曲度较小的，可按一般拔针法，将针慢慢拔出；针身弯曲度较大的，可顺着弯曲方向慢慢将针退出；体位移动所致的弯针，先协助患者恢复进针时的体位，之后始可退出；针体弯曲不止一处者，须结合针柄扭转倾斜的方向逐次分段外引。总之要避免强拔猛抽而引起折针、出血等。

预防　术者手法要轻巧，用力适当，不偏不倚；患者体位适当，留针过程中不可改变体位；针刺部位和针柄要防止受外物碰压。

4. 折针　折针又称断针，是指针体折断在人体内。

表现　在行针或退针过程中，突然针体折断，或出针后发现针身折断，有时针身部分露于皮肤之外，有时全部没于皮肤之内。

原因　主要是针前检查工作遗漏，用了质量低劣或有隐伤之针具。其次进针后病者体位有移动；或外力碰撞、压迫针柄；再次是遇有弯针、滞针等异常，处理不当，并强力抽拔；或针刺时将针身全部刺入，强力提插、捻转，引起肌肉痉挛。

处理　术者应头脑冷静，态度沉着。交代患者不要恐惧，保持原有体位，以防残段隐陷。如皮肤尚露有残端，可用镊子钳出。若残段与皮肤相平，折面仍可看见，可用左手拇、食两指在针旁按压皮肤，使之下陷，相应地使残段露出皮肤，右手持镊子轻巧地拔出。如残段没于皮内，须视所在部位，采用外科手术切开寻取。

预防　针前必须仔细检查针具，特别是针根部分，更应认真刮拭。凡接过电针机的毫针，应定期更换淘汰。针刺时不应将针体全部进入腧穴，绝对不能进至针根，体外应留一定的长度。行针和退针时，如果发现有弯针、滞针等异常情况，应按上述方法处理，不可强力硬拔。

5. 针后异常感　针后异常感是指出针后患者遗留酸痛、沉重、麻木、酸胀等不适的感觉。

表现　出针后患者不能挪动体位；或遗留酸痛、沉重、麻木、酸胀等不适的感觉；或原症状加重。

原因　行针手法过重；或留针时间过长；或体位不适。

处理　一般出针后让患者休息片刻，不要急于离去。用手指在局部上下循按，或可加艾条施灸，即可消失或改善。

预防　行针手法要匀称适当，避免手法过强和留针时间过长。一般病症，出针后用手指在局部上下循按，避免出现针后异常感。

6. 出血和皮下血肿　出血是指出针后针刺部位出血；皮下血肿是指针刺部位出现的皮下出血而引起肿痛的现象。

表现　出针后针刺部位出血；针刺部位出现肿胀疼痛，继则皮肤呈现青紫、结节等。

原因　出血、青紫多是刺伤血管所致，有的则为凝血功能障碍。

处理　出血者，可用棉球按压较长的时间和少施按摩。若微量的皮下出血而引起局部小块青紫，一般不必处理，可自行消退。若局部肿胀疼痛较剧，青紫面积大而且影响活动功能时，可先做冷敷止血后，再做热敷，以促使局部淤血消散吸收。

预防　仔细检查针具，熟悉人体解剖病位，避开血管针刺。行针手法要匀称适当，避免手法过强，并嘱患者不可随意改变体位。出针时立即用消毒干棉球按压针孔。对男性患者，要注意排除血友病患者。

7. 针穴疼痛　针穴疼痛是指进针和行针时，或留针后，针刺部位出现疼痛的现象。

现象　针刺部位出现疼痛。

原因　进针时针尖停留表皮时间过长；针前检查工作遗漏，用了质量低劣如针尖弯曲带钩之针具，使皮肤受损；或进针后患者体位有移动；或行针手法过重；或操作手法不熟练；或外力碰撞、压迫针柄；或刺及骨骼、肌腱、血管。

处理　调整针刺深浅和方向，或将有针尖钩曲的针退出，用手指在局部上下循按。

预防 仔细检查针具，熟悉人体解剖病位。进针要迅速透皮，操作手法要熟练，行针手法要匀称适当，避免手法过强，并嘱患者不可随意改变体位。

8. 针刺引起创伤性气胸 针刺引起创伤性气胸是指针具刺穿了胸腔且伤及肺组织，气体积聚于胸腔，从而造成气胸出现呼吸困难等现象。

表现 患者突感胸闷、胸痛、气短、心悸，严重者呼吸困难、发绀、冷汗、烦躁、恐惧，到一定程度会发生血压下降、休克等危急现象。检查：患侧肋间隙变宽，胸廓饱满，叩诊鼓音，听诊肺呼吸音减弱或消失，气管可向健侧移位。如气窜至皮下，患侧胸部、颈部可出现握雪音，X线胸部透视可见肺组织被压缩现象。部分病情较轻的患者，出针后并不出现症状，而是过一定时间才慢慢感到胸闷、疼痛、呼吸困难。

原因 当针刺胸部、背部和锁骨附近的穴位过深，针具刺穿了胸腔且伤及肺组织，气体积聚于胸腔而造成气胸。

处理 一旦发生气胸，应立即出针，采取半卧位休息，要求患者心情平静，切勿恐惧而反转体位。一般漏气量少者，可自然吸收。同时要密切观察，随时对症处理，如给予镇咳、消炎药物，以防止肺组织因咳嗽扩大创孔，加重漏气和感染。对严重病例如发现呼吸困难、发绀、休克等现象需组织抢救，如胸腔排气、少量慢速输氧、抗休克等。

预防 针刺治疗时，术者必须思想集中，选好适当体位，注意选穴，根据患者体形肥瘦，掌握进针深度，施行提插手法的幅度不宜过大。对于胸部、背部及缺盆部位的腧穴，最好平刺或斜刺，且不宜太深，一般避免直刺，不宜留针时间过长。如有四肢部位的同效穴，尽量不用胸背部腧穴。更不可粗针深刺该部腧穴。

9. 针刺引起神经损伤 针刺对神经系统的损伤，包括中枢神经和外周神经。针刺损伤涉及大脑、小脑、脑干、脊髓、四肢及头面的一些神经干、支，还有内脏神经的损伤。

（1）刺伤脑脊髓 刺伤脑脊髓是指针刺颈项、背部腧穴过深，针具刺入脑脊髓，引起头痛、恶心等现象。

表现 如误伤延脑时，可出现头痛、恶心、呕吐、抽搐、呼吸困难、休克和神志昏迷等。如刺伤脊髓，可出现触电样感觉向肢端放射引起暂时性瘫痪，有时可危及生命。

原因 脑脊髓是中枢神经统帅周身各种机体组织的总枢纽、总通道，而它的表层却分布有督脉及华佗夹脊等许多针刺要穴。如风府、哑门、大椎、风池、华佗夹脊等。针刺过深或进针方向不当，均可伤及脑脊髓，造成严重后果。

处理 应立即出针。轻者，应安静休息，经过一段时间，可自行恢复。重则应配合有关科室如神经外科，进行及时的抢救。

预防 凡针刺督脉腧穴（12胸椎以上的项、背部）及华佗夹脊穴，都要认真掌握进针深度和进针方向。风府、哑门，针刺方向不可向上斜刺，也不可过深。悬枢穴以上的督脉穴及华佗夹脊穴均不可过深。行针中只可用捻转手法，尽量避免提插，更不可行捣刺。

（2）刺伤周围神经 刺伤周围神经是指针刺引起的周围神经损伤，出现损伤部位感觉异常、肌肉萎缩等现象。

表现 如误伤周围神经，当即出现一种向末梢分散的麻木感，一旦造成损伤，该神经分布区可出现感觉障碍，包括麻木、发热、痛觉、触觉及温觉减退等。同时，还可伴有程度不等的运动功能障碍、肌肉萎缩。

原因 在有神经干或主要分支分布穴位上，行针手法过重，刺激手法时间过长；或操作手法不熟练；或留针时间过长。

处理 应该在损伤后24小时内即采取针灸、按摩治疗措施，并嘱患者加强功能锻炼。

预防 在有神经干或主要分支分布的腧穴上，行针手法不宜过重，刺激手法时间不宜过长，操作手法要熟练，留针时间不宜过长。

10. 针刺引起内脏损伤 针刺引起内脏损伤是指针刺内脏附近腧穴过深，针具刺入内脏引起内脏损伤，出现各种症状的现象。

表现 刺伤肝、脾时，可引起内出血，患者可感到肝区或脾区疼痛，有的可向背部放射；如出血不止，腹腔内聚血过多，会出现腹痛、腹肌紧张，并有压痛及反跳痛等急腹症症状。刺伤心脏时，轻者可出现强烈的刺痛；重者有剧烈的撕裂痛，引起心外射血，立即导致休克、死亡。刺伤肾脏时，可出现腰痛，肾区叩击痛，呈血尿，严重时血压下降、休克。刺伤胆囊、膀胱、胃、肠等空腔脏器时，可引起局部疼痛、腹膜刺激征或急腹症症状。

原因 主要是术者缺乏解剖学和腧穴学知识，对腧穴和脏器的部位不熟悉，加之针过深而引起。

处理 伤轻者，卧床休息后一般即可自愈。如果损伤严重或出血明显者，应密切观察，注意病情变化，特别是要定时检测血压。对于休克、腹膜刺激征，应立即采取相应措施，不失时机地进行抢救。

预防 注意学习腧穴学，掌握腧穴结构，明了穴下的脏器组织。操作时，注意凡有脏器组织、大血管、神经处都应改变针刺方向，避免深刺。同时注意体位，避免因盲区产生的谬误。肝、脾、胆囊肿大、心脏扩大的患者，如针刺胸、背、胁、腋的穴位不宜深刺；尿潴留、肠粘连的患者，如针刺腹部的穴位不宜深刺。

第二节　电针疗法

电针法是用电针仪输出脉冲电流，通过毫针等作用于人体经络腧穴，以治疗疾病的一种方法。电针法是毫针与电生理效应的结合，可以提高治疗效果，减轻手法捻针的工作量，已经成为临床普遍使用的治疗方法。

目前，电针仪的种类繁多，不仅有各种能够治疗临床各科疾病的电针仪，如 G6805 型电针治疗仪、WQ1002 韩氏多功能电针治疗仪，还有各种专病治疗仪。此外，在电针仪器的应用和发展过程中，衍生出用电极刺激腧穴的治疗仪，这类治疗仪的输出电压比较高，它以电极直接接触人体皮肤，代替毫针刺激，产生得气样的感觉，可用于肥胖、高血压病、哮喘、近视眼等疾病的治疗，属于电极治疗仪范畴。

一、电针仪器

目前我国普遍使用的电针仪都是属于脉冲发生器的类型，以 G6805 型为例，其基本结构由电源电路、方波发生器电路、控制电路、脉冲主振电路和输出电路五部分组成。

电针仪种类很多，本节介绍两种比较通用的电针治疗仪。

（一）G6805 型电针治疗仪

G6805-Ⅱ型治疗仪是在 G6805-Ⅰ型的基础上，根据临床需要而设计的电针治疗仪，该仪器采用电子集成电路，具有体积小，易于操作，便于携带等优点。其性能比较稳定，可使用交直流两用电源，能够输出连续波、疏密波、断续波。连续波频率为1~100Hz可调；疏密波其疏波为4Hz，密波为20 Hz；断续波为1~100Hz可调。正脉冲幅度（峰值）为50V，负脉冲幅度（峰值）为35V。正脉冲波宽为500μs，负脉冲波宽为250μs。（图3-2-1）

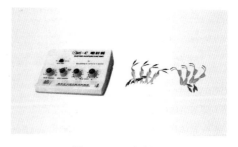

图3-2-1　电针仪

（二）WQ1002韩氏多功能电针治疗仪

WQ1002韩氏多功能电针治疗仪采用电子集成电路，结构小巧，功能多样。本机性能比较稳定，内装直流9v电池或外接电源，可以输出多种波形的脉冲电，其输出为双路，四电极。调制方式是连续波2~100Hz可调。簇形每移发出2串脉冲，脉冲频率15~100Hz可调。疏密波，是疏波（2Hz）和密波（15~100Hz）脉冲串交替出现，每种波形持续2.5秒。频率范围2~100Hz，脉冲幅度负载为250Ω时，峰值电流0~60V（电针疗法用），脉冲宽度300μs。

二、操作方法

（一）使用方法

现以G6805-Ⅱ型电针治疗仪为例，介绍仪器的使用方法。

本仪器在未使用前，应该首先检查一下各部位旋钮是否都处于关闭状态（逆时针方向旋到底），然后将电源插头插入220V交流电插座内。该仪器有5个并排旋钮，每只旋钮调节强度是与相应输出插孔相对应，治疗时，每路输出可以根据临床需要和患者耐受性任意调节。

治疗时，将输出导线夹固定于毫针上，通常电针治疗大都选择2个穴位为一对，形成电流回路。如遇只需单穴电针时，可选取有主要神经干通过的穴位（如下肢的环跳穴），将针刺入后，接通电针仪的一个电极；另一个电极则用盐水浸湿的纱布裹上，作无关电极，固定在同侧经络的皮肤上。一般将同一对输出电极连接在身体的同侧，在胸、背部的穴位上使用电针时，更不可将2个电极跨接在身体两侧，避免电流回路经过心脏。通电时应注意逐渐加大电流强度，以免给患者造成突然的刺激。

在调节好波形及强度后，轻轻按上定时键，一般持续通电15~20分钟，在治疗过程中，使患者出现酸、胀、热等感觉，或局部肌肉作节律性收缩。如作较长时间的电针治疗，患者会逐渐产生电适应性，即感到刺激渐渐变弱，此时可适当增加刺激强度，或采用间歇通电的方法。

各种不同疾病的疗程不尽相同，一般5~10天为一疗程，每日或隔日治疗1次，急症患者每天电针2次。2个疗程中间可以间隔3~5天。治疗完毕，将各个旋钮重新转至零位。

（二）刺激参数

电针仪输出的是脉冲电，所谓脉冲电是指在极短时间内出现的电压或电流的突然变化，即电量的突然变化构成了电的脉冲。交流电脉冲，一般电针仪器输出的基本波形称之为双向尖脉冲。

电针刺激参数包括波形、波幅、波宽、频率和持续时间等，集中体现为刺激量问题。电针的刺激量如同针刺手法和药物剂量一样，对临床治疗具有指导意义。

1. 波形　常见的脉冲波形（图3-2-2）有方形波、尖峰波、三角波和锯齿波，也有正向是方形波、负向是尖峰波的。单个脉冲波可以不同方式组合而形成连续波、疏密波、断续波和锯齿波（图3-2-3）等。

（1）密波：一般频率高于30Hz的连续波称为密波。密波能降低神经应激功能，常用于止痛、镇静、缓解肌肉和血管痉挛，也用于针刺麻醉等。

（2）疏波：一般频率低于30Hz的连续波称为疏波。疏波刺激作用较强，能引起肌肉收缩，提高肌肉韧带张力。常用于治疗痿证，各种肌肉、关节及韧带的损伤。

（3）疏密波：是疏波和密波交

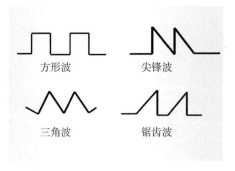

图 3-2-2　脉冲波形

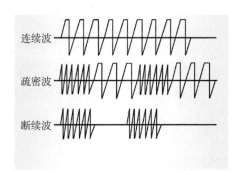

图 3-2-3　连续波、疏密波、断续波

替出现的一种波形，疏密交替持续的时间各约 1.5 秒。该波能克服单一波形产生电适应的特点，并能促进代谢、血液循环，改善组织营养，消除炎症水肿等。常用于外伤、关节炎、痛症、面瘫、肌肉无力等。

（4）断续波：是有节律地时断时续自动出现的组合波。断时在 1.5 秒时间内无脉冲电输出；续时，密波连续工作 1.56 秒。这种波形机体不易产生电适应性，其刺激作用较强，能提高肌肉组织的兴奋性，对横纹肌有良好的刺激收缩作用。常用于治疗痿证、瘫痪。

（5）锯齿波：是脉冲波幅按锯齿状自动改变的起伏波。每分钟 16~20 次，或 20~25 次，其频率接近人体呼吸频率，故可用于刺激膈神经，作人工电动呼吸，配合抢救呼吸衰竭。

2. **波幅**　波幅一般指脉冲电压或电流的最大值与最小值之差，也指它们从一种状态变化到另一种状态的跳变幅度值。电针的刺激强度主要取决于波幅的高低，波幅的计量单位是伏特（V），如电压从 0~30V 间进行反复的突然跳变，则脉冲的幅度为 30V，治疗时通常不超过 20V。若以电流表示，一般不超过 2mA，多在 1mA 以下。也有以电压和电流乘积表示的。

3. **波宽**　波宽即指脉冲的持续时间，脉冲宽度也与刺激强度有关，宽度越大则意味着给患者的刺激量越大。电针仪一般采用适合人体的输出脉冲宽度为 0.4ms 左右。

4. **频率**　频率是指每秒钟内出现的脉冲个数，其单位为赫兹（Hz）。脉冲的频率不同，其治疗作用也不同，临床使用时应根据不同病情适当选择。

关于电针刺激参数与疗效的关系方面，从刺激强度来说，主要取决于波幅的大小，刺激强度要因人而异，一般以中等强度、患者能耐受为宜，过强或过弱的刺激都会影响疗效。从频率来说，一般认为变量刺激为最好。

三、注意事项

1. 电针仪使用前必须检查其性能是否良好，输出值是否正常。

2. 调节输出量应缓慢，开机时输出强度应逐渐从小到大，切勿突然增大，以免发生意外。

3. 靠近延脑、脊髓等部位使用电针时，电流量宜小，不可过强刺激，孕妇慎用电针。

4. 作为温针使用过的毫针，针柄表面往往氧化而不导电，应用时须将输出线夹在毫针的针体上或使用新的毫针。

5.年老、体弱、醉酒、饥饿、过饱、过劳等，不宜使用电针。

第三节　灸法

《说文解字》说："灸，灼也，从火音灸，灸乃治病之法，以艾燃火，按而灼也。"可见，灸法是用艾绒或药物为主要灸材，点燃后放置腧穴或病变部位，进行烧灼和熏熨，借其温热刺激及药物作用，温通气血、扶正祛邪，以防治疾病的一种外治方法。灸法可分为艾灸法和非艾灸法两大类。艾灸法以艾绒为灸材，是灸法的主要内容，可分为艾炷灸、艾条灸等。非艾灸法，可用除艾叶以外的药物或其他方法进行施灸，有灯火灸、药线灸、药笔灸等。

一、艾绒制品

1.艾炷　以艾绒施灸时，所燃烧的圆锥体艾绒团，称艾炷。常用于艾炷灸，每燃尽1个艾炷，则称1壮。

（1）艾炷规格：

①小炷：如麦粒大，常置于穴位或病变部烧灼，以作直接灸用。

②中炷：如半截枣核大，相当于大炷的一半，常作间接灸用。

③大炷：如半截橄榄大，炷高1cm，炷底直径约1cm，可燃烧3~5分钟，常作间接灸用。艾炷无论大小，直径与高度大致相等。

（2）艾炷制作方法：有手工制作与艾炷器制作两种方法。

①手工制作法：小炷可先将艾绒搓成大小适合的艾团，夹在左手拇食指腹之间，食指要在上，拇指要在下，再用右手拇、食指将艾团向内向左挤压，即可将圆形艾团压缩成上尖下平之三棱形艾炷，随做随用，至为简便。中、大炷则须将艾绒置于平板上，用拇、食、中三指边捏边旋转，将艾绒捏成上尖下平的圆锥体。要求搓捏紧实，能放置平稳，燃烧时火力由弱到强，患者易于耐受，且耐燃而不易爆。艾炷大小可随治疗需要而定。（图3-3-1）

②艾炷器制作法：艾炷器中铸有锥形空洞，洞下留一小孔，将艾绒放入艾炷器空洞中，另用金属制成下端适于压入洞孔的圆棒，直插孔内紧压成圆

锥体，倒出即成艾炷。用艾炷器制作的艾炷，艾绒紧密，大小一致，更便于应用。

2. 艾条　艾条又名艾卷，系用艾绒卷成的圆柱形长条。一般长20cm、直径1.5cm，常用于悬起灸、实按灸等。根据内含药物之有无，可分为纯艾条和药艾条两种。（图3-3-2）

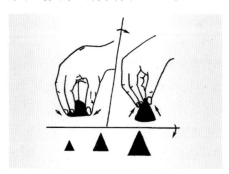

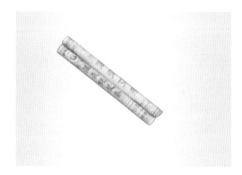

图3-3-1　艾炷手工制作　　　　　　　图3-3-2　艾条

（1）纯艾条：取制好的陈久艾绒24g，平铺在质地柔软疏松而又坚韧的桑皮纸上（26cm×20cm），将其卷成直径约1.5cm的圆柱形艾条，越紧越好，用胶水或糨糊封口。

（2）药艾条：有以下三种。

①常用药艾条：取肉桂、干姜、木香、独活、细辛、白芷、雄黄、苍术、没药、乳香、川椒各等分，研成细末。将药末混入艾绒中，每支艾条加药末6g。制法同纯艾条。

②太乙针灸：配方历代各异。近代处方：人参125g，参三七250g，山羊血62.5g，千年健500g，钻地风500g，肉桂500g，川椒500g，乳香500g，没药500g，穿山甲（土炮）250g，小茴香500g，苍术500g，蕲艾2000g，甘草1000g，防风2000g，麝香少许，共研为末。取棉皮纸一层，高方纸二层（41cm×40cm），内置药末约25g，卷紧成爆竹状，外用桑皮纸厚糊6~7层，阴干待用。

③雷火针灸：用艾绒94g，沉香、木香、乳香、茵陈、羌活、干姜、穿山甲各9g，研为细末，过筛后，加入麝香少许。取棉皮纸二方，一方平置桌上，一方双折重复于上。铺洁净艾绒于上，用木尺轻轻叩打艾绒，使之均匀成一正方形，然后将药料匀铺于艾绒上，卷成爆竹状，以桑皮纸厚糊6~7层，阴干、勿令泄气以备用。

二、艾炷灸法

可分为直接灸和间接灸两类。

（一）直接灸

将艾炷直接放置施灸部位皮肤上烧灼的方法。根据灸后有无烧伤化脓，又可分为化脓灸和非化脓灸。

1. 化脓灸法　用黄豆大或枣核大艾炷直接放置腧穴进行施灸，局部组织经烧伤后产生无菌性化脓现象（灸疮）的灸法。这种烧伤化脓现象，古称灸疮。因灸疮愈合之后，多有瘢痕形成，故又称瘢痕灸。《针灸资生经》：《下经》云凡著艾得疮发，所患即瘥，若不发，其疾不愈。"可见当时古人认为灸法必须达到化脓方有效果，灸疮的发与不发是取效的关键。

操作方法：

体位对取穴有直接关系，因灸治要安放艾炷，且治疗时间较长，特别要注意体位的平正和舒适。体位固定后，再在施灸部位上正确点穴，点穴可用圆棒蘸龙胆紫或墨笔做标记。

艾炷按要求做好，除单纯采用细艾绒之外，也可加些芳香性药末，如丁香、肉桂等，以利热力渗透。艾炷安放时，先在穴位上涂些凡士林，以增加黏附作用，使艾炷不易滚落。放好后，用线香点燃艾炷。

当艾炷燃尽熄灭后，除去灰烬，再重新换另一个艾炷点燃，这称为间断法，不易出现循经感传。不待艾炷燃尽，当其将灭未灭之际，即在余烬上再加新艾炷，不使火力中断，每可出现循经感传，这种方法称为连续法。

当艾炷燃烧过半时，灸穴疼痛灼热，患者往往不能忍受。此时，可用手拍打穴处周围，或在其附近抓挠，或拍打身体其他部位，以分散其注意力，从而减轻疼痛。一般只有在第1壮时最痛，之后便可建立耐受。

灸满壮数后，可在灸穴上敷贴膏药，可每天换贴1次。或揩尽灰烬，用干敷料覆盖，不用任何药物。

待5~7天后，灸穴处逐渐出现无菌性化脓现象，有少量分泌物，可隔1~2天更换干敷料或贴新的膏药。疮面宜用盐水棉球揩净，避免污染，防止并发细菌感染。正常的无菌性化脓，脓色较淡，多为白色。若感染细菌而化脓，则脓色黄绿。经30~40天，灸疮结痂脱落，局部可留有瘢痕。

如灸疮干燥，无分泌物渗出，古人称为"灸疮不发"，往往不易收效。

可多吃一些营养丰富的食物，或服补气养血药物，以促使灸疮的正常透发，提高疗效。也有在原处再加添艾炷数壮施灸，以促使灸疮发作的。

2. 非化脓灸法　主要是麦粒灸。即用麦粒大的小艾炷直接在腧穴施灸，灸后不引起化脓的方法。因其艾炷小，刺激强，时间短，收效快，仅有轻微灼伤或发泡，不留瘢痕，故目前在临床应用较多。

操作方法：

为防止艾炷滚落，可在灸穴抹涂一些凡士林，使之黏附，然后将麦粒大的艾炷放置灸穴上；用线香或火柴点燃，任其自燃，或微微吹气助燃。至艾炷烧近皮肤，患者有温热或轻微灼痛感时，即用镊子将未燃尽的艾炷移去或压灭，再施第2壮。也可待其燃烧将尽，有清脆之爆炸声，将艾炷余烬清除，再施第2壮。若需减轻灸穴疼痛，可在该穴周围轻轻拍打，以减轻痛感。若灸处皮肤呈黄褐色，可涂一点冰片油以防止起泡。

根据情况一般可用3~7壮。若第2次再在原处应用，每多疼痛，效果亦大减，故需略行更换位置，但不要超出太远。

本法灼痛时间短，20秒钟左右。一般以不烫伤皮肤或起泡为准。即使起泡，亦可在2~3日内结痂脱落，不遗瘢痕。

（二）间接灸法

又称隔物灸、间隔灸。是在艾炷与皮肤之间衬垫某些药物而施灸的一种方法。此法具有艾灸与药物的双重作用，火力温和，患者易于接受。有以下几种：

隔姜灸

操作方法：将鲜生姜切成厚约0.3cm的生姜片，用针扎孔数个，置施灸穴位上，用大、中艾炷点燃放在姜片中心施灸（图3-3-3）。若患者有灼痛感可将姜片提起，使之离开皮肤片刻，旋即放下，再行灸治，反复进行。以局部皮肤潮红湿润为度。一般每次施灸5~10壮。

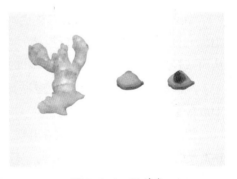

图3-3-3　隔姜灸

隔蒜灸

操作方法：有隔蒜片灸和隔蒜泥灸两种。前者是将独头大蒜横切成厚约 0.3cm 的薄片，用针扎孔数个，放在患处或施灸穴位上，用大、中艾炷点燃放在蒜片中心施灸，每施灸 4~5 壮，须更换新蒜

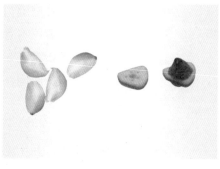

图 3-3-4　隔蒜灸

片，继续灸治（图 3-3-4）。后者将大蒜捣成蒜泥状，置患处或施灸穴位上，在蒜泥上铺上艾绒或艾炷，点燃施灸。此两种隔蒜灸法，每穴每次宜灸足 7 壮，以灸处泛红为度。

隔附子灸

操作方法：有附子片灸与附子饼灸两种。前者将附子用水浸透后，切成 0.3~0.5cm 的薄片，用针扎数孔，放施灸部位施灸（同隔姜灸法）。后者取生附子切细研末，用黄酒调和作饼，大小适度，厚 0.4cm，中间用针扎孔，置穴位上，再以大艾炷点燃施灸，附子饼干焦后再换新饼，直灸至肌肤内温热、局部肌肤红晕为度。日灸 1 次。

三、艾条灸法

可分为悬起灸、实按灸两类。

（一）悬起灸

温和灸

将艾卷的一端点燃，对准应灸的腧穴部位或患处，距离皮肤 2~3cm，进行熏烤（图 3-3-5），使患者局部有温热感而无灼痛为宜，一般每穴灸 10~15 分

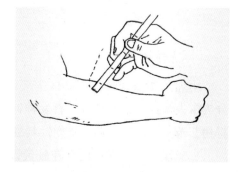

图 3-3-5　温和灸

钟，至皮肤红晕潮湿为度。如遇到昏厥或局部知觉减退的患者及小儿时，医者可将食、中两指置于施灸部位两侧，这样可以通过医生的手指来测知患者局部受热程度，以便随时调节施灸距离，掌握施灸时间，防止烫伤。临床应用广泛，适应于一切灸法主治病症。

回旋灸 点燃艾条，悬于施灸部位上方约 3cm 高处。艾条在施灸部位上左右往返移动，或反复旋转进行灸治。使皮肤有温热感而不至于灼痛。一般每穴灸 10~15 分钟，移动范围在 3cm 左右。(图 3-3-6)

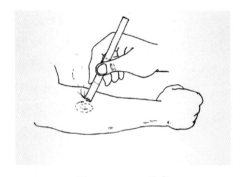

图 3-3-6　回旋灸

雀啄灸 置点燃的艾条于穴位上约 3cm 高处，艾条一起一落，忽近忽远上下移动，如鸟雀啄食样（图 3-3-7）。一般每穴灸 5 分钟。此法热感较强，注意防止烧伤皮肤。

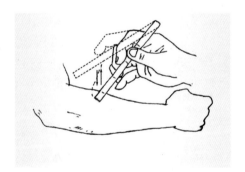

图 3-3-7　雀啄灸

（二）实按灸

用加药艾条施灸。因临床需要不同，艾条里掺进的药品处方亦异，又分为雷火神针、太乙神针、百发神针等。之所以称为"针"，是因为操作时，将药艾条实按在穴位上，犹如针刺故名。

1.操作方法：操作时，在施灸部位铺上 6~7 层棉纸或布，将艾条点燃，对准穴位直按其上，稍停 1~2 秒钟，使热气透达深部；若艾火熄灭，可再点

再按，每次每穴按灸 5~7 下，至皮肤红晕为度。（图 6-5）

2.临床应用：适用于风寒湿痹、痿证及虚寒证肥胖。

四、温针灸法

温针灸是针刺与艾灸结合应用的一种方法，适用于既需要留针而又适宜用艾灸的病症。操作方法是，将针刺入腧穴得气后并给予适当补泻手法而留针时，将纯净细软的艾绒捏在针尾上，或用艾条一段长 1~2cm 左右，插在针柄上，点燃施灸。待艾绒或艾条烧完后除去灰烬，将针取出。此法是一种简而易行的针灸并用方法，值得推广。

五、温灸器灸法

温灸器是专门用于施灸的器具，用温灸器施灸的方法称为温灸器灸。目前临床常用的温灸器，有灸架、灸筒、灸盒等。

（一）温灸架灸

可用于艾条温和灸，因无须手持移动，有灸架（图 3-3-8）支持，故作用稳定持久，安全简便。

1. 操作方法

（1）选定腧穴，必须首先系好橡皮带（双股），绕身一周系紧。

（2）将艾条燃着烧旺，插入灸架的顶孔中，对准灸穴，用橡皮带固定左右底祥，使灸架与皮肤垂直。

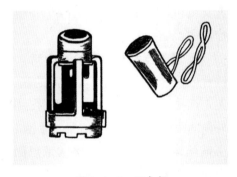

图 3-3-8　温灸架

（3）调节温度高低，以温热略烫能耐受者为宜。温度太小则无效，太高又会烫伤皮肤。对胸腹及四肢诸穴，可嘱患者自选调节。

（4）在燃烧 10 余分钟后，架内有灰烬积存，可使热力受阻，宜勤加清除，并应保持架内清洁。

（5）灸后皮肤如出现潮红，停灸后可自行消失。即使发生水泡，可以刺破后涂一点龙胆紫即可，不必更换他穴。在多次对同一穴施灸后，可形成一层黑色痂皮，效果并不减弱。

（6）施灸时间长短，可根据反应情况及病情决定。一般在新病或局限性病变，必须等待灸感传导过程完善方可停灸，待3~4小时后再灸。对顽固久病及某些全身性疾病，灸感传导过程不明显者，每次施灸1~2小时，每天以2次为宜。

（7）灸治完毕将剩余艾条，插入灭火管中。

2.临床应用

（1）凡艾条温和灸适宜的病症均可使用，因其施灸位置稳定，作用集中，热力均衡，调节随意，可控制施灸时间，所以容易激发灸感。当灸穴局部热量累积达一定程度时，灸感可逐步发生并向患处移行。

（2）全身无禁灸处，除手足指不便安放之外，头面、四肢、胸腹、腰背均宜。取穴常以1穴为主，最多不超过2个穴位。

（3）患者体位不受限制，可以自由活动。若指导患者长期自灸，便于随身携带，可用以保健及治疗。

（二）温筒器灸

温筒器的式样很多，大多底部均有数十个小孔，内有小筒一个，可以装置艾绒和药物施灸。以下介绍一种温筒器可以固定在腧穴上持续灸疗，以治疗疾病。

1.温筒器结构　灸筒由内筒、外筒两个相套而成，均用2~5mm厚度的铁片或铜片制成。内筒和外筒的底、壁均有孔，外筒上用一活动顶盖扣住，无走烟孔，施灸时可使热力下返，作用加强。内筒安置一定位架，使内筒与外筒间距固定。外筒上安置一手柄以便挟持或取下。亦可在外筒上安置2个小铁丝钩，其尾端可系松紧带以固定灸筒于腧穴上。（图3-3-9）

2.操作方法

（1）装艾：取出灸筒的内筒，装入艾绒至大半筒，然后用手指轻按表面艾绒，但不要按实。

（2）点火预燃：将内筒装入外筒，用火点燃中央部的艾绒（不能见火苗），放置室外，灸筒底面触之

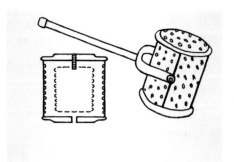

图3-3-9　温灸筒

烫手而艾烟较少时，可盖上顶盖，取回施用。但必须注意，预燃不足则施灸时艾火易灭，过度则使用时艾火不易持久。

（3）施灸：将灸筒（底面向下）隔几层布放置于腧穴上即可，以患者感到舒适，热力足够而不烫伤皮肤为佳。

（4）固定：若灸筒上预置小铁丝钩，其尾端可系以一绳（或松紧带）之两端，如灸四肢偏外侧的穴位（如足三里），将两个铁丝钩分别钩住绳的两端，如此灸筒即可固定在穴位上。

（5）灸后处置：一般在下次灸时再将筒内艾灰倒出为妥。

3. 临床应用

（1）适应范围：凡适于艾灸的病症，可用本法施灸。尤其适于慢性病，但贵在持之以恒。

（2）灸量：久病羸弱者，进食少而喜凉恶热者，可用小火灸治。前15天的灸量，腹部穴每次灸 20 分钟，背部、四肢穴每穴每次灸 15 分钟。待进食增多、体力增长后再用一般的灸量，头部灸 10 分钟，背部、四肢灸 20 分钟，腹部灸 30 分钟。

4. 注意事项

（1）极少数患者灸后可见头晕、口干、鼻衄、纳呆、乏力，此时宜减少灸量。

（2）各种慢性病，可用中脘、足三里等通理腑气。

（3）温灸时如觉过热，可增加隔布层数。若仍觉过热，可用布块罩在灸筒上，如此进入空气减少，热度即可下降。不热时则减少隔布，或将顶盖敞开片刻，但不可将筒倾倒。

也有用灸筒，将艾绒、药末放入点燃，然后在灸穴或相应部位上来回熏熨，其实是熨法的一种。

（三）温灸盒灸法

温灸盒灸法是用一种特制的盒形木制灸具，内装艾卷固定在一个部位而施灸的方法，温灸盒按其规格分大、中、小 3 种。温灸盒的制作，取规格不同的木板，厚约0.5cm，制成无底的长方形木盒，上

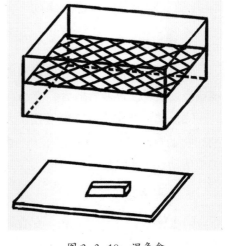

图 3-3-10　温灸盒

面制作一个可随时取下的盖，与盒之外径大小相同，在盒内中下部安铁窗纱一块，距底边 3~4cm。（图 3-3-10）

施灸时，把温灸盒安放于应灸部位的中央，点燃艾卷后，置铁纱上，盖上盒盖，放置穴位或患处。每次可灸 15~30 分钟。此法适用较大面积的灸治，尤其适于腰、背、臀、腹部等处。

六、艾灸法注意事项

（一）体位选择和施灸顺序

1. 体位选择　可采取卧位或坐位，应以体位自然，肌肉放松，施灸部位明显暴露，艾炷放置平稳，燃烧时火力集中，热力易于深透肌肉为准。亦需便于医生正确取穴，方便操作，患者能坚持施灸治疗全过程。

2. 施灸顺序　一般宜先灸上部，后灸下部；先背部，后腹部；先头部，后四肢；先灸阳经，后灸阴经。先阳后阴，取其从阳引阴而无亢盛之弊；先上后下，则循序渐进次序不乱；先少后多，使艾火由弱而强，便于患者接受。如需艾炷灸多壮者，必须由少逐次渐多，或分次灸之（即所谓报灸）。需大炷者，可先用小艾炷灸起，每壮递增之，或用小炷多壮法代替。但在特殊情况下，也可酌情灵活运用，不可拘泥。如气虚下陷之脱肛，可先灸长强以收肛，后灸百会以举陷等，如此才能提高临床疗效。

（二）施灸禁忌及注意事项

1. 禁忌证

（1）禁灸病症：无论外感或阴虚内热证，凡脉象数疾者禁灸；高热、抽搐或极度衰竭、形瘦骨弱者，亦不宜灸治。

（2）禁灸部位：心脏虚里处、大血管处、皮薄肌少筋肉积聚部位，妊娠期妇女下腹部以及腰骶部，睾丸、乳头、阴部不可灸。颜面部不宜着肤灸。关节活动处不能瘢痕灸。

2. 注意事项

（1）施术者应严肃认真，专心致志，精心操作。施灸前应对患者说明施灸要求，消除恐惧心理。若需瘢痕灸，必须先征得患者同意。应处理好灸疮，防止感染。

（2）根据患者的体质和病证施灸，取穴要准，灸穴勿过多，热力应充足，火力宜均匀，切勿乱灸暴灸。

（3）灸治中，出现晕灸者罕见。若一旦发生晕灸，则应按晕针处理方法而行急救。

（4）施灸过程中，应防止艾火烧伤衣物、被褥等。施灸完毕，必须将艾条或艾炷熄灭，以防止发生火灾。对于昏迷、反应迟钝或局部感觉消失的患者，应注意勿灸过量，避免烧烫伤。

第四节　拔罐疗法

拔罐疗法是利用燃烧、抽吸、挤压等方法排出罐内空气，造成负压，使罐吸附于体表腧穴或患处产生刺激，以防病治病的方法。古代常以筒形兽角作罐具，且多用燃烧火力排气拔罐，故又称"角法""吸筒法""火罐气"。本法具有操作简便、使用安全、适应广泛等优点，临床十分常用。

一、常用罐具

1. 竹罐　用坚韧成熟的青竹，按节锯断一端，留节作为底，一端去节作罐口，将外形磨制成两端稍小、中间稍大，且平整光滑的腰鼓状，罐长度与口径比例适度，规格据材而定，大小不等。（图 3-4-1）其罐取材容易，制作简便，吸拔力强，能耐高温，不易破碎，可用于身体各部多种拔罐法，尤其多用于

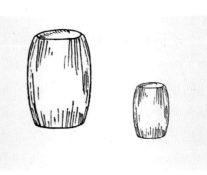

图 3-4-1　竹罐

水煮罐法。但其罐易燥裂漏气，且不透明，难以观察罐内皮肤反应，不宜用作刺血拔罐等。

2. 陶瓷罐　亦名陶罐，系用陶土烧制而成的罐具。形如缸状、口底稍小、腔大如鼓。其罐吸拔力强，易于高温消毒，适于全身各部。但罐体较

重、易于破碎，且不透明，目前已不常用。

3.玻璃罐　用耐热质硬的透明玻璃烧制成的罐具。形如球或笆斗，口平腔大底圆，口缘稍厚略外翻，内外光滑，大小规格多样。（图3-4-2）其罐透明、吸附力大，易于清洗消毒，适用于全身各部，可施多种罐法，是目前最常用的罐具之一。但传热较快，易于破碎。

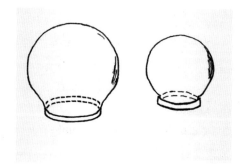

图3-4-2　玻璃罐

4.挤压排气罐　以挤压方式排气的罐具。

（1）挤压排气橡胶罐：常用者系仿玻璃罐规格以高弹性塑料而制成的双层塔式橡胶罐。使用时将罐口置于吸拔部，挤压罐身排出罐内气体即行施罐。此罐轻便，不易破裂，便于携带，无点火烫伤之虑，但无温热感、不能高温消毒，易于老化，仅宜拔固定罐，不宜施其他罐法。

（2）挤压排气组合罐：由喇叭形透明玻璃筒的细头端套一橡皮球而构成。应用时将罐口扣于吸拔部位，挤压橡皮球排气而拔罐。其罐操作方便，但负压维持时间较短，仅宜于留罐。

5.抽气排气罐　连体式抽气罐（图3-4-3）：罐与抽气器连为一体的抽气罐具，其罐上部为圆柱形抽气唧筒，下部为腰鼓形罐体，用双逆止阀产生负压，其真空度由0~18kg/cm^{2}负压值，吸附力可随意调节，又不易破碎，宜用于多部位拔留罐。

二、操作方法

根据罐具的种类，目前罐具的

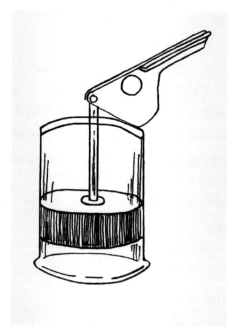

图3-4-3　连体式抽气罐

吸拔方法（主要指排气方法）已有多种，常用的有火罐和水罐法。

（一）火罐法

系借燃烧火力排出罐内空气成负压，将罐吸附于体表的吸拔法。

1. 闪火法　用镊子夹住略蘸酒精的棉球，或手持闪火器（用细铁丝将纱布缠绕于 7~8 号粗铁丝的一端，将纱布蘸少许酒精），一手握罐体，将棉球或纱布点燃后立即伸入罐内闪火即退出，速将罐扣于应拔部位。此法适用于各部位，可拔留罐、闪罐、走罐等，临床最常用。此法罐内无燃烧物坠落，不易烫伤皮肤。但蘸酒精宜少，且不能沾于罐口，以免烫伤皮肤。（图 3-4-4）

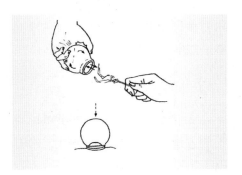

图 3-4-4　闪火法

2. 投火法　将蘸酒精的棉球或折叠的软质白色纸片（卷）点燃后投入罐内，趁火旺时迅速将罐扣于应拔部位。此法罐内燃烧物易坠落烫伤皮肤，故多用于身体侧面横向拔罐，拔单罐、留罐、排罐等。（图 3-4-5）

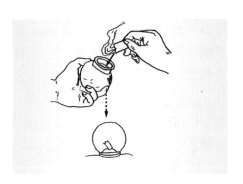

图 3-4-5　投火法

3. 贴棉法　将直径 1~2cm 的薄脱脂棉片略蘸酒精后贴于罐体内侧壁，点燃后迅速将罐扣于吸拔部位，此法亦用于身体侧面横向拔罐。操作时所蘸酒精必须适量，酒精过多或过少均易发生棉片坠落，且酒精过多尚易淌流于罐口，而引起皮肤烫伤。（图 3-4-6）

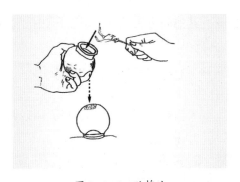

图 3-4-6　贴棉法

4. 架火法　置胶木瓶盖或薄小面饼、中药饮片（据病情而选）于应拔部位，并在其上放置酒精棉球，点燃后迅速将罐吸拔于该部。此法不易烫伤皮肤，适用于肌肉丰厚而平坦部位拔留罐、排罐。（图 3-4-7）

（二）水罐法

是指拔罐时用水热排出罐内空气的方法。根据用水的方式，常有以下几种：

1. 水煮法　将竹罐放入水中或药液中煮沸 2~3 分钟，然后用镊子将罐倒置夹起，迅速用干毛巾捂住罐口片刻，以吸去罐内的水液，降低罐口温度（但保持罐内热气），趁热将罐拔于应拔部位，拔后轻按罐

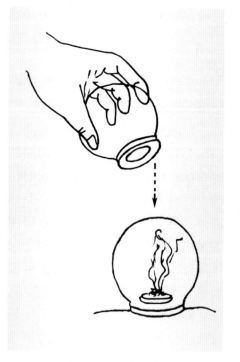

图 3-4-7　架火法

具半分钟左右，令其吸牢。此法消毒彻底，温热作用强，且可罐药结合，适用于任何部位拔留罐、排罐。但操作应适时，出水后拔罐过快易烫伤皮肤，过慢又易致吸拔力不足。

2. 蒸气法　将水或药液（勿超过壶嘴）在小水壶内煮沸，至水蒸气从壶嘴或套于壶嘴的皮管内大量喷出时，将壶嘴或皮管插入罐内 2~3 分钟后取出，速将罐扣于吸拔部位。扣上后用手轻按其罐半分钟，使之拔牢。此法适用于身体各部拔留罐、排罐。

其他尚可用抽气法、挤压法排气拔罐，详见常用罐具。

三、拔罐法的临床应用

根据病变部位与疾病性质，拔罐法尚有不同的应用方法。

1. 单罐法　即一罐独拔。

2. 多罐法　即多罐并用。适宜于病变范围广泛或选穴较多的病症。常根据病情与解剖特点，于多部位或多个穴位处拔数罐至数十罐。如沿某一经

脉或某一肌束的体表位置顺序成行排列吸拔多个罐具，又称排罐法。

3. 留罐法　又名坐罐法，拔罐后将罐留置 5~15 分钟，使浅层皮肤和肌肉吸入罐内，轻者皮肤潮红，重者皮下瘀血紫黑。留罐时间久暂视拔罐反应与体质而定，肌肤反应明显、皮肤薄弱、年老与儿童留罐时间不宜过长。

留罐中，据病情需要，可于皮肤垂直方向有节奏地轻提轻按（一提一按）罐体，或频频震颤罐具或摇晃罐体，或缓缓于水平方向顺时针与逆时针交替转动罐体。以增强刺激，提高治疗效果，但手法宜轻柔，以免肌肤疼痛或罐具脱落。

4. 闪罐法　用闪火法将玻璃罐吸拔于应拔部位，随即取下，再吸拔、再取下，反复吸拔至皮肤潮红，或罐体底部发热为度。本法要求动作要快而准确。

5. 走罐法　亦名推罐法、拉罐法。操作方法是先于施罐部位涂上润滑剂，以凡士林、润肤霜、食油最佳，亦可用水或药液，同时将玻璃罐口亦涂上油脂。用闪火法吸拔后，以手握住罐底，稍倾斜，稍用力将罐沿着肌肉、骨骼、经络循行路线推拉（罐具前进方向略提起，后方着力），反复运作至走罐区皮肤紫红色为度。（图 3-4-8、9）

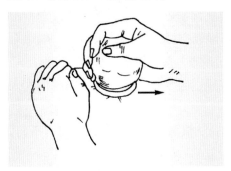　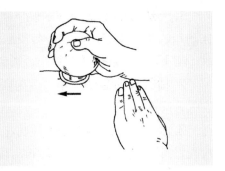

图 3-4-8　走罐法 1　　　　　　　图 3-4-9　走罐法 2

应据病情与患者体质而调节负压及走罐快慢与轻重；吸拔后应立即走罐，否则吸牢后则难以走罐；走罐动作宜轻柔，用力均匀、平稳、缓慢。罐内负压大小以推拉顺利为宜，若负压过大或用力过重、速度过快，患者易疼痛难忍，且易拉伤皮肤；负压过小，吸拔力不足，罐又易脱落，治疗效果差。

6. 针罐法　指针刺与拔罐相配合的治疗方法。常用针罐法有以下几种：

（1）留针罐法　于相关腧穴上针刺得气后留针，再以针为中心拔留罐

5~10分钟后启罐、出针。此法宜用于治疗风湿痹证。但不宜用于胸背部，因罐内负压易加深针刺深度，从而引起气胸。

（2）出针罐法 于有关穴位针刺得气后，留针或持续快速行针后，出针，立即于该部拔留罐，吸出少许血液或组织液后起罐，用消毒药棉擦净。

（3）刺络罐法 即拔罐与刺血疗法配合应用的治法。于施术穴位或患处常规消毒后，用皮肤针或三棱针、注射针、粗毫针点刺皮肤渗血，或挑刺皮下血络或纤维数根，然后拔留罐，至拔出少量恶血为度。起罐后用消毒棉球擦净血迹。挑刺部用创可贴1~2天伤口即愈。此法适用热证、实证、实寒证、瘀血证及某些皮肤病等。神经性皮炎、皮肤瘙痒症等。

7. 药罐法 是指拔罐配合药物的罐药并用法。

常用方法有药煮罐法、药蒸气罐法、贮药罐法等。此外，尚有将备用药液（水）、药乳、药油、药膏、药糊涂于应拔部位或罐内壁而拔罐的。

四、启罐方法

启罐亦名起罐，即将吸拔牢稳的留罐取下的方法。

1. 一般罐的启法 一手握住罐体腰底部稍倾斜，另一手拇指或食指按住罐口边缘的皮肤，使罐口与皮肤之间形成空隙，空气进入罐内，则罐自落。切不可硬拉或旋转罐具，否则会引起疼痛，甚至损伤皮肤。

2. 抽气罐的启法 用于注射器抽气罐、空气唧筒抽气罐，向罐内注入空气，罐具即脱。

3. 水（药）罐的启法 应防止水（药）液漏出，若吸拔部位呈水平面，应先将拔罐部位调整为侧面后再启罐。

第五节　耳针疗法

耳针是指用毫针或其他方法刺激耳穴，以防治疾病的一种方法。其治疗范围较广，操作方便，在临床上根据耳穴形、色变化和病理反应，对疾病的诊断还有一定的参考意义。

中医学博大精深。中国中医医疗队曾去科威特援助，那里有较多肥胖者，医疗队用神门、交感、脾等耳穴进行治疗，有效率达到88%。耳穴疗法简单、方便，是一种自然疗法。另有一法，取"王不留行籽"适量，将普通橡皮胶剪成 0.5cm×0.5cm 的小方块，把"王不留行籽"粘在剪下的小正方形橡皮胶中间，贴在上述耳穴上。每隔 1 小时（或更短的时间）用手按压，若酸痛感强烈，那就说明耳穴贴准了。每次只需贴 1 只耳朵，3~4 天后换贴另一只耳朵。如此轮番操作，两个月下来，可以达到减肥的效果。有一位肥胖者，原来腰身粗达 2.95 尺，经过耳穴疗法后，腰身减到 2.45 尺，受益匪浅。又有一位年方 19 岁，人很肥胖，照上法治疗 1 个月左右，皮带就缩进两格。贴耳穴的关键是，患者每天定时要按压耳穴，否则效果就不明显。

一、耳针刺激部位

耳针以耳穴为刺激部位。耳穴是耳郭表面与人体脏腑经络、组织器官、四肢躯干相互沟通的部位。当人体内脏或躯体发病时，往往在耳郭的相应部位出现压痛敏感、皮肤电特异性改变和变形、变色等反应。这些反应点，可用以作为防治疾病的刺激部位。

（一）耳郭表面解剖

1. 耳郭正面
耳垂　耳郭下部无软骨的部分。
耳垂前沟　耳垂与面部之间的浅沟。
耳轮　耳郭卷曲的游离部分。
耳轮脚　耳轮深入耳甲的部分。
耳轮脚棘　耳轮脚和耳轮之间的软骨隆起。
耳轮脚切迹　耳轮脚棘前方的凹陷处。
耳轮结节　耳轮后上部的膨大部分。
耳轮尾　耳轮前下移行于耳垂的部分。
轮垂切迹　耳轮和耳垂后缘之间的凹陷处。
耳轮前沟　耳轮与面部之间的浅沟。
对耳轮　与耳轮相对呈"丫"字形的隆起部，由对耳轮体、对耳轮上脚和对耳轮下脚三部分组成。
对耳轮体　对耳轮下部呈上下走向的主体部分。

对耳轮上脚　对耳轮向上分支的部分。

对耳轮下脚　对耳轮向前分支的部分。

轮屏切迹　对耳轮与对耳屏之间的凹陷处。

耳舟　耳轮与对耳轮之间的凹沟。

三角窝　对耳轮上、下脚与相应耳轮之间的三角形凹窝。

耳甲　部分耳轮和对耳轮、对耳屏、耳屏及外耳门之间的凹窝。由耳甲艇、耳甲腔两部分组成。（图3-5-1）

耳甲艇　耳轮脚以上的耳甲部。

耳甲腔　耳轮脚以下的耳甲部。

耳屏　耳郭前方呈瓣状的隆起。

屏上切迹　耳屏与耳轮之间的凹陷处。

上屏尖　耳屏游离缘上隆起部。

下屏尖　耳屏游离缘下隆起部。

耳屏前沟　耳屏与面部之间的浅沟。

对耳屏　耳垂上方，与耳屏相对的瓣状隆起。

屏间切迹　耳屏和对耳屏之间的凹陷处。

外耳门　耳甲腔前方的孔窍。

2.耳郭背面

耳轮背面　耳轮背部的平坦部分。

耳轮尾背面　耳轮尾背部的平坦部分。

耳垂背面　耳垂背部的平坦部分。

耳舟隆起　耳舟在耳背呈现的隆起。

三角窝隆起　三角窝在耳背呈现的隆起。

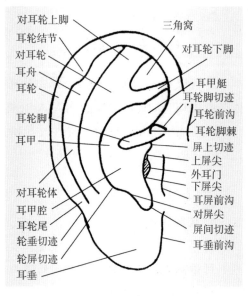

图3-5-1　耳郭正面

耳甲艇隆起　耳甲艇在耳背呈现的隆起。

　　耳甲腔隆起　耳甲腔在耳背呈现的隆起。

　　对耳轮上脚沟　对耳轮上脚在耳背呈现的凹沟。

　　对耳轮下脚沟　对耳轮下脚在耳背呈现的凹沟。

　　对耳轮沟　对耳轮体在耳背呈现的凹沟。

　　耳轮脚沟　耳轮脚在耳背呈现的凹沟。

　　对耳屏沟　对耳屏在耳背呈现的凹沟。（图3-5-2）

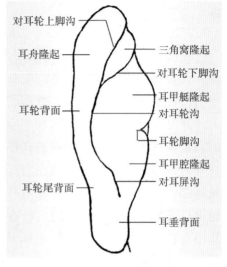

图3-5-2　耳郭背面

　　3. 耳根

　　上耳根　耳郭与头部相连的最上部。

　　下耳根　耳郭与头部相连的最下部。（图3-5-3）

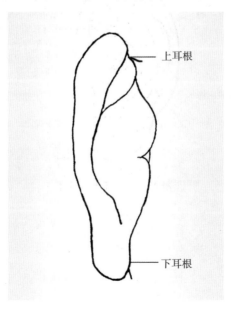

图3-5-3　耳根

（二）耳穴的分布

耳穴在耳郭的分布有一定规律，耳穴在耳郭的分布犹如一个倒置在子宫内的胎儿，头部朝下，臀部朝上。其分布的规律是：与面颊相应的穴位在耳垂；与上肢相应的穴位在耳舟；与躯干相应的穴位在对耳轮体部；与下肢相应的穴位在对耳轮上、下脚；与腹腔相应的穴位在耳甲艇；与胸腔相应的穴位在耳甲腔；与消化道相应的穴位在耳轮脚周围等。（图 3-5-4）

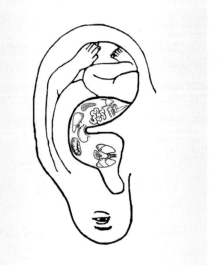

图 3-5-4　耳穴形象示意图

（三）耳郭的分区（图 3-5-5、6）

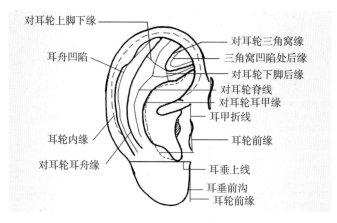

图 3-5-5　耳郭分区 1

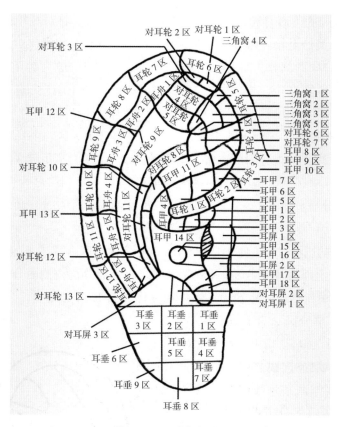

图 3-5-6　耳郭分区 2

1. 耳轮分区　为了便于取穴，将耳轮分为 12 区。耳轮脚为耳轮 1 区。耳轮脚切迹到对耳轮下脚上缘之间的耳轮分为 3 等分，自下而上依次为耳轮 2 区、3 区、4 区；对耳轮下脚上缘到对耳轮上脚前缘之间的耳轮为耳轮 5 区；对耳轮上脚前缘到耳尖之间的耳轮为耳轮 6 区；耳尖到耳轮结节上缘为耳轮 7 区；耳轮结节上缘到耳轮结节下缘为耳轮 8 区。耳轮结节下缘至轮垂切迹之间的耳轮分为 4 等分，自上而下依次为耳轮 9 区、10 区、11 区和 12 区。（图 3-5-6）

2. 耳舟分区　为了便于取穴，将耳舟分为 6 等分，自上而下依次为耳舟 1 区、2 区、3 区、4 区、5 区、6 区。（图 3-5-6）

3. 对耳轮分区　为了便于取穴，将对耳轮分为 13 区。对耳轮上脚分为上、中、下 3 等分，下 1/3 为对耳轮 5 区，中 1/3 为对耳轮 4 区；再将上 1/3 分为上、下 2 等分，下 1/2 为对耳轮 3 区，再将上 1/2 分为前后 2 等分，后 1/2 为对耳轮 2 区，前 1/2 为对耳轮 1 区。对耳轮下脚分为前、中、后 3 等分、中、前 2/3 为对耳轮 6 区，后 1/3 为对耳轮 7 区。将对耳轮体从对耳轮上、下脚分叉处至轮屏切迹分为 5 等分，再沿对耳轮耳甲缘将对耳轮体分为前 1/4 和后 3/4 两部分，前上 2/5 为对耳轮 8 区，后上 2/5 为对耳轮 9 区，前中 2/5 为对耳轮 10 区，后中 2/5 为对耳轮 11 区，前下 1/5 为对耳轮 12 区，后下 1/5 为对耳轮 13 区。（图 3-5-6）

4. 三角窝分区　为了便于取穴，将三角窝分为 5 区。由耳轮内缘至对耳轮上、下脚分叉处分为前、中、后 3 等分，中 1/3 为三角窝 3 区；再将前 1/3 分为上、中、下 3 等分，上 1/3 为三角窝 1 区，中、下 2/3 为三角窝 2 区；再将后 1/3 分为上、下 2 等分，上 1/2 为三角窝 4 区，下 1/2 为三角窝 5 区。（图 3-5-6）

5. 耳屏分区　为了便于取穴，将耳屏分成 4 区。耳屏外侧面分为上、下 2 等分，上部为耳屏 1 区，下部为耳屏 2 区。将耳屏内侧面分上、下 2 等分，上部为耳屏 3 区，下部为耳屏 4 区。（图 3-5-6、7）

6. 对耳屏分区　为了便于取穴，将对耳屏分为 4 区。由对屏尖及对屏尖至轮屏切迹连线之中点，分别向耳垂上线作两条垂线，将对耳屏外侧面及其后部分成前、中、后 3 区，前为对耳屏 1 区、中为对耳屏 2 区、后为对耳屏 3 区。对耳屏内侧面为对耳屏 4 区。（图 3-5-6）

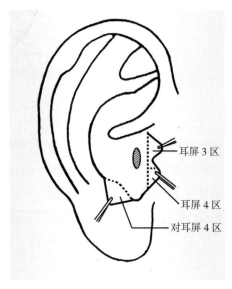

图 3-5-7　耳郭分区（耳屏）

7. 耳甲分区　为了便于取穴，将耳甲用标志点、线分为 18 个区。在耳轮的内缘上，设耳轮脚切迹至对耳轮下脚间中、上 1/3 交界处为 A 点；在耳甲内，由耳轮脚消失处向后作一水平线与对耳轮耳甲缘相交，设交点为 D 点；设耳轮脚消失处至 D 点连线中、后 1/3 交界处为 B 点；设外耳道口后缘上 1/4 与下 3/4 交界处为 C 点；从 A 点向 B 点作一条与对耳轮耳甲艇缘弧度大体相仿的曲线；从 B 点向 C 点作一条与耳轮脚下缘弧度大体相仿的曲线。将 BC 线前段与耳轮脚下缘间分成 3 等份，前 1/3 为耳甲 1 区，中 1/3 为耳甲 2 区，后 1/3 为耳甲 3 区。

ABC 线前方，耳轮脚消失处为耳甲4区。将 AB 线前段与耳轮脚上缘及部分耳轮内缘间分成 3 等分，后 1/3 为 5 区，中 1/3 为 6 区，前 1/3 为 7 区。将对耳轮下脚下缘前、中 1/3 交界处与 A 点连线，该线前方的耳甲艇部为耳甲 8 区。将 AB 线前段与对耳轮下脚下缘间耳甲 8 区以后的部分，分为前、后 2 等分，前 1/2 为耳甲 9 区，后 1/2 为耳甲 10 区。在 AB 线后段上方的耳甲艇部，将耳甲 10 区后缘与 BD 线之间分成上、下 2 等分，上 1/2 为耳甲 11 区，下 1/2 为耳甲 12 区。由轮屏切迹至 B 点作连线，

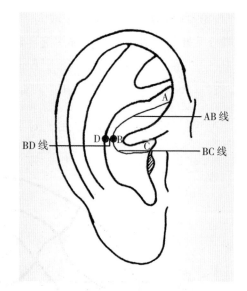

图 3-5-8　耳郭分区（耳甲）

该线后方、BD 线下方的耳甲腔部为耳甲 13 区。以耳甲腔中央为圆心，圆心与 BC 线间距离的 1/2 为半径作圆，该圆形区域为耳甲 15 区。过 15 区最高点及最低点分别向外耳门后壁作两条切线，切线间为耳甲 16 区。15、16 区周围为耳甲 14 区。将外耳门的最低点与对耳屏耳甲缘中点相连，再将该线下的耳甲腔部分为上、下 2 等分，上 1/2 为耳甲 17 区，下 1/2 为耳甲 18 区。（图 3-5-6、8）

8. 耳垂分区　为了便于取穴，将耳垂分为 9 区。在耳垂上线至耳垂下缘最低点之间划两条等距离平行线，于上平行线上引两条垂直等分线，将耳垂分为 9 个区，上部由前到后依次为耳垂 1 区、2 区、3 区；中部由前到后依次为耳垂 4 区、5 区、6 区；下部由前到后依次为耳垂 7 区、8 区、9 区。（图 3-5-6）

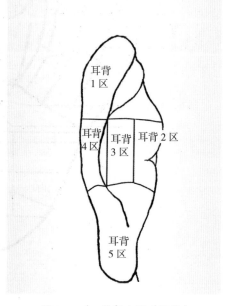

图 3-5-9　耳郭分区（耳背）

9.耳背分区　为了便于取穴，将耳背分为5区。分别过对耳轮上、下脚分叉处耳背对应点和轮屏切迹耳背对应点作两条水平线，将耳背分为上、中、下3部，上部为耳背1区，下部为耳背5区，再将中部分为内、中、外3等分，内1/3为耳背2区，中1/3为耳背3区、外1/3为耳背4区。（图3-5-9）

（四）耳穴的部位和主治（图3-5-10、11）

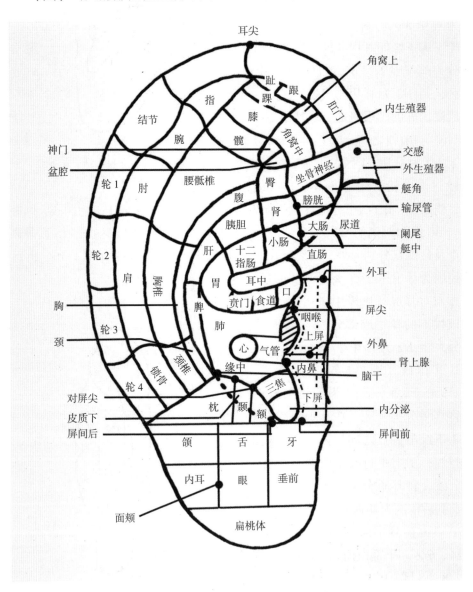

图3-5-10　耳穴定位示意图（正面）

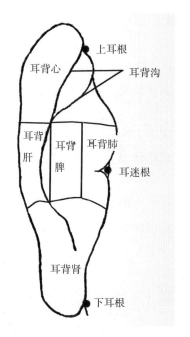

图 3-5-11　耳穴定位示意图（背面）

1. 耳轮穴位（图 3-5-12）

（1）直肠

【定位】在耳轮脚棘前上方的耳轮处，即耳轮 2 区。

【主治】肥胖，便秘，腹泻，脱肛，痔疮。

（2）耳尖

【定位】在耳郭向前对折的上部尖端处，即耳轮 6、7 区交界处。

【主治】肥胖，发热，高血压，急性结膜炎，睑腺炎，痛症，风疹，失眠。

（3）轮 1

【定位】在耳轮结节下方的耳轮处，即耳轮 9 区。

【主治】肥胖，主治扁桃体炎，

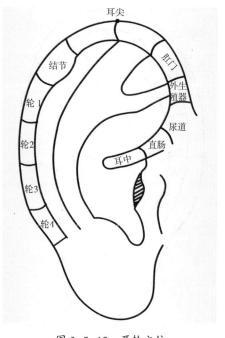

图 3-5-12　耳轮穴位

上呼吸道感染，发热。

（4）轮2

【定位】在轮1区下方的耳轮处，即耳轮10区。

【主治】肥胖，扁桃体炎，上呼吸道感染，发热。

（5）轮3

【定位】在轮2区下方的耳轮处，即耳轮11区。

【主治】肥胖，扁桃体炎，上呼吸道感染，发热。

（6）轮4

【定位】在轮3区下方的耳轮处，即耳轮12区。

【主治】肥胖，扁桃体炎，上呼吸道感染，发热。

2. 耳舟穴位（图3-5-13）

肩

【定位】在肘区的下方处，即耳舟4、5区。

【主治】肥胖，肩关节周围炎，肩部疼痛。

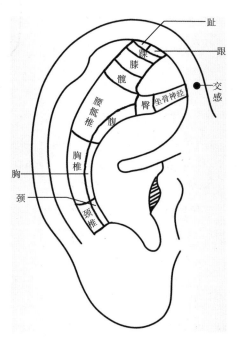

图3-5-14　对耳轮穴位

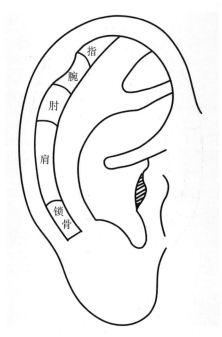

图3-5-13　耳周穴位

3. 对耳轮穴位（图3-5-14）

（1）交感

【定位】在对耳轮下脚末端与耳轮内缘相交处，即对耳轮6区前端。

【主治】肥胖，胃肠痉挛，心绞

痛，胆绞痛，肾绞痛，自主神经功能紊乱，心悸、多汗、失眠等。

（2）臀

【定位】在对耳轮下脚的后 1/3 处，即对耳轮 7 区。

【主治】肥胖，坐骨神经痛，臀部疼痛。

（3）腹

【定位】在对耳轮体前部上 2/5 处，即对耳轮 8 区。

【主治】肥胖，腹痛，腹胀，腹泻，急性腰扭伤，痛经，产后宫缩痛。

（4）胸

【定位】在对耳轮体前部中 2/5 处，即对耳轮 10 区。

【主治】肥胖，胸胁疼痛，胸闷，乳痛，乳少。

4. 三角窝穴位（图 3-5-15）

（1）角窝上

【定位】在三角窝前 1/3 的上部，即三角窝 1 区。

【主治】肥胖，高血压。

（2）内生殖器

【定位】在三角窝前 1/3 的下部，即三角窝 2 区。

【主治】肥胖，痛经，月经不调，白带过多，功能性子宫出血，遗精，阳痿，早泄。

（3）角窝中

【定位】在三角窝中 1/3 处，即三角窝 3 区。

【主治】肥胖，哮喘，咳嗽，肝炎。

（4）神门

【定位】在三角窝后 1/3 的上部，即三角窝 4 区。

【主治】肥胖，失眠，多梦，各种痛症，咳嗽，哮喘，眩晕，高血压，过敏性疾病，戒断综合征。

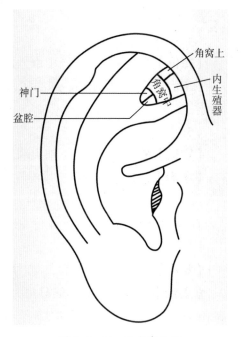

图 3-5-15　三角窝穴位

5. 耳屏穴位（图 3-5-16）

（1）上屏

【定位】在耳屏外侧面上 1/2 处，即耳屏 1 区。

【主治】咽炎，单纯性肥胖症。

（2）下屏

【定位】在耳屏外侧面下 1/2 处，即耳屏 2 区。

【主治】鼻炎，单纯性肥胖症。

（3）饥点

【定位】外鼻与肾上腺连线中点。

【主治】肥胖症、甲状腺功能亢进。

（4）渴点

【定位】外鼻与屏尖连线中点。

【主治】肥胖，糖尿病、尿崩症、神经性多饮。

（5）肾上腺

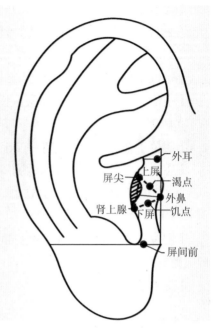

图 3-5-16　耳屏穴位（外侧面）

【定位】在耳屏游离缘下部尖端，即耳屏 2 区后缘处。

【主治】肥胖，低血压，风湿性关节炎，腮腺炎，间日疟，链霉素中毒性眩晕，哮喘，休克，鼻炎，急性结膜炎，咽炎，过敏性皮肤病。

6. 对耳屏穴位（图 3-5-17、18）

（1）皮质下

【定位】在对耳屏内侧面，即对耳屏 4 区。

【主治】肥胖，痛症，间日疟，神经衰弱，假性近视，胃溃疡，腹泻，高血压病，冠心病，心律失常。

（2）对屏尖

【定位】在对耳屏游离缘的尖端，即对耳屏 1、2、4 区交点处。

【主治】肥胖，哮喘，腮腺炎，皮肤瘙痒，睾丸炎，附睾炎。

（3）缘中

【定位】在对耳屏游离缘上，对屏尖与轮屏切迹之中点处，即对耳屏 2、3、4 区交点处。

【主治】肥胖，遗尿，内耳眩晕症，功能性子宫出血。

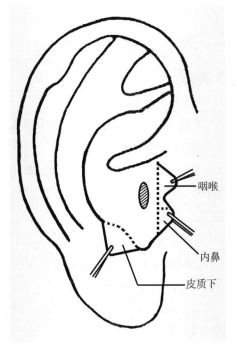
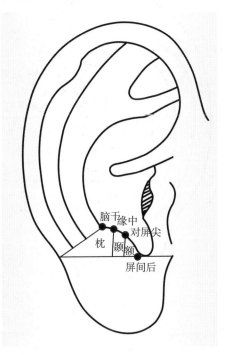

图 3-5-17　对耳屏穴位（内侧面）　　　图 3-5-18　对耳屏穴位（外侧面）

（4）脑干

【定位】在轮屏切迹处，即对耳屏 3、4 区之间。

【主治】肥胖，头痛，眩晕，假性近视。

7. 耳甲穴位（图 3-5-19）

（1）口

【定位】在耳轮脚下方前 1/3 处，即耳甲 1 区。

【主治】肥胖，面瘫，口腔炎，胆囊炎，胆石症，戒断综合征，牙周炎，舌炎。

（2）食道

【定位】在耳轮脚下方中 1/3 处，即耳甲 2 区。

【主治】肥胖，食管炎，食管痉挛。

（3）贲门

【定位】在耳轮脚下方后 1/3 处，即耳甲 3 区。

【主治】肥胖，贲门痉挛，神经性呕吐。

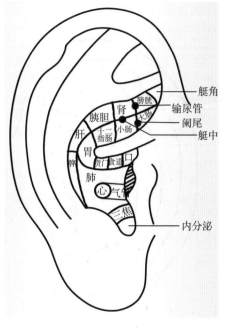

图 3-5-19　耳甲穴位

（4）胃

【定位】耳轮脚消失处，即耳甲4区。

【主治】肥胖，胃炎，胃溃疡，失眠，牙痛，消化不良，恶心呕吐。

（5）十二指肠

【定位】在耳轮脚及部分耳轮与AB线之间的后1/3处，即耳甲5区。

【主治】肥胖，十二指肠球部溃疡，胆囊炎，胆石症，幽门痉挛，腹胀，腹泻，腹痛。

（6）小肠

【定位】在耳轮脚及部分耳轮与AB线之间的中1/3处，即耳甲6区。

【主治】肥胖，消化不良，腹痛，心动过速，心律不齐。

（7）大肠

【定位】在耳轮脚及部分耳轮与AB线之间的前1/3处，即耳甲7区。

【主治】肥胖，腹泻，便秘，痢疾，咳嗽，痤疮。

（8）阑尾

【定位】在小肠区与大肠区之间，即耳甲6、7区交界处。

【主治】肥胖，单纯性阑尾炎，腹泻，腹痛。

（9）艇角

【定位】在对耳轮下脚下方前部，即耳甲8区。

【主治】肥胖，前列腺炎，尿道炎。

（10）膀胱

【定位】在对耳轮下脚下方中部，即耳甲9区。

【主治】肥胖，膀胱炎，遗尿，尿潴留，腰痛，坐骨神经痛，后头痛。

（11）肾

【定位】在对耳轮下脚下方后部，即耳甲10区。

【主治】肥胖，腰痛，耳鸣，神经衰弱，水肿，哮喘，遗尿，月经不调，遗精，阳痿，早泄，眼病，五更泻。

（12）输尿管

【定位】在肾区与膀胱区之间，即耳甲 9、10 区交界处。

【主治】肥胖，输尿管结石绞痛。

（13）胰胆

【定位】在耳甲艇的后上部，即耳甲 11 区。

【主治】肥胖，胆囊炎，胆石症，胆道蛔虫症，偏头痛，带状疱疹，中耳炎，耳鸣，听力减退，胰腺炎，口苦，胁痛。

（14）肝

【定位】在耳甲艇的后下部，即耳甲 12 区。

【主治】肥胖，胁痛，眩晕，经前期紧张症，月经不调，围绝经期综合征，高血压病，假性近视，单纯性青光眼，目赤肿痛。

（15）艇中

【定位】在小肠区与肾区之间，即耳甲 6、10 区交界处。

【主治】肥胖，腹痛，腹胀，腮腺炎。

（16）脾：在 BD 线下方，耳甲腔的后上部，即耳甲 13 区。

【主治】肥胖，腹胀，腹泻，便秘，食欲不振，功能性子宫出血，白带过多，内耳眩晕症，水肿，痿证，内脏下垂，失眠。

（17）心

【定位】在耳甲腔正中凹陷处，即耳甲 15 区。

【主治】肥胖，心动过速，心律不齐，心绞痛，无脉症，癔病，自汗，盗汗，口舌生疮，心悸怔忡，失眠，健忘。

（18）气管

【定位】在心区与外耳门之间，即耳甲 16 区。

【主治】肥胖，咳嗽，气喘，急慢性咽炎。

（19）肺

【定位】在心、气管区周围处，即耳甲 14 区。

【主治】肥胖，咳喘，胸闷，声音嘶哑，痤疮，皮肤瘙痒，荨麻疹，扁平疣，便秘，戒断综合征，自汗，盗汗，鼻炎。

（20）三焦

【定位】在外耳门后下方，肺与内分泌区之间，即耳甲 17 区。

【主治】肥胖，便秘，腹胀，水肿，耳鸣，耳聋，糖尿病。

（21）内分泌

【定位】在耳屏切迹内，耳甲腔的前下部，即耳甲18区。

【主治】肥胖，痛经，月经不调，围绝经期综合征，痤疮，间日疟，糖尿病。

8.耳背穴位（图3-5-20）

（1）耳背心

【定位】在耳背上部，即耳背1区。

【主治】肥胖，心悸，失眠，多梦。

（2）耳背肺

【定位】在耳背中内部，即耳背2区。

【主治】肥胖，咳喘，皮肤瘙痒。

（3）耳背脾

【定位】在耳背中央部，即耳背3区。

【主治】肥胖，胃痛，消化不良，食欲不振，腹胀，腹泻。

（4）耳背肝

【定位】在耳背中外部，即耳背4区。

【主治】肥胖，胆囊炎，胆石症，胁痛。

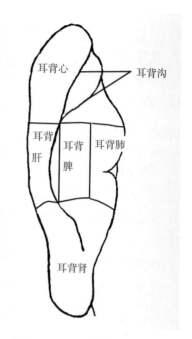

图3-5-20 耳背穴位

（5）耳背肾

【定位】在耳背下部，即耳背5区。

【主治】肥胖，头痛，眩晕，神经衰弱。

（6）耳背沟

【定位】在对耳轮沟和对耳轮上、下脚沟处。

【主治】肥胖，高血压病，皮肤瘙痒。

二、耳针操作技术

（一）操作程序

1. 选穴　诊断明确后，根据耳穴的选穴原则，或在耳郭上所获得阳性反应点，确立处方。

2. 消毒　在针刺耳穴时，必须严格消毒，一是针具的消毒；二是医者手指消毒；三是耳穴皮肤的消毒。耳穴皮肤消毒先用 2% 碘酊消毒，再用 75% 乙醇消毒并脱碘，或用络合碘消毒。

（二）刺激方法

1. 毫针刺法　一般采用坐位，如年老体弱，病重或精神紧张者宜采用卧位。针具选用 28~30 号粗细的 0.5~1 寸长的毫针针刺耳穴。进针时，术者用左手拇食两指固定耳郭，中指托着针刺部的耳背，这样既可掌握针刺的深度，又可减轻针刺的疼痛。然后用右手拇食指持针，在所选耳穴或进针。进针方法可用速刺法。刺激的强度和手法应视患者的病情、体质和耐痛度等综合决定。针刺的深度也应根据患者耳郭局部的厚薄而灵活掌握，一般刺入皮肤 2~3 分即可。刺入耳穴后，如局部感应强烈，患者症状即刻有所减轻；若局部无针感，应调整毫针针尖方向。留针时间一般为 20~30 分钟，慢性病、疼痛性疾病留针时间可适当延长，儿童、老年人不宜多留。出针时左手托住耳背，右手起针，并用消毒干棉球压迫针孔，以免出血，再用碘酒涂擦一次。

2. 电针法　电针法是将毫针法与脉冲电流刺激相结合的一种方法。利用不同波形的脉冲电刺激以强化针刺耳穴的调节功能，达到增强疗效的目的。凡适宜耳针治疗的疾病均可应用，临床上常适用于治疗一些神经系统疾病、内脏痉挛、哮喘等。还应用于耳针麻醉。关于具体操作方法可参见第三章第十节电针疗法。

3. 埋针法　是将皮内针埋于耳穴内治疗疾病的一种方法，此法适用于一些疼痛性疾病和慢性病，可起到持续刺激，巩固疗效或防止复发的功用。

使用时，消毒局部皮肤，左手固定耳郭，绷紧埋针处皮肤，右手用镊子夹住消毒的皮内针针柄，轻轻刺入所选穴位皮内，一般刺入针体的 2/3，再用胶布固定。一般仅埋患侧单耳，必要时可埋双耳。每日自行按压 3 次，留针 3~5 天。

如埋针处痛甚而影响睡眠时，应适当调整针尖方向或深浅度。埋针处不宜淋湿浸泡，夏季埋针时间不宜过长，以免感染。局部有胀痛不适需及时检查，如针眼处皮肤红肿有炎症时应立即出针，并采取相应措施。耳郭有炎症、冻疮则不宜埋针。

4. 压丸法　又称压籽法，是在耳穴表面贴敷小颗粒药物的一种简易刺激方法。本法可治疗常见病症，不仅能收到毫针、埋针法同样的疗效，而且安全无痛，副作用少、不易引起耳软骨膜炎，适用于老年、儿童及惧痛的患者。本法能起到持续刺激的作用，患者可以不定时地在贴敷处按压以加强刺激。对于一些老年性慢性支气管炎病、高血压、胆石症、小儿遗尿等慢性病更为适用。

压丸法所选材料可就地取材，如油菜籽、小米、莱菔子、王不留行籽等，以王不留行籽为常用。使用前用沸水烫洗后晒干，贮瓶中备用。应用时，将其贴于 0.5cm × 0.5cm 小方块胶布中央，然后贴敷于耳穴上，并给予适当按压，使耳郭有发热、胀痛感。一般每天患者可自行按压数次，3~5 天更换 1 次，复诊时可按病情酌情增减或更换穴位。

使用中应防止胶布潮湿或污染，以免引起皮肤炎症。个别患者可能对胶布过敏，局部出现红色粟粒样丘疹并伴有痒感，可加用肾上腺穴或改用毫针法治疗。一般孕妇用本法时按压宜轻，但习惯性流产者须慎用。耳郭皮肤有炎性病变、冻疮等不宜采用。

5. 灸法　用温热作用刺激耳郭以治疗疾病的方法，有温经散寒、疏通经络的功效，多用于虚证、寒证、痹证等，灸的材料可用艾条、灯心草、线香等。

艾条灸可灸整个耳郭或较集中的部分耳穴。灯心草灸，即将灯心草的一端浸蘸香油后，用火柴点燃，对准耳穴迅速点灸，每次 1~2 穴，两耳交替，适用于痄腮、目赤肿痛、缠腰火丹等。若需对单个耳穴施灸时，可将卫生线香点燃后，对准选好的耳穴施灸，香火距皮肤约 1cm，以局部有温热感为度，每穴灸 3~5 分钟，适用于腰腿痛、落枕、肩凝症等。

施灸时注意不可引起烫伤，以免继发感染而造成耳软骨膜炎；如呈现小水泡时，可任其自然吸收；复灸时，应更换耳穴；精神紧张、严重心脏病患者、孕妇等均应慎用。

6. 刺血法　用三棱针在耳穴处刺血的一种治疗方法。凡属瘀血不散所致的疼痛，邪热炽盛所致的高热抽搐，肝阳上亢所致的头晕目眩、目赤肿痛等症，均可采用刺血法。本法具有祛瘀生新、清热泻火的作用，临床应用较多。

刺血前必须按摩耳郭使其充血，施术时必须严密消毒。隔日1次，急性病可1日2次。

四肢或躯干急性扭伤、急性结膜炎可在耳尖和病变相应处刺出血；高血压病可在耳背沟、耳尖处刺出血；小儿湿疹、神经性皮炎可在耳背寻找一充血最明显处刺出血。虚弱患者最好不用刺血法；孕妇、患出血性疾病或凝血功能障碍的患者忌用本法。

7. 水针法　即药物穴位注射法，是用微量药物注入耳穴，通过注射针对耳穴的刺激及注入药物的药理作用达到治疗疾病目的的方法。根据病情选用相应的注射药液，所用针具为1ml注射器和26号注射针头。将抽取的药液缓慢地注入耳穴的皮下，每次1~3穴，每穴注入0.1~0.3ml，隔日1次，7~10次为1疗程。

8. 磁疗法　是用磁场作用于耳穴治疗疾病的方法，具有镇痛、消炎、止痒、催眠、止喘和调整自主神经功能等作用，适用于各类痛证、哮喘、皮肤病、神经衰弱、高血压病等。如用直接贴敷法即把磁珠放置在胶布中央直接贴于耳穴上（类似压丸法），或用磁珠或磁片异名极在耳郭前后相对贴，可使磁力线集中穿透穴位，更好地发挥作用。间接贴敷法则是用纱布或薄层脱脂棉把磁珠（片）包起来，再固定在耳穴上，这样可减少磁珠（片）直接接触皮肤而产生的某些副作用。

9. 按摩法　是在耳郭不同部位用手进行按摩、提捏、点压、切掐以防治疾病的方法，常用的方法有自身耳郭按摩法和耳郭穴位按摩法。前者包括全耳按摩、手摩耳轮和提捏耳垂。全耳按摩，是用两手掌心依次按摩耳郭前后两侧至耳郭充血发热为止；手摩耳轮，是两手握空拳，以拇食两指沿着外耳轮上下来回按摩至耳轮充血发热为止；提捏耳垂，是用两手由轻到重提捏耳垂3~5分钟。以上方法可用于多种疾病的辅助治疗和养生保健。耳郭穴位按摩，术者用压力棒点压、按揉耳穴，也可用拇食指同时在耳郭前后相对掐切耳穴，适用于临床治疗。

三、耳针临床应用

（一）在诊断方面的应用

当人体内脏或躯体某些部位发生病变时，往往会在耳郭上相应区域出现各种反应，这种病理性反应可表现为变形、变色、脱屑、丘疹、压痛敏感、皮肤低电阻等。这些现象出现在耳穴，可作为辅助诊断的依据。医生利用这些现象，结合患者的症状和体征，可作出临床诊断。如头痛、头晕的患者常在耳郭的对耳屏2区、3区出现压痛敏感；胃痛在耳轮脚及耳轮脚消失处等都有可能出现明显的压痛敏感点。又如不少胃溃疡患者，在耳郭的耳甲4区出现白色或暗灰色点片状反应，并与周围皮肤有别。

1. 望诊法　可用肉眼或放大镜在自然光线下，直接观察耳郭皮肤有无变色变形等征象。如脱屑、丘疹、硬结等。

2. 压痛法　用弹簧探棒或毫针针柄等在与疾病相应的部位由周围向中心，以均匀的压力仔细探查，当患者表现皱眉、眨眼、呼痛或躲闪等反应，可作为辅助诊断参考。

3. 皮肤电阻测定法　用耳穴探测仪测定皮肤电阻、电位、电容等变化。如电阻值降低，导电量增加，形成良导点者，可供参考。

4. 注意事项　其一，各区反应与全身的联系。"心主神明"，神经系统疾病和精神病在耳甲15区有反应；"肺主皮毛"，皮肤有病时可能在肺区出现糠皮样脱屑；脾胃为表里关系，胃及十二指肠溃疡、消化不良等病症，在耳甲4、5、6区出现反应的同时，耳甲13区也可能有反应。其二，与正常反应点的区别。健康人的耳郭上也会有不同的反应。其鉴别方法是一看二压。即先观察有无反应点，再在反应点上压一压，如系假阳性则压之不痛。此外，如耳郭上的色素沉着、疣痣、白色结节、小脓疱、冻疮疤痕等均宜注意鉴别。

（二）在治疗方面的应用

1. 选穴原则

（1）辨证取穴：根据中医的脏腑、经络学说辨证选用相关耳穴。

（2）对症取穴：根据现代医学的生理、病理知识，对症选用有关耳穴。

（3）相应部位取穴：根据临床诊断属于某病，选用相应的耳穴。

（4）经验取穴：临床实践发现有些耳穴具有治疗本部位以外疾病的作用，如外生殖器穴可以治疗腰腿痛。

2.注意事项

（1）严格消毒，防止感染。因耳郭暴露在外，表面凹凸不平，结构特殊，针刺前必须严格消毒。湿疹、溃疡、冻伤和炎症部位禁针。针刺后如针孔发红、肿胀应及时涂 2% 碘酒，并服用消炎药，以防止化脓性耳软骨炎的发生。

（2）有习惯性流产史的孕妇应禁针。

（3）患有严重器质性病变和伴有高度贫血者不宜针刺，对年老体弱的高血压病患者不宜行强刺激法。

（4）耳针治疗时亦可发生晕针，应注意预防并及时处理。

（5）耳针减肥只适用于符合肥胖标准的人，不宜对不超重的人使用。耳针减肥不会立刻见效，其效果多在第 1~2 个疗程时出现，对体重不减者，可治疗几个疗程，方能见效。顽固性肥胖则要长期治疗。耳针治疗中，同时要控制饮食、加强锻炼、保持大便通畅。耳针减肥只适用于单纯性肥胖；继发性肥胖、药物性肥胖效果不佳。对老年患者、儿童以及患有高血压病、动脉硬化的肥胖患者，针刺前后要适当休息，以防意外。

第六节　三棱针疗法

三棱针刺法是用三棱针刺破血络或腧穴，放出适量血液，或挤出少量液体，或挑断皮下纤维组织，以治疗疾病的方法。其中放出适量血液以治疗疾病的方法属刺络法或刺血法，又称放血疗法。三棱针刺法有点刺法、散刺法和挑刺法三种，多用于瘀血证、热证、实证和急症及疼痛等。

三棱针由古代九针之一的锋针发展而来。锋针，在古代主要是用于泻血排脓以治疗难治性病症的工具。《灵枢·九针论》说："锋针……主痈热出血"。《灵枢·九针十二原》又说："锋针者，刃三隅以发痼疾"。古人对刺血法非常重视。《素问·血气形志篇》说："凡治病必先去其血"。《灵枢·九针十二原》曰："宛陈则除之"。《灵枢·官针》更有"络刺""赞刺""豹文刺"等刺血法。

一、针具

三棱针用不锈钢制成，全长6.5cm，针柄呈圆柱体，针身呈三棱锥体，三棱为刃，针尖锋利，常用规格有大号和小号两种（图3-6-1）。

三棱针新针具使用前应在细磨石上磨至锐利，称为"开口"。三棱针用久会变钝，也应磨至锐利，以减轻进针时患者的痛苦。

针具使用前应进行灭菌或消毒处理，可采用高温灭菌，或将针具用70%~75%乙醇浸泡30分钟消毒。

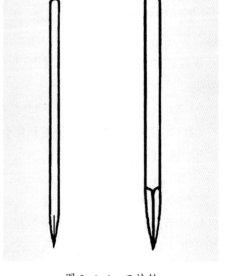

图 3-6-1　三棱针

二、操作方法

（一）持针姿势

一般以右手持针，用拇、食两指捏住针柄中段，中指指腹紧靠针体，露出针尖2~3mm（图3-6-2）

（二）操作方法

三棱针的操作方法一般分为点刺法、散刺法和挑刺法三种。

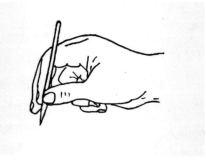

图 3-6-2　持针姿势

1.点刺法　此法是用三棱针点刺腧穴或血络以治疗疾病的方法。

（1）点刺穴位：即点刺腧穴出血或挤出少量液体的方法。

针刺前在点刺穴位的上下用手指向点刺处推按，使血液积聚于点刺部位，常规消毒后，左手拇、食指固定点刺部位，右手持针直刺2~3mm，快进快出，点刺后采用反复交替挤压和舒张针孔的方法，使出血数滴，或挤出液体少许，右手捏干棉球将血液或液体及时擦去。为了刺出一定量的血液或液体，点刺穴位的深度不宜太浅。此法多用于指趾末端、面部、耳部的穴位，如井穴、十宣、印堂、攒竹、耳尖、扁桃体、四缝等穴位。

（2）点刺血络：有浅刺和深刺两种。

浅刺：即点刺随病显现的浅表小静脉出血的方法。常规消毒后，右手持针垂直点刺，快进快出，动作要求稳、准、快。一次可出血5~10ml。此法多用于有小静脉随病显现的部位，如下肢后面、额部、颞部、耳背、足背等部位。

深刺：即点刺随病显现的较深、较大静脉放出一定量血液的方法。先用橡皮管结扎在针刺部位的上端（近心端），使相应的静脉进一步显现，局部消毒后，左手拇指按压在被刺部位的下端，右手持三棱针对准迂曲的静脉向心斜刺，迅速出针，针刺深度以针尖"中营"为度，让血液自然流出，松开橡皮管，待出血停止后，以无菌干棉球按压针孔，并以75%乙醇棉球清理创口周围的血液。本法出血量较大，一次治疗可出血几十甚至上百毫升，多用于肘窝、腘窝部的静脉。（图3-6-3）

2. 散刺法　此法是在病变局部及其周围进行连续点刺以治疗疾病的方法。局部消毒后，根据病变部位的大小，可连续垂直点刺10~20针以上，由病变外缘环行向中心点刺（图3-6-4），促使瘀热、水肿、脓液得以排除。

3. 挑刺法　此法是以三棱针挑断穴位皮下纤维组织以治疗疾病的方法。局部消毒后，左手捏起施术部位皮肤，右手持针先横刺进入皮肤，挑破皮肤0.2~0.3cm，再将针深入皮下，挑断皮下白色纤维组织，以挑尽为止，并可挤出一定量血液；或挤出少量液体，然后以胶布固定无菌敷料保护创口。对于一些畏惧疼痛者，可先用2%利多卡因局麻后再挑刺。挑刺的部位可以选用经穴，也可选用奇穴、阿是穴，以及随病而起的阳性反应点，此时应注意与机体固有的痣、毛囊炎、色素斑等相鉴别。

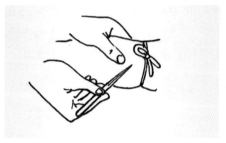

图3-6-3　点刺血络（深刺）

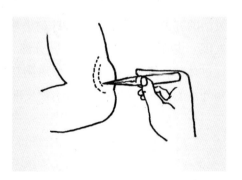

图3-6-4　散刺法

三、临床应用

（一）适应范围

三棱针疗法具有行气活血、消肿止痛、泻热开窍等作用，临床主要用于气滞证、血瘀证、实热证等所表现的以肥胖、疼痛、发热、肿胀等症状为主要表现的疾病。采用三棱针刺法放出一定量的血液对疑难杂症有特殊的疗效。

（二）注意事项

1. 对于放血量较大患者，术前做好解释工作。
2. 由于创面较大，必须无菌操作，以防感染。
3. 操作手法要稳、准、快，一针见血。
4. 若穴位和血络不吻合，施术时宁失其穴，勿失其络。
5. 点刺穴位不宜太浅，深刺血络要深浅适宜，针尖以中营为度。
6. 为了提高疗效，应保证出血量，出针后可立即加用拔罐。
7. 点刺、散刺法可1次/日或隔日，挑刺、泻血法宜每5~7日1次。
8. 避开动脉血管，若误伤动脉出现血肿，以无菌干棉球按压局部止血。
9. 大病体弱、明显贫血、孕妇和有自发性出血倾向者慎用。
10. 重度下肢静脉曲张者禁用。

第七节　皮肤针疗法

皮肤针疗法是用皮肤针叩刺皮部以治疗疾病的方法。其操作方法是运用灵活的腕力垂直叩刺。皮肤针刺法是古代"毛刺""扬刺""半刺"等刺法的发展。皮部是全身皮肤按经脉分部。皮肤针刺法就是采用皮肤针叩刺皮部，通过孙脉、络脉和经脉以调整脏腑功能，通行气血，平衡阴阳，从而达到内病外治的目的。同时，也可治疗皮部病证。

一、针具

皮肤针外形似小锤。针柄有软柄和硬柄两种类型，软柄一般用牛角制成，富有弹性；硬柄一般用有机玻璃或硬塑制作。头部附有莲蓬状针盘，针盘上均匀地嵌着不锈钢短针。根据所嵌短针的数目，又分别称之为梅花针（5支短针）、七星针（7支短针）、罗汉针（18支短针）。因刺激轻微，适用于小儿，故又称之为小儿针。针尖不宜太锐或太钝，应呈松针形。全束针尖应平齐，避免出现歪斜、钩曲、锈蚀和缺损等现象。检查针具时，可用干棉球轻触针尖，若针尖有钩曲或缺损，则棉絮易被带动（图3-7-1、2）。

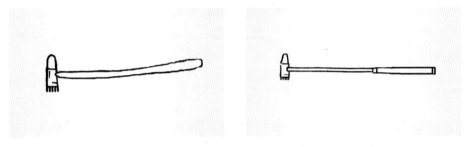

图 3-7-1　软柄皮肤针　　　　　　　图 3-7-2　硬柄皮肤针

针具使用前应进行灭菌或消毒处理，可卸下所嵌的金属短针，以高温灭菌或用70%~75%乙醇浸泡30分钟消毒。因为高温或乙醇均可损坏针具的非金属部分。

二、操作方法

（一）持针姿势

软柄和硬柄皮肤针的持针姿势不同（图3-7-3、4），分述如下。

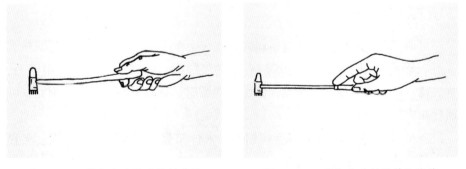

图 3-7-3　软柄皮肤针的持针姿势　　　图 3-7-4　硬柄皮肤针的持针姿势

1. 软柄皮肤针　将针柄末端置于掌心，拇指居上，食指在下，余指呈握拳状固定针柄末端。

2.硬柄皮肤针　用拇指和中指挟持针柄两侧，食指置于针柄中段的上面，无名指和小指将针柄末端固定于大小鱼际之间。

（二）叩刺方法

皮肤常规消毒后，针尖对准叩刺部位，运用灵活的腕力垂直叩刺，即将针尖垂直叩击在皮肤上，并立刻弹起。如此反复进行。

叩刺时要运用灵活的腕力直刺、弹刺、速刺。不可斜刺、压刺、慢刺、拖刺，避免使用臂力。

（三）刺激强度

根据患者病情、体质、年龄和叩刺部位的不同，可分别采用弱刺激、中等刺激和强刺激。

1.弱刺激　用较轻的腕力叩刺，冲力小，针尖接触皮肤时间较短，局部皮肤略见潮红，患者无疼痛感觉。适用于年老体弱、小儿、初诊患者，以及头面五官肌肉浅薄处。

2.中等刺激　叩刺的腕力介于强、弱刺激之间，冲力中等，局部皮肤潮红，但无出血，患者稍觉疼痛。适用于多数患者，除头面五官等肌肉浅薄处，其他部位均可选用。

3.强刺激　用较重的腕力叩刺，冲力大，针尖接触皮肤时间稍长，局部皮肤可见出血，患者有明显疼痛感觉。适用于年壮体强，以及肩、背、腰、臀、四肢等肌肉丰厚处。

（四）叩刺部位

可通过以下三种方式选择叩刺部位。

1.循经叩刺　指沿着与疾病有关的经脉循行路线叩刺。主要用于项、背、腰、骶部的督脉和膀胱经，其次是四肢肘、膝以下的三阴、三阳经。可治疗相应脏腑经络病变。

2.穴位叩刺　指选取与疾病相关的穴位叩刺。主要用于背俞穴、夹脊穴、某些特定穴和阳性反应点。

3.局部叩刺　指在病变局部叩刺。如治疗头面五官疾病、关节疾病、局部扭伤、顽癣等疾病可叩刺病变局部。

三、临床应用

（一）适应范围

皮肤针疗法主要用于如下病症：

肥胖、头痛、失眠、口眼㖞斜、颈椎病、荨麻疹、斑秃、肌肤麻木、痛经等。

（二）注意事项

1.施术前应检查针具，对于针尖有钩曲、缺损、参差不齐，针柄有松动的针具，须及时修理或更换，方可使用。

2.操作时运用灵活的腕力垂直叩刺，并立即弹起。避免斜刺、拖刺、压刺。

3.针具及针刺局部皮肤必须消毒。叩刺后皮肤如有出血，须用消毒干棉球擦拭干净，保持清洁，以防感染。

4.局部皮肤有创伤、溃疡、疤痕等不宜使用本法。

5.皮肤针刺法多配合拔火罐，应在治疗前做好准备。

第八节　皮内针疗法

皮内针疗法是以皮内针刺入并固定于腧穴部位的皮内或皮下进行较长时间刺激以治疗疾病的方法。取法于《素问·离合真邪论》"静以久留"的刺法，适用于需要持续留针的慢性疾病以及经常发作的疼痛性疾病。

一、针具

皮内针是用不锈钢制成的小针，有图钉型和麦粒型两种。

（一）图钉型

针身长 2~2.5mm，针身粗 30~32 号（直径 0.32~0.28mm），针柄呈圆形，其直径 4mm，针身与针柄垂直。临床以针身长度为 2mm 和针身粗细为 32 号

（直径 0.28 mm）者最常用。图钉型
也称揿钉型（图 3-8-1）。

图 3-8-1　图钉型皮内针

（二）麦粒型

针身长 5mm，针身粗 32 号（直
径 0.28 mm），针柄呈圆形，其直径
3mm，针身与针柄在同一平面。麦
粒型也称颗粒型（图 3-8-2）。

针刺前针具灭菌，或以 75% 乙
醇浸泡 30 分钟消毒。

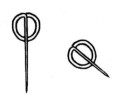

图 3-8-2　麦粒型皮内针

二、操作方法

局部皮肤常规消毒后，图钉型
和麦粒型皮内针的针刺方法有所差异。

（一）图钉型皮内针法

以镊子或持针钳夹住针柄，将针尖对准选定的穴位垂直刺入，然后以
10mm×10mm 胶布将针柄固定于皮肤。此外，也可将针柄放在预先剪好的如
前大小的胶布上粘住，用镊子捏起胶布的一角，针尖对准穴位直刺并按压固
定。此法常用于耳穴和面部穴位。

（二）麦粒型皮内针法

左手拇、食指将穴位的皮肤向两侧撑开绷紧，右手用镊子夹住针柄，针
尖对准穴位将针体平刺入穴位的真皮。针刺方向，一般与穴位所在的经脉呈
十字交叉。针刺入后，在针柄和相应的皮肤之间，粘贴一块小胶布，然后再
用一块较大的胶布覆盖在针柄上。这样就可以保护针身固定于真皮内，防止
因运动等影响而致针具移动或脱落。此法适用于多数穴位。

皮肤针埋藏的时间，一般 1~2 天，多者 6~7 天，暑热天不宜超过 2 天，
平时注意检查，以防感染。埋针期间，可每天按压数次，以增加刺激量。

三、临床应用

（一）适应范围

皮内针疗法适用于一些慢性疾病以及经常发作的疼痛性疾病。如肥胖、高血压病、偏头痛、神经衰弱、三叉神经痛、面肌痉挛、月经不调、痛经等病证。

（二）注意事项

1. 埋针宜选用较宜固定和不妨碍肢体运动的穴位。
2. 埋针后，若患者感觉局部刺痛，应将针取出重埋或改用其他穴位。
3. 埋针期间，针处不要着水，以免感染。
4. 热天出汗较多，埋针时间不宜过长。
5. 若发现埋针局部感染，应将针取出，并对症处理。
6. 溃疡、炎症、不明原因的肿块，禁忌埋针。

第九节　鍉针疗法

鍉针疗法是以鍉针按压经脉和穴位以治疗疾病的方法。鍉针为古代九针之一，临床用于按压经脉、穴位，不刺入皮肤。因操作时以推按穴位为主，故又称为推针。本法既可治疗，又可诊断。操作简单，奏效迅速，有疏导经络气血的作用。

《灵枢·九针十二原》说："三曰鍉针，长三寸半……锋如黍粟之锐，主按脉勿陷以致其气"。关于鍉针的结构和作用《灵枢·九针论》又进一步明确："……必大其身而员其末，令可以按脉勿陷，以致其气，令邪气独出"。且《灵枢·官针》说："病在脉气少，当补之者，取以鍉针于井荥分输"。可见用鍉针按压经脉、穴位有疏导经络气血、补虚泻实的作用。

鍉针为按压经脉、穴位以诊断和治疗疾病的工具，选穴主要是特定穴和耳穴。磁鍉针、电鍉针、电热鍉针等为其运用的发展。

一、针具

鍉针针体长 3 寸半，按古代周尺计算，约合 8cm，针身呈圆柱体，针头圆钝光滑呈半球体，针头直径以 2~3mm 为宜（图 3-9-1）。制针材料多选用檀木，或竹，或金属，如不锈钢、黄铜、银等。以磁性材料制成者称磁鍉针。

二、操作方法

拇、食指捏持针柄，中指指腹置于针体的中段，针体与所按压的经脉或穴位皮肤垂直，每次按压持续 1~10 分钟，可结合捻转或震颤法。按压后轻轻揉按凹陷。有弱刺激和强刺激两种。

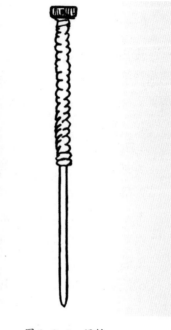

图 3-9-1　鍉针

（一）弱刺激

按压用力较小，形成的凹陷浅，局部有酸胀感，按压部位周围发生红晕，治疗时间较短，按压时结合捻转法。

（二）强刺激

按压用力较大，形成的凹陷深，局部有胀痛感，并可向一定的方向传导，治疗时间较长。按压时结合震颤法。

每日治疗 1~2 次，重症可 3~4 次，10 次为一疗程。由于该法的操作较简单，可教患者自己使用。

三、临床应用

（一）适应范围

肥胖、失眠等。

（二）注意事项

1. 选用针头呈半球体的锟针，其针头不宜过尖，否则宜产生疼痛。
2. 不可刺激过强，以防晕针。
3. 垂直按压，不宜斜刺。
4. 勿损伤皮肤。

第十节　芒针疗法

芒针疗法是用芒针针刺穴位以治疗疾病的方法。芒针由九针之一的长针发展而来，用不锈钢丝制成，因其针身细长如麦芒，故名。常用芒针的长度为5~8寸。

芒针疗法有别于其他刺法，操作手法较为复杂，施术者必须练好基本功，掌握穴位局部解剖，操作时双手协同，准确地把握针刺的角度和深度。

芒针疗法一般适用于普通毫针难以取得显著疗效，必须用长针深刺的疾病。

一、针具

芒针针体采用不锈钢制成，光滑坚韧，富于弹性，不易生锈。芒针的结构与毫针一样，分为五个部分，即针尖、针体、针根、针柄和针尾。

目前临床使用的芒针有5寸、6寸、7寸、8寸、10寸、15寸等数种，以长度5~8寸、粗细26~28号的针具最为常用。

针具使用前必须灭菌，或用75%乙醇浸泡30分钟后方可使用。

二、操作方法

芒针的操作方法应强调双手协同，灵巧配合。针刺的基本步骤如下。

（一）进针

进针采用夹持进针法。应避免或减少疼痛，施术时，一方面要分散患者的注意力，消除恐惧心理，另一方面技术必须熟练，以减少患者疼痛。

针刺前穴位局部皮肤常规消毒后，刺手持针柄的下段，押手拇食两指用消毒干棉球捏住针体下段，露出针尖，并将针尖对准穴位。当针尖贴近穴位皮肤时，双手配合，压捻结合，迅速刺透表皮，并缓慢将针刺至所需深度。（3-10-1、2）

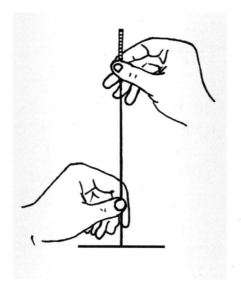 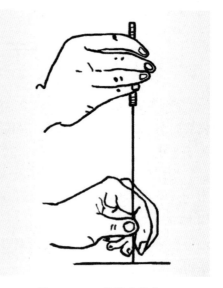

图 3-10-1　芒针进针法 1　　　　　　图 3-10-2　芒针进针法 2

（二）手法

芒针的行针多采用捻转法，捻转的角度不宜过大，一般在 180°~360°，行针不可单向捻转，否则针体容易缠绕肌纤维和皮肤，产生疼痛。行针也可采用提法和按法。

在运用芒针刺法时，还可采用多向刺法，即芒针针刺到一定深度后，变换针刺的角度和方向。在运用多向刺时，可根据穴位局部解剖的不同，用押手的动作改变针刺的角度和方向，以增加刺激强度，提高治疗效果。

（三）出针

施术完毕，即可退针。出针的动作应轻柔、缓慢。方法是提捻结合，将针尖缓慢地提至皮下，再轻轻抽出，边退针，边揉按针刺的相应部位，以防出血，并减轻疼痛。如出针后血从针孔溢出，应迅速以干棉球按压针孔，直至出血停止。

进针、出针是芒针刺法的主要过程之一，进针采用夹持进针法，要求压捻结合，做到灵巧、无痛或微痛。而出针应当提捻交替，以轻柔、缓慢为宜。在整个操作过程中，注意双手的协同，灵活地运用指力和腕力，针体始终处于捻转的状态，以减轻疼痛，保证灵巧的针法。

三、临床应用

（一）适应范围

芒针疗法的适应范围与毫针刺法一样，范围较广。又因为芒针体长，其法刺深，所以特别适用于毫针刺法难以取效，必须用长针深刺才能见效的疾病。临床常用于减肥。

（二）注意事项

1. 对初次接受芒针治疗的患者，应做好解释工作，消除恐惧心理。

2. 对惧针患者，应注意针刺顺序，可先针其不易看到的穴位，后针易见的穴位。

3. 选穴宜少，手法宜轻，双手协同。

4. 针刺时动作必须缓慢，切忌快速提插，以免造成损伤血管、神经或内脏等。

5. 由于芒针针体长，刺入深，进针后嘱患者不可移动体位，以免滞针、弯针或断针。

6. 过饥、过饱、过劳、醉酒、年老体弱者，孕妇儿童，以及某些难以配合治疗的患者忌针。

7. 医者态度要严肃认真，不可马虎轻率，以免针刺事故的发生。

第十一节　腧穴敷贴法

腧穴敷贴法是指在某些穴位上敷贴药物，通过药物和穴位的共同作用以治疗疾病的一种方法。

腧穴敷贴法既有穴位刺激作用，又通过皮肤组织对药物有效成分的吸收，发挥明显的药理效应，因而具有双重治疗作用。药物经皮肤吸收，极少通过肝脏，也不经过消化道，可避免肝脏及各种消化酶、消化液对药物成分的分解破坏，从而使药物保持更多的有效成分，更好地发挥治疗作用；另一方面也避免了因药物对胃肠的刺激而产生的一些不良反应。因此，本法可以弥补药物内治的不足。除极少有毒药物外，本法一般无危险性和毒副作用，较为安全、简便，对于衰老稚弱者、药入即吐者尤宜。腧穴敷贴法与现代医学的"透皮给药系统"有许多相似之处，随着现代医学"透皮给药系统"研究的不断深入，中药透皮治疗与经络腧穴相结合，将为中医外治法开拓广阔的前景。

一、敷贴药物

（一）药物的选择

凡是临床上有效的汤剂、丸剂，一般都可以熬膏或为研末用作腧穴敷贴。吴师机在《理瀹骈文》中指出："外治之理即内治之理，外治之药亦即内治之药，所异者，法耳"。说明外治与内治仅方法不同，而治疗原则是一致的。但与内服药物相比，敷贴用药有以下特点：

1.应有通经走窜、开窍活络之品。《理瀹骈文》说："膏中用药，必得通经走络、开窍透骨、拔毒外出之品为引，如姜、葱、白芥子、花椒……等之类，要不可少，不独冰麝也"，现在常用的这类药物有冰片、麝香、丁香、花椒、白芥子、姜、葱、蒜、肉桂、细辛、白芷、皂角、穿山甲等。

2.选择适当溶剂调和敷贴药物或熬膏，以达药力专、吸收快、收效速的目的。常用溶剂有水、白酒或黄酒、醋、姜汁、蜂蜜、蛋清、凡士林等。醋调敷贴药，而起解毒、化瘀、敛疮等作用，虽用药猛，可缓其性；酒调敷贴药，则有行气、通络、消肿、止痛作用，虽用药缓，可激其性；油调敷贴药，可润肤生肌。此外，还可针对病情应用药物的浸剂作溶剂。

（二）药物的制作

凡是临床上有效的汤剂、丸剂，一般都可以熬膏或研末用作腧穴敷贴来治疗相应疾病。

1. 丸剂　将药物研成细末，用水或蜜或药汁等拌和均匀，制成圆形大小不一的药丸，贮存备用。

2. 散剂　将药物研成细末，填放脐部进行治疗。

3. 糊剂　将药物研成细末，酌情使用水、醋、酒、鸡蛋清或姜汁等，调成糊状，摊敷腧穴，外盖纱布，胶布固定。

4. 膏剂　将所选药物制成外贴膏药或软膏。

5. 饼剂　将药物研成细末，加适量的水调拌均匀，制成大小不等的药饼，敷贴局部或腧穴，外用纱布覆盖，胶布固定。或将新鲜的植物的根茎、茎叶等捣碎，制成药饼，烘热后敷贴腧穴。

二、操作方法

（一）选穴处方

腧穴敷贴法是以脏腑经络学说为基础，通过辨证选取敷贴的穴位。腧穴力求少而精。此外，还应结合以下选穴特点：

1. 选择病变局部的腧穴敷贴药物。

2. 选用阿是穴敷贴药物。

3. 选用经验穴敷贴药物。

4. 神阙穴和涌泉穴为常用腧穴。

（二）敷贴方法

根据所选穴位，采取适当体位，使药物能敷贴稳妥。敷贴药物之前，定准穴位，用温水将局部洗净，或用乙醇棉球擦净，然后敷药。也有使用助渗剂者，在敷药前，先在穴位上涂以助渗剂或将助渗剂与药物调和后再用。对于所敷之药，无论是糊剂、膏剂或捣烂的鲜品，均应将其很好地固定，以免移动或脱落，可直接用胶布固定，也可先将纱布或油纸覆盖其上，再用胶布固定。目前有专供敷贴穴位的特制敷料，使用固定都非常方便。

如需换药，可用消毒干棉球蘸温水或各种植物油，或液状石蜡轻轻揩去粘在皮肤上的药物，擦干后再敷药。一般情况下，刺激性小的药物，每隔1~3 天换药 1 次，不需溶剂调和的药物，还可适当延长到 5~7 天换药 1 次；刺激性大的药物，应视患者的反应和发泡程度确定敷贴时间，数分钟至数小时不等，如需再敷贴，应待局部皮肤基本恢复正常后再敷药。

三、临床应用

（一）适应范围

本法适应范围相当广泛，既可治疗某些慢性病，又可治疗一些急性病症。

（二）注意事项

1. 凡用溶剂调敷药物，需随调配随敷贴，以防蒸发。

2. 若用膏药贴敷，在温化膏药时，应掌握好温度，以免烫伤或贴不住。

3. 对胶布过敏者，可改用无纺布制品或用绷带固定敷贴药物。

4. 对刺激性强、毒性大的药物，敷贴穴位不宜过多，敷贴面积不宜过大，敷贴时间不宜过长，以免发泡过大或发生药物中毒。

5. 对久病体弱消瘦以及有严重心脏病、肝脏病等的患者，使用药量不宜过大，敷贴时间不宜过久，并在敷贴期间注意病情变化和有无不良反应。

6. 对于孕妇、幼儿，应避免敷贴刺激性强、毒性大的药物。

7. 对于残留在皮肤的药膏等，不可用汽油或肥皂有刺激性物品擦洗。

第十二节　腧穴磁疗法

腧穴磁疗法是运用磁场作用于人体的经络腧穴来治疗疾病的一种方法。它具有镇静、止痛、消肿、消炎、降压等作用。我国古代医籍中很早就有用磁石治疗疾病的记载。20 世纪 60 年代初，应用人工磁场治病在我国兴起，

70年代磁疗的应用技术有了重大的突破，并且被国内外医学界所重视，临床及实验研究亦逐渐阐明了磁疗的作用机理。近年来磁疗与针灸结合形成腧穴磁疗法，为广大患者所欢迎。

一、磁疗器材

（一）磁片、磁珠

一般由钡铁氧体、锶铁氧体、铝镍钴永磁合金、铈钴铜永磁合金、钐钴永磁合金等制作而成，磁场强度为300~3000GS。从应用情况来看，以锶铁氧体较好，因其不易退磁，表面磁场强度可达1000GS左右。钡铁氧体最为便宜，但表面磁场强度一般只有数百GS，用于老弱患者比较适合。

磁片有大有小，圆形磁片的直径在3~30mm，厚度一般为2~4mm，也有条形和环形的。除此之外还有磁珠，其磁场强度为300GS左右，常用于耳穴治疗。直径10mm、厚4mm左右的磁片常用于腧穴及病变局部。以磁场强度500~2000GS的磁片最为常用。磁片要求两面光滑，边缘稍钝，注明极性，以利治疗和清洁消毒。

磁片一般可分为大、中、小三种型号，大号的直径在30mm以上，中号的直径为10~30mm，小号的直径在10mm以下。为防破裂或退磁，磁片不应大力碰击；两种不同强度的磁片不要互相吸引；两块磁片的同名极不要用力使其靠近；勿用高温消毒，可用75%的乙醇消毒。磁片经长期使用而退磁时，可充磁后再用。

（二）旋转磁疗机

旋转磁疗机简称旋磁机，是目前使用较多的一种。其形式多种多样，但它的构造原理比较简单，是用一只小马达（电动机）带动2~4块永磁体旋转，形成一个交变磁场（异名极）或脉动磁场（同名极）。

旋磁机的磁铁柱选用磁场强度较强的钐钴永磁合金较好，直径为5~10mm，长度为5~7mm，表面磁场强度可达3000~4000GS。旋磁机转速每分钟应在1500转以上。在治疗时转盘与皮肤保持一定距离，对准腧穴进行治疗。

（三）电磁疗机

其原理是由电磁体（电磁线圈或电磁铁）通以电流（直流或交流）产生磁场，所产生的磁场可以是恒定磁场或交变磁场。临床上所用交流电磁疗机大部分是在矽钢片上绕以一定量的漆包线，通电后产生一定强度的交变磁场。交变磁场频率一般为50Hz，磁场强度500~3000GS。磁头有多种形式，圆形的多用于胸腹部和四肢，凹形的常用腰部，环形的常用于膝关节，条形的常用于腧穴或会阴部。

（四）磁疗剂量

磁疗和其他疗法一样，治疗剂量也是一个重要的问题，其划分标准有以下几种：

1. 按磁片的表面磁场强度分级

（1）小剂量：每块磁片表面磁场强度为200~1000GS。

（2）中剂量：每块磁片表面磁场强度为1000~2000GS。

（3）大剂量：每块磁片表面磁场强度为2000GS以上。

2. 按人体对磁场强度的总接受量分级

即贴敷人体的各个磁片的磁场强度的总和。

（1）小剂量：磁片的总磁场强度为4000GS以下。

（2）中剂量：磁片的总磁场强度为4000~6000GS。

（3）大剂量：磁片的总磁场强度为6000GS。

3. 磁疗治疗剂量和疗效

磁疗和其他疗法一样，治疗剂量是否恰当，会影响到治疗效果，同时还影响到患者是否能够耐受。选择剂量可参考以下情况：

（1）患者年龄、体质情况：年老、体弱、久病、儿童可用小剂量，若无不良反应，可逐步增加剂量。年轻体壮者可用中剂量或大剂量。

（2）疾病情况：急性疼痛或急性炎症，如骨折、肾绞痛等可用大剂量，疗程宜短，症状消失即可停止治疗。慢性疾患如高血压病、神经衰弱等，可用小剂量，疗程宜长。

（3）治疗部位：头颈、胸腹部宜用小剂量，臀、股等肌肉丰满处可用大剂量。

二、操作方法

（一）静磁法

是将磁片（磁珠）或贴敷在腧穴表面，产生恒定的磁场以治病的方法。也有用磁针的。

1. 直接贴敷法

用胶布或无纺胶布将直径 5~20mm、厚 3~4mm 的磁铁片，直接贴敷在穴位或痛点上，磁铁片表面的磁场强度约为数百至 2000GS，或用磁珠贴敷于耳穴。根据治疗部位不同，贴敷时可采用单置法、对置法或并置法。

（1）单置法：只使用一块磁铁片，将其极面正对治疗部位，这种方法局限于浅部病变。（图 3-12-1）

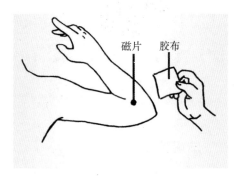

图 3-12-1 单置法

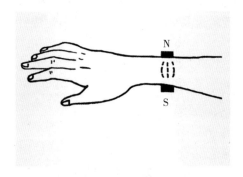

图 3-12-2 对置法

（2）对置法：将两块磁铁片的异名极面，以相对的方向贴敷在治疗穴位上。如内关和外关，内膝眼和外膝眼等常用这种方法。此法可使磁力线充分穿过治疗部位。（图 3-12-2）

（3）并置法：若选用的穴位相距比较近，则根据同名极相斥的原理，可使磁力线深达内部组织和器官。在这种情况下，不用异名极并置法，以免磁力线发生短路，不能达到深层组织。若病变浅且范围较大时，可在病变范围

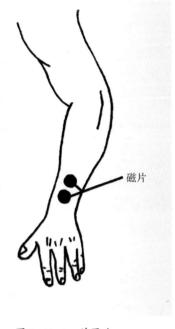

磁片

图 3-12-3　并置法

两端贴敷异名极磁片，这种方法可使更多的磁力线穿过病变部位。(图3-12-3)

2.间接贴敷法

如患者皮肤对胶布过敏，磁铁较大，用胶布不易固定；或出汗洗澡时贴敷磁铁有困难；或慢性病需长期贴敷磁铁片时，可用间接贴敷法。即将磁铁片放到衣服口袋中，或缝到内衣、衬裤、鞋、帽内，或根据磁铁的大小和穴位所在部位，缝制专用口袋，将磁铁装进口袋，然后穿戴到身上，使穴位接受磁场的作用。如治疗高血压病时，可使用"磁性降压带"作用于内关或三阴交等穴，比较方便。

3.磁针法

将皮内针或短毫针刺入体穴或痛点上，针的尾部伏在皮肤外面，其上再放一磁铁片，然后用胶布固定，这样可使磁场通过针尖集中透入深层组织。这种方法常用于五官科疾病，也可用于腱鞘炎及良性肿物等。目还有磁缇针和磁极针，都是磁疗法的常用工具。

（二）动磁法

是用变动磁场作用于腧穴以治病的方法。

1.脉动磁场疗法

利用同名旋磁机，由于磁铁柱之间互为同名极，发出的为脉动磁场。将机器对准穴位进行治疗，若病变部位较深，可用两个同名旋磁机对置于治疗部位进行治疗，使磁力线穿过病变部位。若病变部位呈长条形，部位也表浅，可采用异名极并置法，将两个互为异名极的旋磁机顺着发病区并置，如神经、血管、肌肉等疾患常采用这种形式。

以 CS401 型立地式磁疗机为例，操作方法如下：调整磁头位置于所选穴位；打开电源开关，调节输出电压旋钮至所需电压值；每个穴位或部位治疗 5~10 分钟，10~15 次为 1 疗程；治疗完毕按相反顺序关闭机器，将机头取下。机头保护罩应用 75% 乙醇擦拭消毒；机器马达应避免空转，以减轻碳刷磨损。本法的操作要领是将机头紧密平行接触于治疗部位。

2. 交变磁场疗法

一般使用电磁疗机产生的低频交变磁场治疗。电磁疗机有多种类型，使用方法大体相同：将磁头导线插入插孔内，选择合适的磁头置于治疗部位，然后接通电源，指示灯亮，电压表指针上升。如有磁场强度调节旋钮和脉冲频率调节旋钮，应按机器说明顺序调好。电压旋钮有弱、中、强三档，可视具体情况选用。治疗中应询问患者局部是否过热，如过热应用纱布等隔垫，磁头过热时还可更换磁头，或降温后再用，要严防烫伤。每次治疗 15~30 分钟，每日 1 次，10~15 次为 1 疗程。治疗结束，按相反顺序关闭机器。

（三）疗程

磁疗的时间，根据方法来决定。贴敷法，一般急性病或病变浅表者贴敷 3 天 ~1 周左右，慢性病或病变深者贴敷时间应较长。旋磁法，每次治疗时间一般为 15~30 分钟，若分区治疗，每区（或每穴）5~10 分钟。

三、临床应用

（一）适应范围

肥胖、高血压病、冠心病等。

（二）禁忌证

1. 白细胞总数在 4×10^9/L 以下者。
2. 严重的心、肺、肝病及血液病，急性传染病，出血、脱水、高热等。
3. 体质极度虚弱、新生儿和孕妇下腹部忌用本法。
4. 皮肤破溃、出血处。
5. 磁疗后副作用明显者。

（三）注意事项

1. 首先应明确诊断，根据病情施治。

2. 作贴敷磁片治疗时必须 2 天内复查，因为副作用大部分在 2 天内出现。副作用可有心悸、恶心、呕吐、一时性呼吸困难、嗜睡、乏力、头晕、低热等。如副作用轻微，且能坚持者，可继续治疗；若副作用严重不能坚持者，可取下磁片，中断治疗。

3. 如磁疗患者平时白细胞计数较低（如在 $4 \times 10^9/L$ 以下），在磁疗中应定期复查血象。当白细胞计数较前更为减少时，应立即停止治疗。

4. 夏季贴敷磁片时，可在贴片和皮肤之间放一层隔垫物，以免汗液浸渍使磁片生锈。

5. 磁片不要接近手表，以免手表被磁化。

第十三节　腧穴激光照射法

腧穴激光照射法，是利用低功率激光束直接照射腧穴以治疗疾病的方法，又称"激光针""激光针灸""光针"。

激光具有单色性好、相干性强、方向性优和能量密度高等特点。医学上常用的激光治疗仪有氦 - 氖激光（He-Ne）、二氧化碳激光（CO_2）、半导体激光（砷化镓）等。目前还有一种将光导纤维通过注射针直接将氦 - 氖激光导入穴位深处，用来治病的新型激光治疗仪，对某些疾病如慢性前列腺炎等疗效更佳。

一、激光器具

能产生激光的装置叫激光器，以激光针灸的工作方式分类，主要有连续照射激光器和脉冲激光器两种。以激光工作物质来分，有气体激光器和固体激光器两种，气体激光器如 He-Ne 激光器、CO_2 激光器；固体激光器如 YAG 激光器（掺钕钇钴石榴石激光器），使用不同材料作工作物质的激光针可以针对不同的疾病。目前世界上正式投产的激光腧穴治疗仪器，有我国生产的 He-Ne 激光腧穴治疗仪、德国 MBB 公司的 Akupias HLM 石英纤维激光腧穴治疗仪和日本的 He-Ne 激光腧穴治疗仪、YAG 激光腧穴治疗仪等，国内以氦 - 氖（He-Ne）激光腧穴治疗仪应用最广泛。

目前医学上常用的激光腧穴治疗仪有如下几种：

（一）He-Ne 激光腧穴治疗仪

He-Ne 激光器是一种原子气体激光器，由放电管、光学谐振腔、激励源三部分组成，作为激光腧穴治疗的光源，激光红色。工作物质为 He-Ne 原子气体，发射波长 6328Å，功率从 1mw 到几十 mw，光斑直径为 1~2mm，发散角为 1mw/Sr。这种小功率的 He-Ne 激光束能部分到达生物组织 10~15 mm 深处，故可在代替针刺而对穴位起刺激作用。（图 3-13-1）

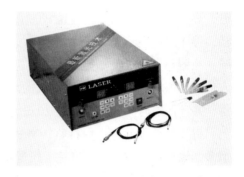

图 3-13-1　He-Ne 激光腧穴治疗仪

（二）二氧化碳激光腧穴治疗仪

二氧化碳激光照射穴位时，既有热作用，又有类似毫针的刺激作用。目前，多用 20~30W 二氧化碳激光束散光，使它通过石棉板小孔，照射患者穴位。其工作物质是二氧化碳分子气体，发射波长为 106000Å，属长波红外线波段，输出形式为连续发射或脉冲发射。（图 3-13-2）

（三）掺钕钇铝石榴石激光腧穴治疗仪

该激光仪发出近红外激光，可进入皮下深部组织，并引起深部的强刺激反应。它的工作物质为固体掺钕钇铝石榴石，输出方式为连续发射。

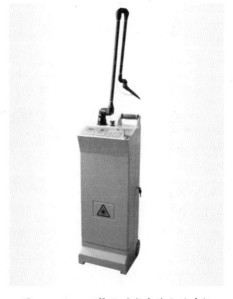

图 3-13-2　二氧化碳激光腧穴治疗仪

二、操作方法

在使用之前，必须检查地线是否接好，有无漏电等问题，然后方可使用。否则，易发生触电或致机器烧毁。确定好患者要照射的部位后，接通电源，He-Ne 激光器应发射出红色的光束，若此时激光管不亮或出现闪辉现象时，表示启动电压过低，应立即断电，并将电流调节旋钮顺时针方向转 1~2 档，停 1 分钟后，再打开电源开关。切勿多次开闭电源开关，以免引起故障。经调整电流，使激光管发光稳定，然后将激光束的光斑对准需要照射的穴位直接垂直照射，光源至皮肤的距离为 8~100cm，每次每穴照射 5~10 分钟，共计照射时间一般不超过 20 分钟，每日照射 1 次，10 次为 1 疗程。

将光导纤维通过注射针直接将氦－氖激光导入穴位深处，用来治病的新型激光治疗仪，主要由低功率氦－氖激光仪、光导纤维以及特制的空心针组成。光导纤维直径为 50~125μm，长度据需要而定可为 1~2m。光导纤维一般用 2% 过氧乙酸或 75% 酒精消毒。空心针为特制的，其粗细据部位和病症选择。使用前，可按一般毫针消毒法消毒。先将空心针刺入选定的穴区，缓慢进针至得气，并运用补泻手法。然后，插入光导纤维输出端，进行照射。亦可预先将光导纤维输出端和空心针相连接，打开氦－氖激光治疗仪的电源，并调整至红光集中于一点，再刺入穴区，直至得气。留针时间为 15~20 分钟。

三、临床应用

（一）应用范围

本法的临床适应证较广，常用于肥胖、神经衰弱、关节炎。

（二）注意事项

1. 避免直视激光束，以免损伤眼睛。工作人员及面部照射的患者，应戴防护眼镜。

2. 照射部位的准确与否与疗效有密切关系，故光束一定要对准需要照射的病灶或穴位，嘱患者切勿移动，以免照射不准。

3. 若治疗中出现头晕、恶心、心悸等副作用，应缩短照射时间和次数，或终止治疗。

第十四节　腧穴红外线照射法

腧穴红外线照射法是指利用红外线辐射器在人体的经络腧穴上照射，产生温热效应，从而达到疏通经络、宣导气血作用，治疗疾病的一种疗法。

红外线即红外辐射，也叫热辐射，实际上是波长在0.76μm到1000μm的电磁波。它是在可见光谱红以外，人肉眼所看不见的光线。红外光谱可以分为两部分，即近红外线（或称短波红外线）和远红外线（或称长波红外线），近红外线波长0.76μm至1.5μm，能够穿入人体较深的组织；远红外线波长1.5μm至1000μm，主要作用于皮肤，能够被皮肤所吸收。一般医用红外光谱的波长为0.76μm至400μm。

一、红外线照射法的器具

目前，临床应用红外线灸疗仪进行腧穴红外线照射。红外线灸疗仪（图3-14-1）结构比较简单，主要是利用电阻丝缠在瓷棒上，通电后电阻丝产生的热，使罩在电阻丝外的碳棒温度升高，一般不超过500℃。电阻丝是用铁、镍、铬合金或铁、铬、铅合金制成，瓷棒是用碳化硅、耐火土等制成，反射罩用铅制成，能反射90%左右的红外线。此外，还有用碳化硅管的，管内装有陶土烧结的螺旋柱，柱上盘绕铁镍铝电阻丝，通电后发出热能，穿过碳化硅层，透过红外线漆层，发射出红外线。至于红外线灯又称为石英红外线灯，是将钨丝伸入充气的石英管中构成的照射器具，使用更为方便。

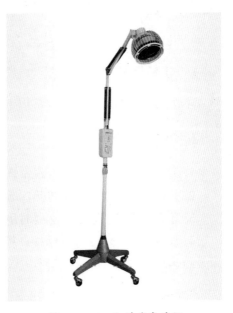

图3-14-1　红外线灸疗仪

二、操作方法

现以红外灸疗器为例，介绍红外线照射法的操作。首先接通 220V 交流电源，打开开关，指示灯亮后，预热 3~5 分钟；选取适当的体位，暴露照射部位，将辐射头对准照射部位（患部或穴位）；检查需要照射的部位温度感觉是否正常，调整适当的照射距离，一般距离照射部位 30~50cm（图 3-14-2），治疗过

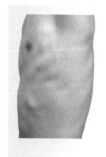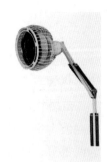

图 3-14-2　红外线照射操作

程中，根据患者的感觉，随时调节照射距离，以照射部位出现温热舒适的感觉，皮肤呈现桃红色均匀红斑为宜。每次照射时间 15~30 分钟，每日 1~2 次，10~20 次为 1 疗程。

三、临床应用

（一）应用范围

本法的临床适应证较广，常用于肥胖、神经衰弱、关节炎。

（二）注意事项

1. 防止烫伤，治疗期间要经常询问患者感觉和观察局部皮肤反应情况。
2. 照射过程中如有感觉过热、心慌、头晕等反应时，须立即告知医生。
3. 避免直接辐射眼部，必要时用纱布遮盖双眼，以免损伤眼睛。
4. 恶性肿瘤、活动性肺结核、重度动脉硬化、闭塞性脉管炎、有出血倾向及高热患者禁用红外线照射。

四、作用原理

红外线腧穴照射的治疗作用基础是其照射后直接产生的温热效应，进而影响组织细胞的生化代谢及神经系统的功能。红外线照射时产生的热效应，

首先作用于皮肤的感受器以及毛细血管壁的自主神经末梢感受器等，在体液因子的作用下，通过自主神经系统，反射性地调节热代谢，从而扩张血管，加强汗液的分泌，引起代谢强度的变化，又进一步影响机体的免疫功能和神经功能。对于慢性感染性炎症，红外线照射后可增强细胞的吞噬功能和机体免疫力，改善血液循环，促进炎症消散，降低神经兴奋性。因此，具有镇痛、促进恢复正常的神经功能、解除横纹肌和平滑肌的痉挛等作用。可改善组织营养，防止失用性肌萎缩，消除肉芽水肿，促进肉芽和上皮生长，减少烧伤创面的渗出，消除扭、挫伤而引起的组织肿胀，加快血肿消散，减轻术后粘连，促进瘢痕软化，减轻瘢痕挛缩等。

第十五节　腧穴埋线疗法

腧穴埋线疗法是将羊肠线埋入穴位内，利用羊肠线对穴位持续的刺激作用，从而达到治疗的目的。此法可 15 天埋线 1 次，免除了患者每天"针" 1 次的麻烦和痛苦。

一、埋线器材

洞巾、注射器、0.5%~1% 盐酸普鲁卡因（做皮试）或利多卡因、镊子、埋线针或经改制的 12 号腰穿针（针芯前端磨平）、持针器、0~1 号羊肠线、剪刀、消毒纱布等。

二、操作方法

常规消毒穴位局部皮肤，镊取一段长 1~2cm 的已消毒的羊肠线，放置在腰椎穿刺针针管的前端，羊肠线后端触及针芯；左手拇食指绷紧或捏起针刺部位的皮肤，右手持针，刺入到所需的深度；边推针芯，边退针管，将羊肠线埋植在穴位的皮下组织与肌肉之间或肌肉内，出针后针孔处覆盖消毒纱布。

三、临床应用

（一）应用范围

本法的临床适应证较广，常用于肥胖、神经衰弱、关节炎。同时发挥积极作用，消除自我精神压抑，创造自我良好形象，是减肥、健美的有效手段。

（二）注意事项

1. 严格无菌操作，羊肠线末端不能暴露在皮肤外面。

2. 根据不同部位，掌握埋线的深度，羊肠线最好埋在皮下组织与肌肉之间，肌肉丰满处可埋入肌肉之中。

3. 胸腹部穴位埋线，注意针刺深度，不能伤及内脏。

4. 避免伤及血管和神经干。

5. 皮肤有感染、溃疡时不宜埋线。

6. 埋线多选肌肉比较丰满的穴位，以背腰部及腹部穴位最常用；取穴要精简，每次埋线 1~3 穴，间隔 2~4 周治疗 1 次，5~10 次为 1 疗程。

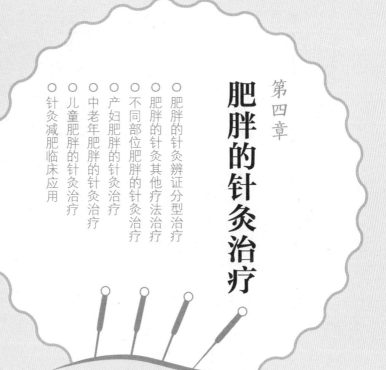

第四章

肥胖的针灸治疗

第一节　肥胖的针灸辨证分型治疗

当前减肥方法很多，但针灸减肥有独特的疗效，既安全方便，又无不良反应。针灸减肥是通过针灸刺激相应的穴位，发挥疏通经络、平衡阴阳、调理脏腑、运行气血等作用，最终达到减肥的目的（图4-1-1）。特别是针灸治疗由内分泌失调引起的肥胖、单纯性肥胖等，可迅速减去多余脂肪，收紧皮肤、

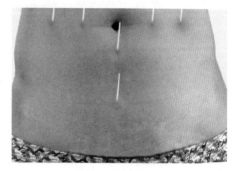

图 4-1-1　针灸减肥

不松弛、无皱纹，且不影响身体健康。针灸减肥适用于长期减肥无效、药物减肥失败者，具有肥胖患者无须节食、无须大量运动、无手术痛苦等优点。

一、针灸减肥的作用机制

（一）对神经系统的调节作用

研究证实：针灸可以通过调整神经递质（酪氨酸、多巴胺、去甲肾上腺素、苯丙氨酸、高香草酸及乙酰胆碱酯酶）活性来改善自主神经功能。

（二）对内分泌系统的调节作用

刘志诚等研究发现：针灸可以促进肾上腺髓质分泌肾上腺素，从而增强脂肪动用和分解；还可以降低肥胖患者偏高的生长激素和胰岛素含量，达到减肥作用。

（三）对物质代谢的调节作用

针灸能够提高肥胖患者的能量代谢，使之产热增加。针灸可对糖代谢和糖调节激素（如肾上腺素、唾液皮质醇）有调整作用，从而达到减肥效应。针灸能明显降低肥胖患者的甘油三酯、总胆固醇、极低密度脂蛋白、游离脂

肪酸等含量，对异常的脂质代谢有调整作用。

（四）对消化系统的调节作用

针灸可以通过降低血清胃蛋白酶原、胰淀粉酶，减少木糖排泄率达到减肥，且减肥效应与此三者减少呈正相关。针刺可以使基础胃活动水平降低及餐后胃排空延迟，抑制亢进的胃肠功能，促进代谢物质的排泄，从而减少营养物质的吸收，达到减肥效果。针刺可下降空腹胃电振幅，使饥饿感明显减低或消失；并可改善进食后胃窦部胃电即行上升的现象，使胃排空延迟，说明针刺可以纠正肥胖患者的能量摄取长期超过能量消耗的状况。

二、肥胖的毫针辨证分型治疗

1. 胃热亢盛型

主症：此型常见于单纯性肥胖、胰岛性肥胖及下丘脑性肥胖者。症见形体健壮，消谷善饥，嗜食肥甘酒酪，面色红润，口舌干燥，口臭牙痛，渴喜冷饮，或有头胀眩晕，肢体困重，胸闷腹胀，恶心痰多，神疲身重，舌红，苔薄或微黄腻。脉弦或滑数。

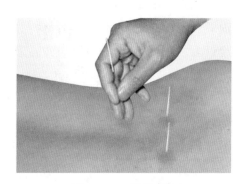

图 4-1-2　毫针减肥

治则：清泻胃热，和胃祛湿。

处方：曲池、合谷、丰隆、足三里、阴陵泉、三阴交。便秘加天枢、大横、支沟；易饥加中脘、内庭。

操作：天枢、大横、中脘不可深刺，以免伤及内脏，余穴毫针直刺。针刺用提插捻转泻法，强刺激为宜，留针 30 分钟，隔日 1 次，10 次为 1 个疗程，疗程间可休息 3~5 天。

2. 脾虚湿困型

主症：此型临床较常见，多见于内分泌性肥胖者。症见形体肥胖，神疲乏力，胸闷气短，少气懒言，自汗，喜卧少动，肢体困重，腹胀食少，易倦嗜睡，大便黏滞不爽，口淡纳呆，女子月经量少或闭经，男子阳痿或遗精，舌质淡红或淡胖，苔薄白或白腻，脉沉细或沉滑。

治则：健脾益气，和胃化湿。

处方：中脘、阴陵泉、足三里、丰隆、太白、三阴交、内关。少气懒言、自汗加气海、肺俞、复溜；嗜睡加照海、申脉；胸闷加膻中、心俞。

操作：中脘、气海不可深刺，肺俞、心俞亦不可直刺深刺，以免伤及内脏，太白、膻中宜斜刺，余穴毫针直刺。针刺以平补平泻法为主，中刺激为宜，疗程间可休息 3~5 天。

3. 脾肾阳虚型

主症：此型多见于单纯性肥胖之重症及内分泌性肥胖者。症见形体肥胖，神倦嗜卧，头晕耳鸣，心悸气短，胸闷腹胀，喜卧少动，形寒肢冷，腰膝酸软或疼痛，或伴下肢浮肿，男子阳痿，女子闭经，或见白带清稀，大便溏薄，舌质淡胖或边有齿印，苔薄润或白腻，脉沉细无力或濡缓。

治则：温补脾肾，温阳化湿。

处方：肾俞、脾俞、气海、足三里、三阴交、丰隆、阴陵泉。心悸加内关、心俞；纳差加中脘、胃俞；遗精阳痿加关元、命门；月经不调、月经过多、崩漏不止加关元、地机、隐白；失眠、多梦、健忘加神门、心俞、太溪。

操作：气海、中脘、关元不可深刺，肾俞、脾俞、胃俞、心俞不可直刺深刺，以免伤及内脏，余穴毫针直刺。针刺用提插捻转补法或平补平泻法，中刺激为宜，留针 30 分钟，隔日 1 次，10 次为 1 个疗程，疗程间可休息 3~5 天。

4. 肝肾阴虚型

主症：此型多见于胰岛素性肥胖、绝经后肥胖者。症见形体肥胖，头晕眼花，目眩耳鸣，五心烦热，潮热盗汗，失眠多梦，男子遗精、早泄，女子月经不调、闭经，咽干口燥，舌红少津，苔少或无苔，脉细数。

治则：滋补肝肾，养阴清热。

处方：肝俞、肾俞、风池、神门、太溪、行间、涌泉。潮热盗汗、五心烦热加劳宫、复溜、太冲；遗精阳痿加关元、气海；月经不调、月经过多、崩漏不止加关元、三阴交、血海。

操作：肝俞、肾俞不可直刺深刺，关元、气海亦不可深刺，以免伤及内脏，风池宜超鼻尖方向斜刺浅刺，不可朝内上深刺，以免伤及延髓，余穴毫针直刺。肝俞和肾俞针刺宜用提插捻转补法，余穴用平补平泻法，留针 30 分钟，隔日 1 次，10 次为 1 个疗程，疗程间可休息 3~5 天。

5. 阴阳两虚型

主症：此型常见于病程迁延日久之肥胖者。症见形体虚胖，头晕目眩，倦怠乏力，腰膝酸软，形寒肢冷，夜间多尿，时有浮肿，心悸气短，动则气急，甚则咳喘，失眠多梦，舌质淡，苔薄白或薄腻，脉沉细数或沉弱。

治则：温肾助阳，滋肾养阴。

处方：肾俞、命门、关元、太溪、足三里、三阴交。自汗、盗汗加复溜、肺俞、照海；遗精、阳痿加气海；月经过多加血海、隐白；失眠多梦加心俞、神门。

操作：肾俞、肺俞、心俞不可直刺深刺，关元、气海亦不可深刺，以免伤及内脏，余穴毫针直刺。针刺用提插捻转补法，留针30分钟，隔日1次，10次为1个疗程，疗程间可休息3~5天。

6. 气阴两虚型

主症：此型常见于糖尿病性肥胖者。症见形体肥胖，口渴喜饮，倦怠乏力，气短懒言，自汗盗汗，五心烦热，心悸失眠，舌质淡红，脉细或弱。

治则：益气养阴。

处方：肺俞、脾俞、肾俞、三焦俞、气海、足三里、太白、三阴交、太溪。

操作：肺俞、脾俞、肾俞、三焦俞不可直刺深刺，气海亦不可深刺，以免伤及内脏，余穴毫针直刺。针刺用提插捻转补法，留针30分钟，隔日1次，10次为1个疗程，疗程间可休息3~5天。

7. 肺脾气虚型

主症：此型多见于水潴留性肥胖者。症见形体肥胖，少气懒言，气短不足以息，声音微，面色苍白，自汗，食少纳呆，腹胀肠鸣，便溏或腹泻，月经过多或崩漏，舌淡苔白，脉细弱。

治则：益气健脾，利水渗湿。

处方：列缺、太渊、太白、肺俞、脾俞、气海、水分、阴陵泉、三阴交。月经过多加隐白、血海；便溏加丰隆、足三里。

操作：肺俞、脾俞不可直刺深刺，气海、水分亦不可深刺，以免伤及内脏，列缺、太渊、太白宜斜刺，针刺太渊需避开桡动脉，余穴毫针直刺。针刺用平补平泻法，留针30分钟，隔日1次，10次为1个疗程，疗程间可休息3~5天。

8. 肝郁脾虚型

主症：此型多见于绝经期前后及下丘脑性肥胖者。症见形体肥胖，胸胁胀满，心烦易怒，失眠多梦，纳食减少，月经不调或闭经，或伴有头胀头痛，口苦咽干，舌质暗红，苔薄白，脉弦细。

治则：疏肝理气，健脾化湿。

处方：期门、膻中、内关、足三里、三阴交、太冲。胁痛口苦加阳陵泉、行间、肝俞；失眠多梦加心俞、神门；腹胀纳少加中脘、脾俞；产后肥胖加曲泉。

操作：肝俞、脾俞、心俞、期门不可直刺深刺，中脘亦不可深刺，以免伤及内脏，余穴毫针直刺。针刺用平补平泻法，留针 30 分钟，隔日 1 次，10 次为 1 个疗程，疗程间可休息 3~5 天。

9. 肝阳上亢型

主症：此型肥胖者多合并有高血压。症见形体肥胖，头痛，眩晕，胁肋胀痛，心烦易怒，口苦咽干，尿黄便秘，舌红，脉弦。

治则：平肝潜阳。

处方：曲池、合谷、三阴交、太冲、行间、风池、足临泣。胁痛加支沟、阳陵泉；月经不调加血海、中极。

操作：中极不可深刺，以免伤及内脏，风池宜朝鼻尖方向斜刺浅刺，不可朝内上深刺，以免伤及延髓，余穴毫针直刺。针刺宜用提插捻转泻法，强刺激为宜，留针 30 分钟，隔日 1 次，10 次为 1 个疗程，疗程间可休息 3~5 天。

10. 气滞血瘀型

主症：此型多为肥胖日久者。症见形体肥胖，胸胁作痛，痛有定处，脘腹胀满，情绪抑郁，烦躁易怒，胸闷气短，心悸不宁，头晕目眩，失眠健忘，口苦咽干，甚则口唇紫绀，女子月经不调或闭经，月经色黑夹有血块，舌质紫暗或瘀点瘀斑，苔薄白或黄腻，脉弦或涩。

治则：疏肝理气，活血化瘀

处方：膻中、中脘、膈俞、合谷、血海、足三里、阳陵泉、太冲。胸闷叹气加期门、支沟；口苦咽干加胆俞、太溪，

操作：中脘不可深刺，膈俞、胆俞、期门不可直刺深刺，以免伤及内脏或产生气胸，膻中向下斜刺，余穴毫针直刺。针刺宜用提插捻转泻法或平补平泻法，留针 30 分钟，隔日 1 次，10 次为 1 个疗程，疗程间可休息 3~5 天。

三、肥胖的电针辨证分型论治

1.胃热亢盛型

主症：此型常见于单纯性肥胖、胰岛素性肥胖及下丘脑性肥胖者。症见形体健壮，消谷善饥，嗜食肥甘酒酪，面色红润，口舌干燥，口臭牙痛，渴喜冷饮，或有头胀眩晕，肢体困重，胸闷腹胀，恶心痰多，神疲身重，舌红，苔薄或微黄腻。脉弦或滑数。

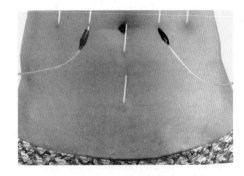

图 4-1-3　电针减肥

治则：清泻胃热，和胃燥湿。

处方：曲池、合谷、梁丘、公孙。

操作：毫针刺入得气后，用提插捻转泻法，以求较强针感，然后成对接通电针仪，选用密波，以患者能耐受为度，通电 20~30 分钟。每日 1 次，10 次为 1 个疗程，疗程间可休息 3~5 天。

2.脾虚湿困型

主症：此型临床较常见，多见于内分泌性肥胖者。症见形体肥胖，神疲乏力，胸闷气短，少气懒言，自汗，喜卧少动，肢体困重，腹胀食少，易倦嗜睡，大便黏滞不爽，口淡纳呆，女子月经量少或闭经，男子阳痿或遗精，舌质淡红或淡胖，苔薄白或白腻，脉沉细或沉滑。

治则：健脾益气，和胃化湿。

处方：中脘、天枢、足三里、三阴交、阴陵泉、公孙。

操作：毫针刺入得气后，行平补平泻法，然后成对接通电针仪，选用疏密波，以患者能耐受为度，通电 20 分钟。每日 1 次，10 次为 1 个疗程，疗程间可休息 3~5 天。

3.脾肾阳虚型

主症：此型多见于单纯性肥胖之重症及内分泌性肥胖者。症见形体肥胖，神倦嗜卧，头晕耳鸣，心悸气短，胸闷腹胀，喜卧少动，形寒肢冷，腰膝酸软或疼痛，或伴下肢浮肿，男子阳痿，女子闭经，或见白带清稀，大便溏薄，舌质淡胖或边有齿印，苔薄润或白腻，脉沉细无力或濡缓。

治则：温补脾肾，温阳化湿。

处方：足三里、三阴交、气海、关元。

操作：毫针刺入得气后，用提插捻转补法，然后成对接通电针仪，选用疏波，以患者能耐受为度，通电 20 分钟。每日 1 次，10 次为 1 个疗程，疗程间可休息 3~5 天。

4. 肝肾阴虚型

主症：此型多见于胰岛素性肥胖、绝经后肥胖者。症见形体肥胖，头晕眼花，目眩耳鸣，五心烦热，潮热盗汗，失眠多梦，男子遗精、早泄，女子月经不调、闭经，咽干口燥，舌红少津，苔少或无苔，脉细数。

治则：滋补肝肾，养阴清热。

处方：中脘、关元、秩边、委中、太溪、三阴交、太冲、照海。

操作：毫针刺入得气后，用平补平泻法，然后成对接通电针仪，选用疏密波，以患者能耐受为度，通电 20 分钟。每日 1 次，10 次为 1 个疗程，疗程间可休息 3~5 天。

5. 阴阳两虚型

主症：此型常见于病程迁延日久之肥胖者。症见形体虚胖，头晕目眩，倦怠乏力，腰膝酸软，形寒肢冷，夜间多尿，时有浮肿，心悸气短，动则气急，甚则咳喘，失眠多梦，舌质淡，苔薄白或薄腻，脉沉细数或沉弱。

治则：温肾助阳，滋肾养阴。

处方：关元、气海、足三里、太溪。

操作：毫针刺入得气后，用提插捻转补法，然后成对接通电针仪，选用疏密波，以患者能耐受为度，通电 20 分钟。每日 1 次，10 次为 1 个疗程，疗程间可休息 3~5 天。

6. 气阴两虚型

主症：此型常见于糖尿病性肥胖者。症见形体肥胖，口渴喜饮，倦怠乏力，气短懒言，自汗盗汗，五心烦热，心悸失眠，舌质淡红，脉细或弱。

治则：益气养阴。

处方：关元、气海、足三里、太溪。

操作：毫针刺入得气后，用提插捻转补法，然后成对接通电针仪，选用疏波，以患者能耐受为度，通电 20 分钟。每日 1 次，10 次为 1 个疗程，疗程间可休息 3~5 天。

7. 肺脾气虚型

主症：此型多见于水潴留性肥胖者。症见形体肥胖，少气懒言，气短不足以息，声音微，面色苍白，自汗，食少纳呆，腹胀肠鸣，便溏或腹泻，月经过多或崩漏，舌淡苔白，脉细弱。

治则：益气健脾，利水渗湿。

处方：列缺、太渊、膻中、气海、足三里、三阴交。

操作：毫针刺入得气后，用平补平泻法，然后成对接通电针仪，选用疏密波，以患者能耐受为度，通电 20 分钟。每日 1 次，10 次为 1 个疗程，疗程间可休息 3~5 天。

8. 肝郁脾虚型

主症：此型多见于绝经期前后及下丘脑性肥胖者。症见形体肥胖，胸胁胀满，心烦易怒，失眠多梦，纳食减少，月经不调或闭经，或伴有头胀头痛，口苦咽干，舌质暗红，苔薄白，脉弦细。

治则：疏肝理气，健脾化湿。

处方：膻中、气海、足三里、三阴交。

操作：毫针刺入得气后，用平补平泻法，然后成对接通电针仪，选用疏密波，以患者能耐受为度，通电 20 分钟。每日 1 次，10 次为 1 个疗程，疗程间可休息 3~5 天。

9. 肝阳上亢型

主症：此型肥胖者多合并有高血压。症见形体肥胖，头痛，眩晕，胁肋胀痛，心烦易怒，口苦咽干，尿黄便秘，舌红，脉弦。

治则：平肝潜阳。

处方：曲池、合谷、阳陵泉、太冲。

操作：毫针刺入得气后，用提插捻转泻法，以求较强针感，然后成对接通电针仪，选用密波，以患者能耐受为度，通电 20~30 分钟。每日 1 次，10 次为 1 个疗程，疗程间可休息 3~5 天。

10. 气滞血瘀型

主症：此型多为肥胖日久者。症见形体肥胖，胸胁作痛，痛有定处，脘腹胀满，情绪抑郁，烦躁易怒，胸闷气短，心悸不宁，头晕目眩，失眠健忘，口苦咽干，甚则口唇紫绀，女子月经不调或闭经，月经色黑夹有血块，舌质紫暗或瘀点瘀斑，苔薄白或黄腻，脉弦或涩。

治则：疏肝理气，活血化瘀。

处方：支沟、合谷、阳陵泉、太冲、中脘、气海。

操作：毫针刺入得气后，用提插捻转泻法，然后成对接通电针仪，选用密波，以患者能耐受为度，通电 20~30 分钟。每日 1 次，10 次为 1 个疗程，疗程间可休息 3~5 天。

四、肥胖的灸法辨证分型治疗

1. 胃热亢盛型

主症：此型常见于单纯性肥胖、胰岛素性肥胖及下丘脑性肥胖者。症见形体健壮，消谷善饥，嗜食肥甘酒酪，面色红润，口舌干燥，口臭牙痛，渴喜冷饮，或有头胀眩晕，肢体困重，胸闷腹胀，恶心痰多，神疲身重，舌红，苔薄或微黄腻。脉弦或滑数。

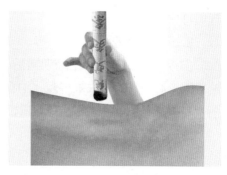

图 4-1-4　艾灸减肥

治则：清泻胃热，和胃祛湿。

处方：中脘、气海、丰隆、足三里、三阴交、阴陵泉。

操作：采用温针灸法，针刺得气后，行提插捻转泻法，然后将艾绒捏在针柄上或在上插上 2cm 长的艾条，点燃施灸。每日 1 次，10 次为 1 个疗程，疗程间可休息 3~5 天。

2. 脾虚湿困型

主症：此型临床较常见，多见于内分泌性肥胖者。症见形体肥胖，神疲乏力，胸闷气短，少气懒言，自汗，喜卧少动，肢体困重，腹胀食少，易倦嗜睡，大便黏滞不爽，口淡纳呆，女子月经量少或闭经，男子阳痿或遗精，舌质淡红或淡胖，苔薄白或白腻，脉沉细或沉滑。

治则：健脾益气，和胃化湿。

处方：中脘、阴陵泉、足三里、丰隆、太白、三阴交、内关。

操作：将点燃的一端艾条，对准穴位，据皮肤 3cm 左右进行熏烤，以局部皮肤有温热感而无灼痛为宜，一般每穴灸 3~7 分钟。每日 1 次，10 次为 1 个疗程，疗程间可休息 3~5 天。

3. 脾肾阳虚型

主症：此型多见于单纯性肥胖之重症及内分泌性肥胖者。症见形体肥胖，神倦嗜卧，头晕耳鸣，心悸气短，胸闷腹胀，喜卧少动，形寒肢冷，腰膝酸软或疼痛，或伴下肢浮肿，男子阳痿，女子闭经，或见白带清稀，大便溏薄，舌质淡胖或边有齿印，苔薄润或白腻，脉沉细无力或濡缓。

治则：温补脾肾，温阳化湿。

处方：神阙、关元、气海、命门、肾俞、脾俞、足三里、三阴交。

操作：将点燃的一段艾条，对准穴位，据皮肤 3cm 左右进行熏烤，以局部皮肤红晕为度，一般每穴灸 5~7 分钟。每日 1 次，10 次为 1 个疗程，疗程间可休息 3~5 天。

4. 阴阳两虚型

主症：此型常见于病程迁延日久之肥胖者。症见形体虚胖，头晕目眩，倦怠乏力，腰膝酸软，形寒肢冷，夜间多尿，时有浮肿，心悸气短，动则气急，甚则咳喘，失眠多梦，舌质淡，苔薄白或薄腻，脉沉细数或沉弱。

治则：温肾助阳，滋肾养阴。

处方：神阙、关元、气海、命门、肾俞、脾俞、足三里、三阴交、复溜、照海、太溪。

操作：将点燃的一段艾条，对准穴位，据皮肤 3cm 左右进行熏烤，以局部皮肤红晕为度，一般每穴灸 5~7 分钟。每日 1 次，10 次为 1 个疗程，疗程间可休息 3~5 天。

5. 肺脾气虚型

主症：此型多见于水潴留性肥胖者。症见形体肥胖，少气懒言，气短不足以息，声音微，面色苍白，自汗，食少纳呆，腹胀肠鸣，便溏或腹泻，月经过多或崩漏，舌淡苔白。脉细弱。

治则：益气健脾，利水渗湿。

处方：列缺、太渊、太白、肺俞、脾俞、气海、水分、阴陵泉、三阴交。

操作：将点燃的一段艾条，对准穴位，据皮肤 3cm 左右进行熏烤，以局部皮肤红晕为度，一般每穴灸 5~7 分钟。每日 1 次，10 次为 1 个疗程，疗程间可休息 3~5 天。

6. 肝郁脾虚型

主症：此型多见于绝经期前后及下丘脑性肥胖者。症见形体肥胖，胸胁胀满，心烦易怒，失眠多梦，纳食减少，月经不调或闭经，或伴有头胀头痛，口苦咽干，舌质暗红，苔薄白，脉弦细。

治则：疏肝理气，健脾化湿。

处方：期门、膻中、内关、足三里、三阴交、太冲。

操作：将点燃的一段艾条，对准穴位，据皮肤 3cm 左右进行熏烤，以局部皮肤有温热感为度，一般每穴灸 3~5 分钟。每日 1 次，10 次为 1 个疗程，疗程间可休息 3~5 天。

五、肥胖的耳针辨证分型治疗

1. 胃热亢盛型

主症：此型常见于单纯性肥胖、胰岛素性肥胖及下丘脑性肥胖者。症见形体健壮，消谷善饥，嗜食肥甘酒酪，面色红润，口舌干燥，口臭牙痛，渴喜冷饮，或有头胀眩晕，肢体困重，胸闷腹胀，恶心痰多，神疲身重，舌红，苔薄或微黄腻，脉弦或滑数。

治则：清泻胃热，和胃祛湿。

处方：口、脾、胃、肺、交感、饥点（图 4-1-5）。便秘加大肠、直肠；失眠加心、神门，口渴加渴点。

操作：每次选 2~3 穴，常规消毒后，用图钉型皮内针刺入穴位皮肤之内，中等刺激，然后用胶布固定。5~7 天轮换 1 次，两耳交替使用。在留针期间，每逢进食前或有饥饿时，用手指按压 2~3 分钟，以局部微痛为度。5~7 次为 1 个疗程，疗程间休息 12 天。

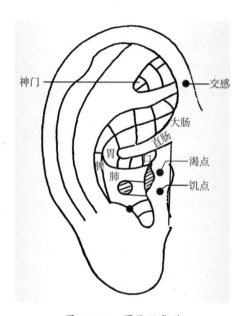

图 4-1-5 胃热湿盛型

2. 脾虚湿困型

主症：此型临床较常见，多见于内分泌性肥胖者。症见形体肥胖，神疲乏力，胸闷气短，少气懒言，自汗，喜卧少动，肢体困重，腹胀食少，易倦嗜睡，大便黏滞不爽，口淡纳呆，女子月经量少或闭经，男子阳痿或遗精，舌质淡红或淡胖，苔薄白或白腻，脉沉细或沉滑。

治则：健脾益气，和胃化湿。

处方：胃、脾、肾、三焦、内分泌。（图 4-1-6）

操作：采用王不留行籽或磁珠贴压法，5~7 天轮换 1 次，两耳交替使用。在留针期间，每逢进食前或有饥饿感时，用手指按压 2~3 分钟，以局部微痛为度。5~7 次为 1 个疗程，疗程间休息 5~10 天。

3. 脾肾阳虚型

主症：此型多见于单纯性肥胖之重症及内分泌性肥胖者。症见形体肥胖，神倦嗜卧，头晕耳鸣，心悸气短，胸闷腹胀，喜卧少动，形寒肢冷，腰膝酸软或疼痛，或伴下肢浮肿，男子阳痿，女子闭经，或见白带清稀，大便溏薄，舌质淡胖或边有齿印，苔薄润或白腻，脉沉细无力或濡缓。

治则：温补脾肾，温阳化湿。

处方：肾上腺、皮质下、交感、脾、肾、内分泌。（图 4-1-7、8 ）

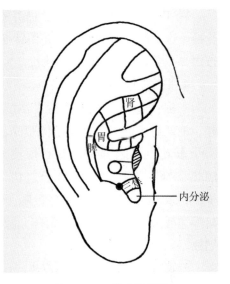

图 4-1-6　脾虚湿困型

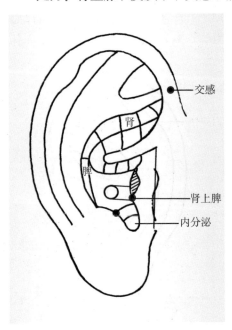

图 4-1-7　脾肾阳虚型 1

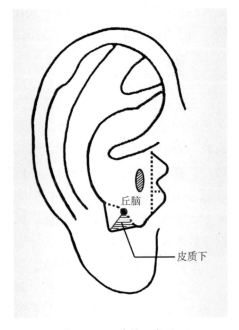

图 4-1-8　脾肾阳虚型 2

操作：采用王不留行籽、白芥子、磁珠等贴压法，每次选 5 穴，5~7 天轮换 1 次，两耳交替使用。在留针期间，每逢进食前或有饥饿感时，用手指按压 2~3 分钟，以局部微痛为度。5~7 次为 1 个疗程，疗程间休息 5~10 天。

4. 肝肾阴虚型

主症：此型多见于胰岛素性肥胖、绝经后肥胖者。症见形体肥胖，头晕眼花，目眩耳鸣，五心烦热，潮热盗汗，失眠多梦，男子遗精、早泄，女子月经不调、闭经，咽干口燥，舌红少津，苔少或无苔，脉细数。

治则：滋补肝肾，养阴清热。

处方：肝、肾、神门、交感、内分泌、内生殖器。（图 4-1-9）

操作：每次选 2~3 穴，常规消毒后，用图定型皮内针刺入穴位皮肤之内，中等刺激，然后用胶布固定。5~7 天轮换 1 次，两耳交替使用。在留针期间，每逢进食前或有饥饿感时，用手指按压 2~3 分钟，以局部微痛为度。5~7 次为 1 个疗程，疗程间休息 12 天。

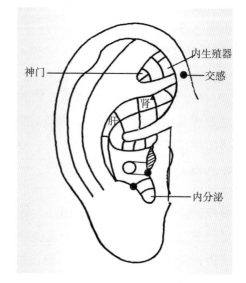

图 4-1-9　肝肾阴虚型

5. 阴阳两虚型

主症：此型常见于病程迁延日久之肥胖者。症见形体虚胖，头晕目眩，倦怠乏力，腰膝酸软，形寒肢冷，夜间多尿，时有浮肿，心悸气短，动则气急，甚则咳喘，失眠多梦，舌质淡，苔薄白或薄腻，脉沉细数或沉弱。

治则：温肾助阳，滋肾养阴。

处方：肾、神门、三焦、肾上腺、内分泌、内生殖器。（图 4-1-10）

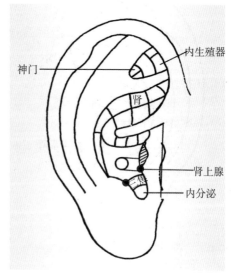

图 4-1-10　阴阳两虚型

操作：采用王不留行籽、磁珠等贴压法，每次选2~3穴，5~7天轮换1次，两耳交替使用。在留针期间，每逢进食前或有饥饿感时，用手指按压2~3分钟，以局部微痛为度。5~7次为1个疗程，疗程间休息12天。

6.气阴两虚型

主症：此型常见于糖尿病性肥胖者。症见形体肥胖，口渴喜饮，倦怠乏力，气短懒言，白汗盗汗，五心烦热，心悸失眠，舌质淡红，脉细或弱。

治则：益气养阴。

处方：肺、脾、肾、胰胆、三焦、内分泌、皮质下。（图4-1-11、12）

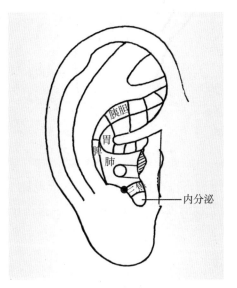
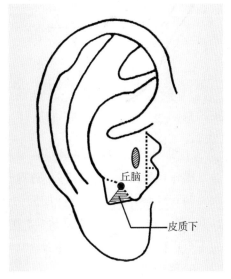

图4-1-11 气阴两虚型1　　　　图4-1-12 气阴两虚型2

操作：采用王不留行籽、磁珠等贴压法，每次选2~3穴，5~7天轮换1次，两耳交替使用。在留针期间，每逢进食前或有饥饿感时，用手指按压2~3分钟，以局部微痛为度。5~7次为1个疗程，疗程间休息12天。

7.肺脾气虚型

主症：此型多见于水潴留肥胖者。症见形体肥胖，少气懒言，气短不足以息，声音微，面色苍白，自汗，食少纳呆，腹胀肠鸣，便溏或腹泻，月经过多或崩漏，舌淡苔白，脉细弱。

治则：益气健脾，利水渗湿。

处方：肺、脾、三焦、内分泌、皮质下。（图4-1-13、14）

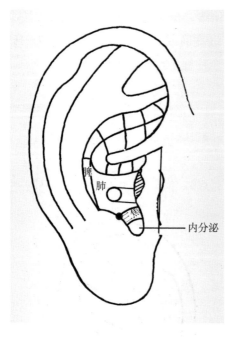

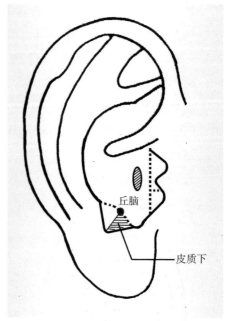

图 4-1-13 肺脾气虚型 1　　　　　图 4-1-14 肺脾气虚型 2

操作：采用王不留行籽、磁珠等贴压法，每次选 2~3 穴，5~7 天轮换 1 次，两耳交替使用。在留针期间，每逢进食前或有饥饿感时，用手指按压 2~3 分钟，以局部微痛为度。5~7 次为 1 个疗程，疗程间休息 12 天。

8. 肝郁脾虚型

主症：此型多见于绝经期前后及下丘脑性肥胖者。症见形体肥胖，胸胁胀满，心烦易怒，失眠多梦，纳食减少，月经不调或闭经，或伴有头胀头痛，口苦咽干，舌质暗红，苔薄白，脉弦细。

治则：疏肝理气，健脾化湿。

处方：肝、脾、三焦、内分泌、神门、内生殖器。（图 4-1-15）

操作：采用王不留行籽、磁珠等贴压法，每次选 2~3 穴，5~7 天轮

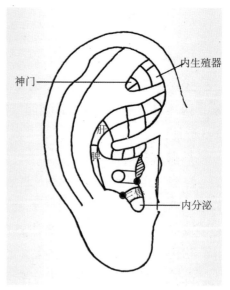

图 4-1-15 肝郁脾虚型

换 1 次，两耳交替使用。在留针期间，每逢进食前或有饥饿感时，用手指按压 2~3 分钟，以局部微痛为度。5~7 次为 1 个疗程，疗程间休息 12 天。

9. 肝阳上亢型

主症：此型肥胖者多合并有高血压。症见形体肥胖，头痛，眩晕，胁肋胀痛，心烦易怒，口苦咽干，尿黄便秘，舌红，脉弦。

治则：平肝潜阳。

处方：肝、胰胆、耳尖、三焦、内分泌、内生殖器、神门（图 4-1-16）。便秘加大肠；口渴加渴点。

操作：每次选 2~3 次，常规消毒后，用图定型皮内针刺入穴位皮肤之内，中等刺激，然后用胶布固定。5~7 天轮换 1 次，两耳交替使用。在留针期间，每逢进食前或有饥饿感时，用手指按压 2~3 分钟，以局部微痛为度。5~7 次为 1 个疗程，疗程间休息 12 天。

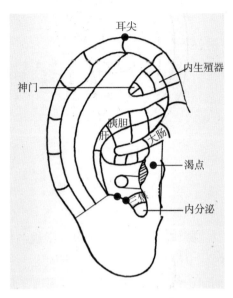

图 4-1-16　肝阳上亢型

10. 气滞血瘀型

主症：此型多为肥胖日久者。症见形体肥胖，胸胁作痛，痛有定处，脘腹胀满，情绪抑郁，烦躁易怒，胸闷气短，心悸不宁，头晕目眩，失眠健忘，口苦咽干，甚则口唇紫绀，女子月经不调或闭经，月经色黑夹有血块，舌质紫暗或瘀点瘀斑，苔薄白或黄腻，脉弦或涩。

治则：疏肝理气，活血化瘀。

处方：脾、胃、心、肝、胆、神门、交感、皮质下（图 4-1-17、18）。便秘加直肠。

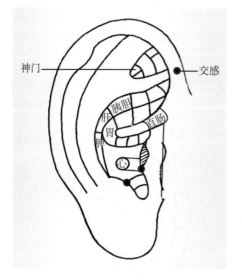

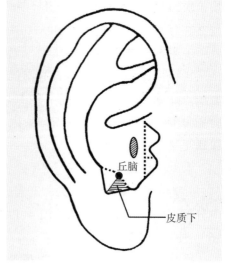

图 4-1-17　气滞血瘀型 1　　　　　图 4-1-18　气滞血瘀型 2

操作：每次选 2~3 次，常规消毒后，用图钉型皮内针刺入穴位皮肤之内，中等刺激，然后用胶布固定。5~7 天轮换 1 次，两耳交替使用。在留针期间，每逢进食前或有饥饿感时，用手指按压 2~3 分钟，以局部微痛为度。5~7 次为 1 个疗程，疗程间休息 12 天。

六、肥胖的三棱针辨证分型治疗

1. 胃热湿盛型

主症：此型常见于单纯性肥胖、胰岛素性肥胖及下丘脑性肥胖者。症见形体健壮，消谷善饥，嗜食肥甘酒酪，面色红润，口舌干燥，口臭牙痛，渴喜冷饮，或有头胀眩晕，肢体困重，胸闷腹胀，恶心痰多，神疲身重，舌红，苔薄或微黄腻。脉弦或滑数。

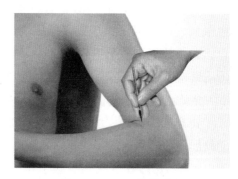

图 4-1-19　三棱针减肥

治则：清泻胃热，和胃祛湿。

处方：耳尖、曲池、中冲、商阳、少商、大椎、内庭。

操作：每次选穴 2~3 穴，用三棱针点刺，并挤压针孔周围，使出血数滴甚至数毫升。2~3 天 1 次，10 次为 1 个疗程，疗程间休息 10 天。

2. 肝肾阴虚型

主症：此型多见于胰岛素性肥胖、绝经后肥胖者。症见形体肥胖，头晕眼花，目眩耳鸣，五心烦热，潮热盗汗，失眠多梦，男子遗精、早泄，女子月经不调、闭经，咽干口燥，舌红少津，苔少或无苔，脉细数。

治则：滋补肝肾，养阴清热。

处方：中冲、太冲、大椎、膈俞。

操作：每次选 1~2 穴，点刺出血数滴。2~3 天 1 次，10 次为 1 个疗程，疗程间休息 10 天。

3. 肝阳上亢型

主症：此型肥胖者多合并有高血压。症见形体肥胖，头痛，眩晕，胁肋胀痛，心烦易怒，口苦咽干，尿黄便秘，舌红，脉弦。

治则：平肝潜阳。

处方：耳尖、曲池、合谷、中冲、太冲。

操作：每次选 2~3 穴，用三棱针点刺，并挤压针孔周围，使出血数滴甚至数毫升。2~3 天 1 次，10 次为 1 个疗程，疗程间休息 10 天。

4. 气滞血瘀型

主症：此型多为肥胖日久者。症见形体肥胖，胸胁作痛，痛有定处，脘腹胀满，情绪抑郁，烦躁易怒，胸闷气短，心悸不宁，头晕目眩，失眠健忘，口苦咽干，甚则口唇紫绀，女子月经不调或闭经，月经色黑夹有血块，舌质紫暗或瘀点瘀斑，苔薄白或黄腻，脉弦或涩。

治则：疏肝理气，活血化瘀。

处方：耳尖、曲池、支沟、中冲、阳陵泉、太冲。

操作：每次选 2~3 穴，用三棱针点刺，并挤压针孔周围，使出血数滴甚至数毫升。2~3 天 1 次，10 次为 1 个疗程，疗程间休息 10 天。

七、肥胖的皮肤针辨证分型治疗

1. 胃热亢盛型

主症：此型常见于单纯性肥胖、胰岛素性肥胖及下丘脑性肥胖者。症见形体健壮，消谷善饥，嗜食肥甘酒酪，面色红润，口舌干燥，口臭牙痛，渴喜冷饮，或有头胀眩晕，肢体困重，胸闷腹胀，恶心痰多，神疲身重，舌红，苔薄或微黄腻，脉弦或滑数。

治则：清泻胃热，和胃祛湿。

处方：合谷、三阴交、大椎、风池、胃俞、大肠俞、三焦俞。

操作：皮肤针重度叩刺穴位，以皮肤潮红为度，2～3天1次，10次为1个疗程，疗程间休息7天。

2. 肝肾阴虚型

主症：此型多见于胰岛素性肥胖、绝经后肥胖者。症见形体肥胖，头晕眼花，目眩耳鸣，五心烦热，潮热盗汗，失眠多梦，男子遗精、早泄，女子月经不调、闭经，咽干口燥，舌红少津，苔少或无苔，脉细数。

治则：滋补肝肾，养阴清热。

处方：关元、中极、三阴交、太溪、肾俞、肝俞、次髎。

操作：皮肤针轻度叩刺穴位，以皮肤潮红为度，2~3天1次，10次为1个疗程，疗程间休息12天。

3. 阴阳两虚型

主症：此型常见于病程迁延日久之肥胖者。症见形体虚胖，头晕目眩，倦怠乏力，腰膝酸软，形寒肢冷，夜间多尿，时有浮肿，心悸气短，动则气急，甚则咳喘，失眠多梦，舌质淡，苔薄白或薄腻，脉沉细数或沉弱。

治则：温肾助阳，滋肾养阴。

处方：关元、三阴交、太溪、命门、肾俞、肝俞、次髎。

操作：皮肤针轻度叩刺穴位，以皮肤潮红为度，2～3天一次，10次为一个疗程，疗程间休息7天。

4. 气阴两虚型

主症：此型常见于糖尿病性肥胖者。症见形体肥胖，口渴喜饮，倦怠乏力，气短懒言，自汗盗汗，五心烦热，心悸失眠，舌质淡红，脉细或弱。

治则：益气养阴。

处方：气海、三阴交、太溪、肾俞、脾俞、肺俞、夹脊。

操作：皮肤针轻度叩刺穴位，以皮肤潮红为度，2~3天1次，10次为1个疗程，疗程间休息12天。

5. 肺脾气虚型

主症：此型多见于水潴留性肥胖者。症见形体肥胖，少气懒言，气短不足以息，声音微，面色苍白，自汗，食少纳呆，腹胀肠鸣，便溏或腹泻，月经过多或崩漏，舌淡苔白，脉细弱。

治则：益气健脾，利水渗湿。

处方：关元、气海、三阴交、太溪、脾俞、肺俞、膏肓。

操作：皮肤针中度叩刺穴位，以皮肤微微出血为度，2~3 天 1 次，10 次为 1 个疗程，疗程间休息 12 天。

6. 肝郁脾虚型

主症：此型多见于绝经期前后及下丘脑性肥胖者。症见形体肥胖，胸胁胀满，心烦易怒，失眠多梦，纳食减少，月经不调或闭经，或伴有头胀头痛，口苦咽干，舌质暗红，苔薄白，脉弦细。

治则：疏肝理气，健脾化湿。

处方：期门、日月、气海、内关、神门、阴陵泉、三阴交、太冲、脾俞、肝俞。

操作：皮肤针中度叩刺穴位，以皮肤微微出血为度，2~3 天 1 次，10 次为 1 个疗程，疗程间休息 12 天。

7. 肝阳上亢型

主症：此型肥胖者多合并有高血压。症见形体肥胖，头痛，眩晕，胁肋胀痛，心烦易怒，口苦咽干，尿黄便秘，舌红，脉弦。

治则：平肝潜阳。

处方：风池、肝俞、合谷、丰隆、太冲、丘墟、太溪、照海。

操作：皮肤针重度叩刺穴位出血，并加以拔火罐，2~3 天 1 次，10 次为 1 个疗程，疗程间休息 12 天。

8. 气滞血瘀型

主症：此型多为肥胖日久者。症见形体肥胖，胸胁作痛，痛有定处，脘腹胀满，情绪抑郁，烦躁易怒，胸闷气短，心悸不宁，头晕目眩，失眠健忘，口苦咽干，甚则口唇紫绀，女子月经不调或闭经，月经色黑夹有血块，舌质紫暗或瘀点瘀斑，苔薄白或黄腻，脉弦或涩。

治则：疏肝理气，活血化瘀。

处方：肝俞、膈俞、期门、曲池、合谷、血海、太冲、足三里。

操作：皮肤针重度叩刺穴位出血，并加拔火罐，2~3 天 1 次，10 次为 1 个疗程，疗程间休息 12 天。

八、肥胖的腧穴埋线辨证分型治疗

1. 胃热亢盛型

主症：此型常见于单纯性肥胖、胰岛素性肥胖及下丘脑性肥胖者。症见形体健壮，消谷善饥，嗜食肥甘酒酪，面色红润，口舌干燥，口臭牙痛，渴喜冷饮，或有头胀眩晕，肢体困重，胸闷腹胀，恶心痰多，神疲身重，舌红，苔薄或微黄腻，脉弦或滑数。

治则：清泻胃热，和胃祛湿。

处方：丰隆、足三里、阴陵泉、胃俞。

操作：每次选2穴，常规消毒后，镊取一段长1~2cm的已消毒的羊肠线，放置在腰椎穿刺针针管的前端，针刺入穴位后，边推针芯，边退针管，将羊肠线埋入穴位。胃俞穴宜向下斜刺，不可直刺深刺，以免刺伤内脏。每周1次，4次为1个疗程，疗程间可休息2周。

2. 脾虚湿困型

主症：此型临床较常见，多见于内分泌性肥胖者。症见形体肥胖，神疲乏力，胸闷气短，少气懒言，自汗，喜卧少动，肢体困重，腹胀食少，易倦嗜睡，大便黏滞不爽，口淡纳呆，女子月经量少或闭经，男子阳痿或遗精，舌质淡红或淡胖，苔薄白或白腻，脉沉细或沉滑。

治则：健脾益气，和胃化湿。

处方：中脘、脾俞、阴陵泉、丰隆、足三里、三阴交。

操作：每次选取2穴，常规消毒，镊取一段长1~2cm的已消毒的羊肠线，放置在腰椎穿刺针针管的前端，针刺入穴位后，边推针芯，边退针管，将羊肠线埋入穴位。脾俞穴宜向下斜刺，不可直刺深刺，中脘亦不可深刺，以免刺伤内脏，每周1次，3次为1个疗程，疗程间可休息2周。

3. 脾肾阳虚型

主症：此型多见于单纯性肥胖之重症及内分泌性肥胖者。症见形体肥胖，神倦嗜卧，头晕耳鸣，心悸气短，胸闷腹胀，喜卧少动，形寒肢冷，腰膝酸软或疼痛，或伴下肢浮肿，男子阳痿，女子闭经，或见白带清稀，大便溏薄，舌质淡胖或边有齿印，苔薄润或白腻，脉沉细无力或濡缓。

治则：温补脾肾，温阳化湿。

处方：肾俞、脾俞、关元、气海、足三里、三阴交。

操作：每次选取2穴，常规消毒，镊取一段长1~2cm的已消毒的羊肠线，放置在腰椎穿刺针针管的前端，针刺入穴位后，边推针芯，边退针管，将羊肠线埋入穴位。肾俞、脾俞宜向下斜刺，不可直刺深刺，以免刺伤内脏。每周1次，3次为1个疗程，疗程间可休息2周。

4. 肝肾阴虚型

主症：此型多见于胰岛素性肥胖、绝经后肥胖者。症见形体肥胖，头晕眼花，目眩耳鸣，五心烦热，潮热盗汗，失眠多梦，男子遗精、早泄，女子月经不调、闭经，咽干口燥，舌红少津，苔少或无苔，脉细数。

治则：滋补肝肾，养阴清热。

处方：肝俞、肾俞、三阴交、足三里、太溪、关元。

操作：每次选2穴，常规消毒后，镊取一段长1~2cm的已消毒的羊肠线，放置在腰椎穿刺针针管的前端，针刺入穴位后，边推针芯，边退针管，将羊肠线埋入穴位。肝俞、肾俞宜向下斜刺，不可直刺深刺，以免刺伤内脏。每周1次，3次为1个疗程，疗程间可休息2周。

5. 阴阳两虚型

主症：此型常见于病程迁延日久之肥胖者。症见形体虚胖，头晕目眩，倦怠乏力，腰膝酸软，形寒肢冷，夜间多尿，时有浮肿，心悸气短，动则气急，甚则咳喘，失眠多梦，舌质淡，苔薄白或薄腻，脉沉细数或沉弱。

治则：温肾助阳，滋肾养阴。

处方：肾俞、命门、关元、太溪、足三里、三阴交。

操作：每次选2穴，常规消毒后，镊取一段长1~2cm的已消毒的羊肠线，放置在腰椎穿刺针针管的前端，针刺入穴位后，边推针芯，边退针管，将羊肠线埋入穴位。肾俞宜向下斜刺，不可直刺深刺，以免刺伤内脏。每周1次，4次为1个疗程，疗程间可休息2周。

6. 气阴两虚型

主症：此型常见于糖尿病性肥胖者。症见形体肥胖，口渴喜饮，倦怠乏力，气短懒言，自汗盗汗，五心烦热，心悸失眠，舌质淡红，脉细或弱。

治则：益气养阴

处方：肺俞、脾俞、肾俞、三焦俞、气海、足三里、太白、三阴交、太溪。

操作：每次选2穴，常规消毒后，镊取一段长1~2cm的已消毒的羊肠线，放置在腰椎穿刺针针管的前端，针刺入穴位后，边推针芯，边退针管，将羊肠线埋入穴位。肺俞、脾俞、肾俞、三焦俞宜向下斜刺，不可直刺深刺，以免刺伤内脏。每周1次，3次为1个疗程，疗程间可休息2周。

7. 肺脾气虚型

主症：此型多见于水潴留性肥胖者。症见形体肥胖，少气懒言，气短不足以息，声音微，面色苍白，自汗，食少纳呆，腹胀肠鸣，便溏或腹泻，月经过多或崩漏，舌淡苔白，脉细弱。

治则：益气健脾，利水渗湿。

处方：膻中、水分、气海、肺俞、脾俞、足三里、三阴交、阴陵泉。

操作：每次选2穴，常规消毒后，镊取一段长1~2cm的已消毒的羊肠线，放置在腰椎穿刺针针管的前端，针刺入穴位后，边推针芯，边退针管，将羊肠线埋入穴位。肺俞、脾俞宜向下斜刺，不可直刺深刺，以免刺伤内脏。每周1次，3次为1个疗程，疗程间可休息2周。

8. 肝郁脾虚型

主症：此型多见于绝经期前后及下丘脑性肥胖者。症见形体肥胖，胸胁胀满，心烦易怒，失眠多梦，纳食减少，月经不调或闭经，或伴有头胀头痛，口苦咽干，舌质暗红，苔薄白，脉弦细。

治则：疏肝理气，健脾化湿。

处方：膻中、期门、肝俞、足三里、三阴交、阳陵泉、阴陵泉。

操作：每次选2穴，常规消毒后，镊取一段长1~2cm的已消毒的羊肠线，放置在腰椎穿刺针针管的前端，针刺入穴位后，边推针芯，边退针管，将羊肠线埋入穴位。肝俞、期门宜向下斜刺，不可直刺深刺，以免刺伤内脏。每周1次，4次为1个疗程，疗程间可休息2周。

9. 肝阳上亢型

主症：此型肥胖者多合并有高血压。症见形体肥胖，头痛，眩晕，胁肋胀痛，心烦易怒，口苦咽干，尿黄便秘，舌红，脉弦。

治则：平肝潜阳。

处方：肝俞、胆俞、期门、日月、丰隆、三阴交、太冲、太溪。

操作：每次选2穴，常规消毒后，镊取一段长1~2cm的已消毒的羊肠线，放置在腰椎穿刺针针管的前端，针刺入穴位后，边推针芯，边退针管，将羊肠线埋入穴位。肝俞、胆俞、期门、日月宜向下斜刺，不可直刺深刺，以免刺伤内脏或产生气胸。每周1次，4次为1个疗程，疗程间可休息2周。

10. 气滞血瘀型

主症：此型多为肥胖日久者。症见形体肥胖，胸胁作痛，痛有定处，脘腹胀满，情绪抑郁，烦躁易怒，胸闷气短，心悸不宁，头晕目眩，失眠健忘，口苦咽干，甚则口唇紫绀，女子月经不调或闭经，月经色黑夹有血块，舌质紫暗或瘀点瘀斑，苔薄白或黄腻，脉弦或涩。

治则：疏肝理气，活血化瘀。

处方：膻中、气海、支沟、血海、三阴交、太冲。

操作：每次选2穴，常规消毒后，镊取一段长1~2cm的已消毒的羊肠线，放置在腰椎穿刺针针管的前端，针刺入穴位后，边推针芯，边退针管，将羊肠线埋入穴位。每周1次，4次为1个疗程，疗程间可休息2周。

九、先天性肥胖辨证施刺

许多肥胖的年轻女性面对天生肥胖的烦恼，都不知如何是好，尝试过各种减肥方法，如推拿、按摩、节食，也没法彻底减掉身上的肥肉，她们为此大感泄气。针灸能疏通经络，调解内分泌及机体平衡，通过调理，由内而外，标本兼治。针灸治疗先天性肥胖，能调整代谢功能，加速脂肪分解，有明显减肥作用。

调整各系统功能取穴：针曲池、合谷、血海、三阴交，灸百会，每隔1~2天针1次，15天为1疗程。从脂肪堆积过多的部位取穴：针天枢、水道、箕门、环中、肾俞，1~2天针1次，15天为1疗程。

辨证分型：胃热内盛型、肺脾气虚型、肠燥便结型。

1. 胃热内盛型

体针（取穴与手法）：曲池，泻；合谷，泻；内庭，泻；上巨虚，泻；天枢，泻。

2. 肺脾气虚型

治则：补益健脾，利水渗湿。

体针（取穴与手法）：太渊，补；太白，补；肺俞，补；水分，补；阴陵泉，补；三阴交，补。

3. 肠燥便结型

治则：润肠通便。

体针（取穴与手法）：支沟，泻；照海，补；天枢，补；上巨虚，补；足三里，补。

取梁丘、公孙（均刺双侧）2穴。每次针1穴，交替使用，用泻法。针灸治疗，不仅能减少多余的体重，而且能迅速减去多余脂肪，收紧皮肤不松弛，减肥不出皱纹，绝不影响身体健康，1 疗程可减 2~3kg，且不反弹。针灸减肥是目前最有效的一种健康减肥方法。针灸减肥适用于长期减肥无效者、药物减肥失败者、节食怕饿者、手术怕痛者、运动减肥怕累者。

十、针灸减肥的注意事项

1. **辨证取穴**　应根据患者的临床特点，选择最适合的穴位。如食欲亢进、易饥饿者，应首选胃经；如体态虚胖、动则气喘，可选择肺、脾二经；如脘腹满闷、肢体沉重，应选择三焦经。

2. **准确定位**　治疗找耳穴时，最好应用耳穴探测器或探测针在耳穴区寻找最佳敏感点，然后将针对准敏感点，准确压入，固定牢靠，轻轻揉压直到有明显的酸麻胀重的得气感为止。

3. **定时按压**　在耳穴或埋针后治疗时，必须做到取穴准确，患者要按时揉压双耳。一般在饭前做到揉耳 5~6 分钟，达到双耳发热即可。每天按揉 3 次，这是达到减肥目的的关键。

4. **严格消毒**　整个操作过程应做到严格消毒，所有的针具和器械均应浸泡在 75% 的酒精或消毒液中备用，防止发生感染或污染。

5. **控制饮食**　在减肥过程中，不宜过分控制饮食，特别不主张采取饥饿疗法。因为过分节食后，重则可能导致厌食症，造成消化器官功能障碍，产生严重后果，轻则造成人体代谢功能降低，而代谢功能降低是一种进一步致肥的潜在因素。一旦恢复正常饮食，患者可以继续增胖，甚则可能比控制饮食前更胖。但应当适当控制甜食和油腻的食物，减少脂肪和糖的摄入。（图 4-1-20）

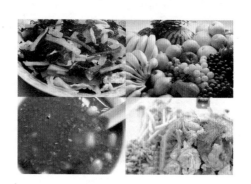

图 4-1-20　饮食

6. **增加运动量**　增加脂肪的消耗是减肥治疗必要的条件。但不主张剧烈运动，提倡耐力和持久的锻炼。对腹部肥胖的患者，在睡前做 20 分钟左右的腹式呼吸及按腹活动，对减少腹部脂肪及通便很有好处。治疗期间配合适当的户外活动，如散步、慢

跑等会使减肥的效果更明显。（图
4-1-21）

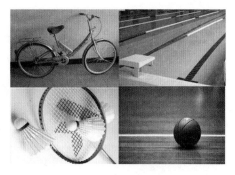

图 4-1-21　运动

7. 选择适合人群的年龄段　减
肥最合适的年龄是在 25~50 岁之间，
因为这个年龄段的中青年人，由于
生理变化要经过一个较长的好动到
不好动的过程，每天能量消耗也由
多变少，因此容易产生肥胖。但这
个年龄阶段的人体各方面的功能较
健全，通过针刺治疗较易调整内在功能，促进分解脂肪，达到去脂减肥的
目的。

8. 注意平台期和无效期　由于肥胖患者的肥胖程度不同，体质有差异，
每位患者对针灸脉冲刺激有不同程度的敏感性和耐受性，因此减肥过程会
出现暂时体重下降缓慢或停滞的平台期和无效期。平台期最多不超过 1 个疗
程，往往见于减肥初期，虽然体重下降不明显，但脂肪组织会有明显松弛、
腰围减小、衣服宽松，如果再按计划继续治疗，体重很快出现下降；平台期
还可见于减肥后期，体重接近正常时，这一时期的治疗有巩固疗效的意义。
无效期常见于减肥对象并不胖（或许虽超重但无脂肪堆积），或刺激部位、
脉冲频率形式、刺激时间等不能使患者产生耐受，对于后两者处理办法可采
用变换穴位、改变治疗频率（隔日 1 次改为每日 1 次），调节疗程（包括每
一个疗程的次数和疗程间隔时间）等方法。

第二节　肥胖的针灸其他疗法治疗

一、毫针治疗肥胖

方法 1

处方：肥胖患者属气滞湿阻，脾失健运者，取内关、水分、天枢、关
元、丰隆、三阴交、列缺；胃强脾弱、湿热内蕴者，取曲池、支沟、四满、
三阴交、内庭、腹结；冲任失调，带脉不和者，取支沟、中渚、关元、带

脉、血海、太溪。

操作：肥胖患者属气滞湿阻，脾失健运者，内关、水分、天枢、关元、丰隆用平补平泻法，三阴交、列缺用补法，胃强脾弱、湿热内蕴者，曲池、支沟、四满、三阴交用平补平泻，内庭、腹结用泻法，冲任失调，带脉不和者，取支沟、中渚用平补平泻，关元、带脉、血海、太溪用补法。每隔日施针1次，留针半小时，15次为1疗程。

[方法2]

处方：腹部肥胖取中脘、下脘、天枢、大横、气海、中极、关元；上肢肥胖取臂臑、尺泽、曲池、支沟、合谷；下肢肥胖取髀关、伏兔、风市、梁丘、血海、足三里、上巨虚、丰隆、阴陵泉、三阴交、太溪、内庭；背部肥胖取大椎、天宗、肺俞、心俞、肝俞、胆俞、脾俞、胃俞；腰臀部肥胖取肾俞、三焦俞、大肠俞、小肠俞、环跳、秩边。

操作：背部穴位不可直刺深刺，腹部亦不可深刺，以免伤及内脏，余毫针直刺。针刺用平补平泻法，留针30分钟，隔日1次，10次为1个疗程，疗程间可休息3~5天。

[方法3]

处方：天枢、大横、曲池、支沟、内庭、丰隆、上巨虚、阴陵泉。胃肠腹热加合谷；脾胃虚弱加脾俞、足三里；肾阳不足加关元、肾俞；少气懒言加太白、气海；心悸加神门、心俞；胸闷加膻中、内关；嗜睡加申脉、照海。

操作：背部穴位不可直刺深刺，腹部亦不可深刺，以免伤及内脏，余穴毫针直刺。针刺虚证用补法，实证用泻法，虚实不明显者用平补平泻法，留针30分钟，隔日1次，10次为1个疗程，疗程间可休息3~5天。

[方法4]

处方：丰隆、曲池、天枢、足三里、内关、三阴交。胃火亢盛加合谷、内庭；脾虚湿盛加太白、阴陵泉；肺脾气虚加太渊、肺俞、脾俞；肾虚加气海、肾俞、太溪；失眠加心俞、神门；便秘加大横、支沟；月经不调加中极、关元。

操作：背部穴位不可直刺深刺，腹部亦不可深刺，以免伤及内脏，余穴毫针直刺。针刺虚证用补法，实证用泻法，虚实不明显者用平补平泻法，留针30分钟，隔日1次，10次为1个疗程，疗程间可休息3~5天。

处方：中脘、关元、足三里、下巨虚。

操作：中脘、关元均垂直进针3~5寸。足三里透下巨虚5~6寸。（图4-2-1~3）

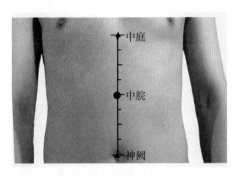

图 4-2-1　芒针减肥取穴 1

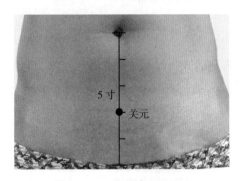

图 4-2-2　芒针减肥取穴 2

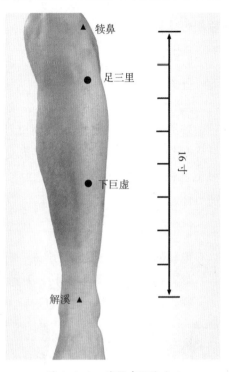

图 4-2-3　芒针减肥取穴 3

二、电针治疗肥胖

方法1

处方：腰、腹、腿部脂肪堆积部位。

操作：根据肥胖程度及部位用 4~10 支 2~3 寸毫针斜刺，即针身与皮肤呈 30° 夹角，针与针之间保持 3cm 左右的距离。针刺用提插捻转泻法，以重刺激使患者产生强烈针感后，结电针治疗仪，采用密波，通电 30 分钟。本法适用于实证肥胖，尤其对腹部肥胖者疗效佳。

方法2

处方：腹部肥胖取天枢、中脘、气海、中极；上肢肥胖取臂臑、曲池、合谷；下肢肥胖取髀关、伏兔、足三里、三阴交；臀部肥胖取环跳、秩边；背部肥胖取胸夹脊或背俞穴。

操作：毫针刺入得气后，用平补平泻法，然后成对接通电针仪，选用疏密波，以患者能耐受为度，通电20分钟。每日1次，10次为1个疗程，疗程间可休息3~5天。

[方法 3]

处方：梁丘、公孙。

操作：每次取1穴（双侧），交替使用，强刺激泻法，产生针感后加电针，连续波，通电20分钟，起针后用麦粒型皮内针沿皮刺入该穴1cm左右，针体与经脉循行方向呈"+"字形交叉，用胶布固定，留针3天，留针期间嘱患者每天饭前及饥饿时轻按2~3次。每周2次，10次为1个疗程，疗程间可休息一周。

[方法 4]

电针的选穴方法按经络辨证、脏腑辨证取穴。

处方：取中脘（图4-2-4）、关元（图4-2-5）、足三里、下巨虚（图4-2-6）。

操作：中脘、关元均垂直进针1.5寸。足三里、下巨虚2寸。

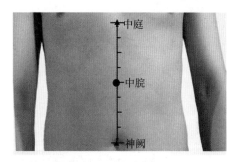

图4-2-4　电针减肥取穴1

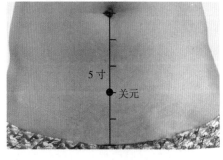

图4-2-5　电针减肥取穴2

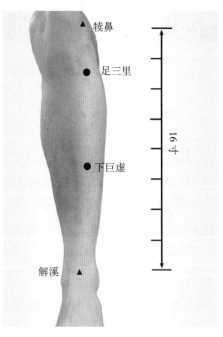

图4-2-6　电针减肥取穴3

三、灸法治疗肥胖

【方法1】

处方：主穴为阳池、三焦俞，配穴为地机、命门、三阴交、大椎。

操作：每次选主穴、配穴各一个，取厚 2mm、直径 1mm 的鲜姜片置于穴位上，姜片上再放置高 1cm、炷底直径 0.8cm 的艾炷，每次灸 5~6 壮，每日一次，一个月为一个疗程，疗程间可休息 7 天。

【方法2】

处方：足三里、气海、丰隆、天枢、中脘。

操作：将点燃的一端艾条，对准穴位，距皮肤 3cm 左右进行来回熏烤，以皮肤出现红晕为度，一般每穴灸 5~7 分钟。每日一次，十次为一个疗程，疗程间可休息 3~5 天。

四、耳针治疗肥胖

【方法1】

处方：内分泌、丘脑、卵巢（皮质下）、脑点（缘中）、饥点、渴点、神门、脾、胃（图 4-2-7、8）。

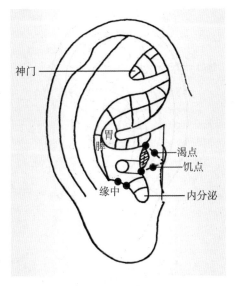
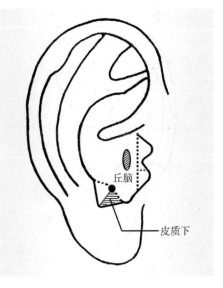

图 4-2-7 耳针减肥取穴 1　　　　　图 4-2-8 耳针减肥取穴 2

操作：耳穴压丸法。取加工好的半粒绿豆压穴，根据病情选穴。内分泌紊乱取内分泌、丘脑、卵巢、脑点；食欲过盛取饥点、渴点、脾、胃；嗜睡加丘脑、神门。每次取 4~6 穴，每周 1 次，5 次为 1 疗程，1 疗程结束休息 1 周再进行第 2 疗程。

【方法 2 】

处方：肺、脾、胃、内分泌，神门（图 4-2-9）。

操作：耳穴埋针法。用撤针在耳穴埋藏，然后用胶布固定。每 4 天更换 1 次，7 次为 1 疗程。一般每次只取 1~2 个穴。经 3 次埋针，体重未见明显下降者（2kg 以上），可在上述穴位中另选。见效者不必另换穴位。埋针时间最长不宜超过 1 周。

【方法 3 】

处方：饥点、神门、胃、肺、贲门、食道、腹点（图 4-2-10）。

嗜睡者去神门加兴奋点；食欲亢进，喜饮加渴点，便秘加大肠，伴高血压者加降压沟。

操作：耳穴压豆法。治疗前先用耳穴探测仪在所取穴位四周寻找敏感点，然后用胶布贴压王不留行籽。嘱患者每日自压药粒 5 次以上，餐前必压，每次每穴按压 20 秒钟左右，以有酸、胀、灼热感为度。5 天交替换贴另耳，6 次为 1 疗程，一共 3 个疗程。

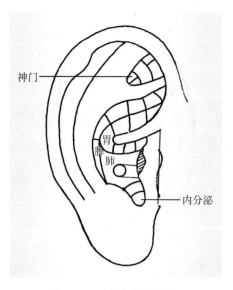 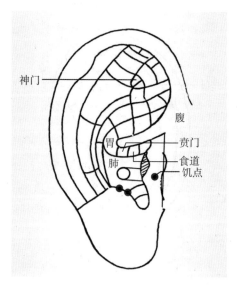

图 4-2-9　耳针减肥取穴 3　　　　图 4-2-10　耳针减肥取穴 4

处方：主穴取饥点、口、肺、脾（图4-2-11）。配穴取内分泌、直肠下段、肾（图4-2-12）。

操作：耳穴压豆法。选取敏感点（穴位），将白芥子或王不留行籽贴敷穴位上，按压2~3分钟后用胶布固定，每周贴换1次，5次为1疗程，休息1个月后，再作第2疗程。

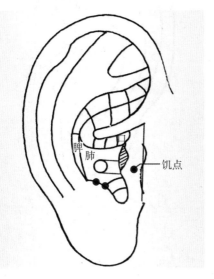

图4-2-11　耳针减肥取穴5

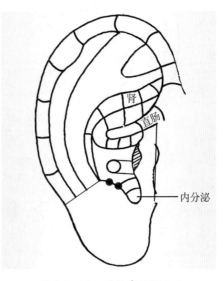

图4-2-12　耳针减肥取穴6

【方法5】

处方：主穴取肺、脾、肾、三焦、内分泌（图4-2-13），配穴取肝、胃、神门、皮质下、饥点（图4-2-14、15）。

操作：耳穴压豆法。每次主穴均用，配穴酌选2~3个。将中药王不留行籽放于0.8cm氧化锌胶布中心贴在选定穴位上。嘱每天每穴按压4~8次，每次每穴5分钟，以微有痛感为度。贴药第7日晨，揭弃胶布及药物，擦拭一净，休息1天，后贴压第

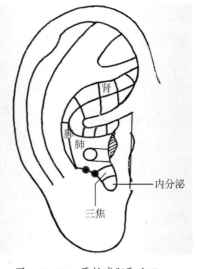

图4-2-13　耳针减肥取穴7

2 次，4 次为 1 个疗程。大多治疗 1~2 个疗程，少数 3~4 个疗程，个别 5~6 个疗程。换药时称体重 1 次，嘱其时所穿衣服每次重量一致，无须严格控制饮食量，但肥甘饮食则劝其节制。

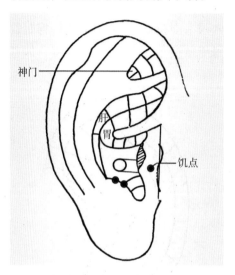

图 4-2-14 耳针减肥取穴 8

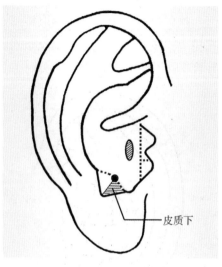

图 4-2-15 耳针减肥取穴 9

方法 6

处方：大肠、小肠、内分泌（图 4-2-16）。

操作：耳穴埋针法。以揿针作中等强度刺激后以胶布固定。留针 3 为 1 次，10 次为 1 个疗程。全部病例治疗 3 个疗程观察疗效。两耳交替留针。留针期间嘱患者每日饭前轻轻按摩，以有胀感而不疼痛为度。

方法 7

处方：内分泌、肾上腺、脑（缘中）、皮质下、肾（图 4-2-17、18）

操作：耳穴压豆法．用耳穴探测仪在耳部上述穴位寻找过敏点。在敏感点上贴上有王不留行籽的胶布，每日按 3 次，以痛为度。两耳交替

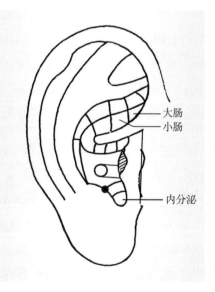

图 4-2-16 耳针减肥取穴 10

贴压隔日更换王不留行胶布并按压 1 次，10 次为 1 疗程，共治 2、3 疗程。

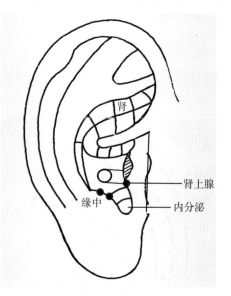

图 4-2-17　耳针减肥取穴 11

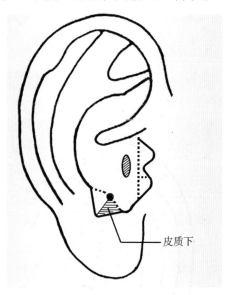

图 4-2-18　耳针减肥取穴 12

【方法 8】

处方：主穴取肝、肺、内分泌、口（图 4-2-19），配穴取交感、大肠、神门、直肠（图 4-2-20）。

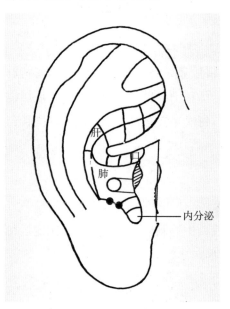

图 4-2-19　耳针减肥取穴 13

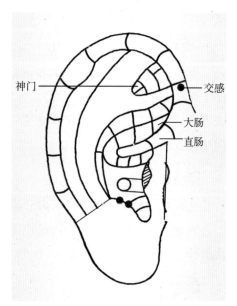

图 4-2-20　耳针减肥取穴 14

操作：耳穴埋针法。严格消毒后，用耳针按压。每 3 天换针 1 次，每天按压 5~8 次，每次 10~15 分钟。也可用王不留行籽按压。

[方法 9]

处方：主穴取内分泌，神门（图 4-2-21），配穴取大肠、口、胃、肺、贲门（图 4-2-22）

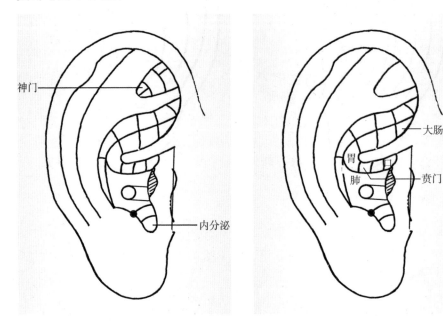

图 4-2-21　耳针减肥取穴 15　　　　　图 4-2-22　耳针减肥取穴 16

操作：耳穴压豆法。取 0.6cm×0.6cm 胶布，将光滑饱满的王不留行籽贴于胶布上，用血管钳送至耳穴，贴紧后加压力，患者感到酸、麻、胀、痛或发热。每次只帖单侧，两耳交替应用。每次主穴必贴，配穴取 1~2 穴，每周 1 次，10 次为 1 个疗程。

[方法 10]

处方：大肠、神门、胃、内分泌、肺、心、三焦（图 4-2-23）。

操作：耳穴埋针法。每次选用 1~2 穴，中等刺激，用小块胶布固定。每次留针 5 天，5 天治疗 1 次，5 次为 1 疗程。

[方法 11]

处方：肺、胃、耳中、饥点、神门、三焦、食道、脾（图 4-2-24）。

操作：耳穴压豆法。先在穴位区域用耳穴探测仪找出敏感点，再以小胶布块置王不留行籽贴压，使有胀痛感。以后每日（餐前或饥饿时为佳）自压药籽 5 次以上，每次每穴需用力按压 30 秒钟以上。以有酸、麻、胀、热感及疼痛为宜。取单耳、双耳交替贴压，5 天换 1 次，3 次为 1 疗程。

辅助疗法：配服中药防风通圣丸。

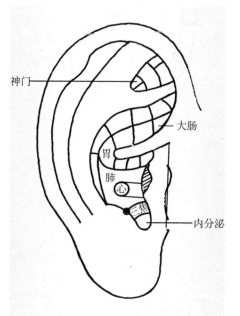

图 4-2-23　耳针减肥取穴 17　　　　　图 4-2-24　耳针减肥取穴 18

方法 12

处方：第一组：脾、神门（图 4-2-25）；第二组：肺、交感（图 4-2-26）。每次一组，交替取之。

操作：耳穴压豆法。常规消毒，用无菌小镊子持 1 粒王不留行籽，先粘在约 0.7cm×0.7cm 的绊创膏上，再准确地贴 到所取的耳穴上，并予以按压。兼嘱患者于每顿饭前自行按压穴位 5 分钟，按压时局部以有痛感为佳。每 7 天更换 1 次，4 次为 1 疗程。

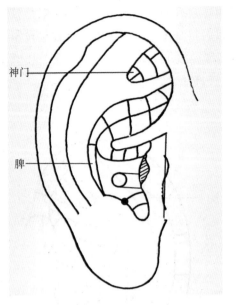

图 4-2-25 耳针减肥取穴 19

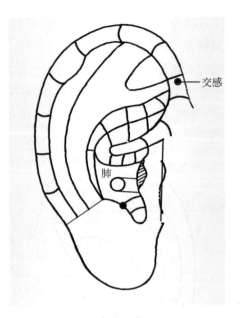

图 4-2-26 耳针减肥取穴 20

方法 13

处方：三焦、肺、内分泌（图 4-2-27）。

操作：耳穴埋针法。选定穴位后局部常规消毒，以小号止血钳夹持揿针准确置入穴位，然后以胶布固定。留针 5 天后出针，再埋下 1 个穴位。以上穴位每次 1 穴，3 个穴位轮流埋针。6 次为 1 疗程。

方法 14

处方：内分泌、卵巢（皮质下）、脑点（缘中）、肾上腺、交感、脾、胃、口、神门、心（图 4-2-28、29）。

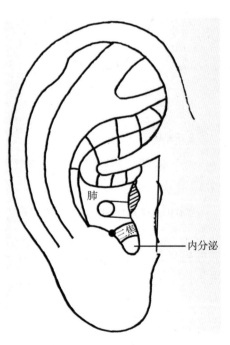

图 4-2-27 耳针减肥取穴 21

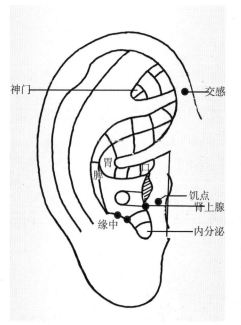

图 4-2-28　耳针减肥取穴 22

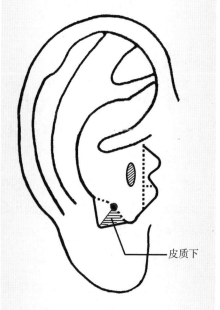

图 4-2-29　耳针减肥取穴 23

内分泌紊乱者，取内分泌、卵巢、肾上腺、交感、心、神门；食欲旺盛者，取口、脾、胃，交感、神门、内分泌。

操作：耳穴压豆法。用中药王不留行籽和胶布压在上述穴位上。每次可取 4~6 穴，每周更换 2 次，10 次为 1 疗程。

方法 15

处方：内分泌、脑、肺、胃、口、饥点（图 4-2-30）

操作：耳穴压豆法。在选定的耳穴上寻找敏感点，将贴有王不留行籽的胶布粘于耳穴上，用食、拇指捻压至沉麻胀痛等感觉时，留置 2~3 日，下次更换药籽，10 次为 1 疗程。

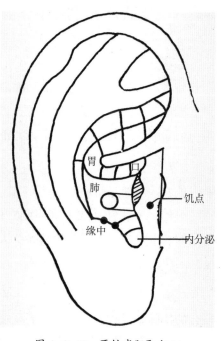

图 4-2-30　耳针减肥取穴 24

五、三棱针治疗肥胖

[方法1]

处方：少商、中冲、商阳、太冲、大椎、膈俞。

操作：每次选1~2穴，点刺出血数滴，大椎、膈俞点刺后可加拔火罐。2~3天一次，10次为一个疗程，疗程间休息10天。

[方法2]

处方：十宣、八风、八邪、太阳。

操作：每次选1~2穴，点刺出血数滴，2~3天一次，10次为一个疗程，疗程间休息10天。

[方法3]

处方：耳尖、轮1~4、耳背静脉、十二井穴。

操作：每次选1~2穴，点刺出血数滴，2~3天一次，10次为一个疗程，疗程间休息10天。

六、皮肤针治疗肥胖

[方法1]

处方：心俞、肺俞、肝俞、脾俞、肾俞、中脘、天枢、气海、足三里。

操作：皮肤针轻度叩刺穴位，以皮肤潮红为度，每日或隔日一次，十次为一个疗程，疗程间休息5~7天，治疗时间应持续4~6个月。

[方法2]

处方：局部脂肪堆积处。

操作：皮肤针轻或中度叩刺穴位出血，叩刺后加拔火罐，5~7日一次，十次为一个疗程，疗程间休息5~7天。

[方法3]

处方：脊柱正中线旁开1.5寸的足太阳膀胱经循行线、天枢直下至耻骨联合的任脉循行线、足三里直下至解溪的足阳明胃经循行线。

操作：轻度叩，从上向下用皮肤针叩击上述三条经脉的循行线各3~5

遍，至皮肤潮红或微出血为度，每日或隔日一次，10次为一个疗程，疗程间休息5~7天，治疗时间应持续4~6个月。

七、皮内针疗法治疗肥胖

[方法 1]

处方：取丰隆、阴陵泉、公孙。

操作：丰隆、阴陵泉采用麦粒型皮内针法；公孙采用图钉型皮内针法。

[方法 1]

处方：取耳穴胃、口、内分泌。

操作：采用图钉型皮内针法。

八、腧穴埋线治疗肥胖

腧穴埋线减肥法，是针灸减肥的延伸和发展，是改良式针灸。此法15天埋线1次，免除了肥胖患者每天"针"一次的麻烦和痛苦，是繁忙现代人首选的减肥法。腧穴埋线减肥是根据患者的个体差异，不同的症状，不同的肥胖机制，进行合理有效的辨证选穴，在相应的穴位埋入蛋白质磁化线（以线代针），来达到"健脾益气，疏通经络，调和阴阳气血"的作用，从而调整了患者的自主神经和内分泌功能。腧穴埋线一方面抑制了患者亢进的食欲，同时也抑制了患者亢进的胃肠消化吸收，从而减少能量的摄入。另一方面它可以刺激患者迟钝的自主神经（交感神经），使其功能活跃，增加能量消耗，促进体内脂肪分解。所以腧穴埋线减掉的是人体的脂肪而不是水分，并能保证减肥过程中人体的健康和精力的旺盛，且反弹率极低，这是腧穴埋线减肥的最大优点。

[方法 1]

处方：丰隆、水分、天枢、气海。

操作：每次选2穴，常规消毒，用9号腰穿针作套管，把针芯尖端磨平，将长1.5~2cm00号羊肠线埋入穴位内，出针后，用纱布覆盖针孔，胶布固定，5天内不要着水。每周一次，四次为一个疗程，疗程间可休息2周。

［方法 2］

处方：梁丘、关元、肾俞、阴陵泉。

操作：每次选 2 穴，常规消毒，用 9 号腰穿针作套管，把针芯尖端磨平，将长 1.5~2cm 00 号羊肠线埋入穴位内，出针后，用纱布覆盖针孔，胶布固定，5 天内不要着水。肾俞宜向下斜刺，不可直刺深刺，以免刺伤内脏。每周一次，四次为一个疗程，疗程间可休息 2 周。

［方法 3］

处方：中脘、天枢、胃俞、三焦俞、三阴交、足三里。

操作：每次选 2 穴，常规消毒后，镊取一段长 1~2 厘米的已消毒的羊肠线，放置在腰椎穿刺针针管的前端，针刺入穴位后，边推针芯，边退针管，将羊肠线埋入穴位。胃俞、三焦俞宜向下斜刺，不可直刺深刺，以免刺伤内脏或产生气胸。每周 1 次，3 次为 1 个疗程，疗程间可休息 2 周。

九、针灸综合疗法治疗肥胖

［方法 1］

处方：梁丘、公孙穴。

操作：取梁丘、公孙穴，每次针 1 穴，交替使用，用泻法，产生强烈的针感后，再接电针仪 20 分钟。起针后在当时所针穴上用麦粒型皮内针，沿皮下刺入 1cm 左右，留针 3 天，10 次为 1 疗程。

［方法 2］

处方：肩髃、曲池、梁丘、髀关、梁门、归来。

操作：取肩髃透曲池、梁丘透髀关、梁门透归来。用 28 号粗芒针（针长 1~2 尺），压捻刺入反复捻转，待针感甚强时留针 30 分钟，每日 1 次，以 6 次为 1 疗程，休息 1 日，后再进行下 1 疗程。

［方法 3］

处方：取穴以足阳明胃经和足太阳脾经穴为主。取上巨虚、丰隆、内庭、曲池、三阴交、阳陵泉等，同时配合耳穴的脾、胃。

操作：肠燥便秘体穴加天枢、支沟，耳穴加肺，大肠；易饥饿者，体穴加足三里（重泻）；自动发胖者，体穴加肾俞、三阴交、耳穴加肾；产后肥胖，体穴加曲泉、石门、耳穴加屏间；月经不调，体穴加地机、血海，耳穴加屏间；下肢浮肿，体穴加水分、耳穴加三焦，每次留针20~30分钟，隔日1次，15次为1个疗程。耳穴用王不留行粉或揿针埋藏。嘱患者在每日进餐前半小时按压1分钟左右，酸痛为度，5天更换1次，6次为1疗程。

第三节　不同部位肥胖的针灸治疗

一、全身性肥胖的针灸治疗

全身性肥胖患者，其特点是脂肪均匀分布全身各部，没有明显的局部肥胖。

（一）毫针疗法

处方：中脘、气海、天枢、足三里、梁丘。胃热湿盛型加合谷、曲池、丰隆、公孙；脾肾阳虚型加关元、肾俞、脾俞；肝肾阴虚型加肝俞、肾俞、太溪、神门；肝郁脾虚型加膻中、期门、阳陵泉、太冲、三阴交；肝阳上亢型加曲池、合谷、太冲、风池；闭经或月经稀少加血海、中极、带脉、合谷、关元；食欲亢进加上脘、下巨虚、内庭；浮肿加水分、阴陵泉；伴高血压加风池、太冲；伴高脂血症加太白、阳陵泉；伴冠心病加内关、膻中、三阴交；伴糖尿病加阳池、三阴交、三焦俞。

操作：诸穴常规操作，主穴可加接电针治疗仪。每日或隔日1次，10次为1个疗程，疗程间休息5~7天。

（二）耳针疗法

处方：神门、内分泌、交感、三焦。胃热湿盛型加胃、结肠、小肠；脾虚湿困型加肺、脾；脾肾阳虚型加肾、脾；肝肾阴虚型加肝、肾、心；肝郁脾虚型加肝、胆、脾；月经不调加子宫、皮质下、肾、肝；食欲亢进加饥点、口、胃、皮质下；浮肿加肾、膀胱、肺、脾；便秘加大肠、便秘点、肺；口渴加渴点；有家族史加肾、肾上腺。

操作：常用王不留行籽、白芥子、急性子、绿豆等贴压。将其置于小块正方形胶布上，准确地压于选用的耳穴上，贴紧后加压力，让患者感到局部有酸、麻、胀、痛或发热感。5~7 天轮换一次，两耳指压 2~3 分钟，以局部微痛为度。10 次为 1 个疗程，疗程间休息 12 天。

二、腹部肥胖的针灸治疗

（一）辨证分型治疗

1. 胃热内盛型

体针（取穴与手法）：曲池，泻，合谷，泻，内庭，泻，上巨虚，泻，天枢，泻。

2. 肠燥便结型

治则：润肠通便。

体针（取穴与手法）：支沟，泻，照海，补，天枢，补，上巨虚，补，足三里，补。

3. 营养过剩型

治则：清胃调肠。

体针（取穴与手法）：曲池，平补平泻，合谷，平补平泻，水分，平补平泻，上巨虚，平补平泻，三阴交，平补平泻，内庭，平补平泻。

月经不调可选用：曲池，平补平泻，合谷，平补平泻，关元，平补平泻，血海，平补平泻，三阴交等穴。

（二）常规治疗

调整各系统功能取穴：针曲池、合谷、血海、三阴交，灸百会，每隔 1~2 天针 1 次，15 天为 1 疗程。从脂肪堆积过多的部位取穴：针天枢、水道、箕门、环中、肾俞，1~2 天针 1 次，15 天为 1 疗程。

处方：腹部阿是穴（即脂肪堆积处）、梁丘。脐以上肥胖明显加中脘、下脘、滑肉门、梁门；脐以下肥胖明显加气海、关元、中极、腹结；全腹肥胖加天枢、大横、中脘、气海。

操作：患者仰卧，充分暴露腹部，以左、右腹部突出最高点为阿是穴。诸穴常规操作，主穴可加接电针治疗仪。每日或隔日 1 次，10 次为 1 个疗程，疗程间休息 5~7 天。

三、腰部肥胖的针灸治疗

处方：腰部阿是穴（即脂肪堆积处）、带脉、风市。伴腹部肥胖加天枢、中脘、气海；后腰部肥胖加志室、大肠俞。

操作：诸穴常规操作，主穴可加接电针治疗仪。每日或隔日 1 次，10 次为 1 个疗程，疗程间休息 5~7 天。

四、臀部肥胖的针灸治疗

处方：臀部阿是穴（即脂肪堆积处）、秩边、环跳。臀下垂加承扶、会阳；臀部宽大加阿是穴、居髎；上臀部肥胖加带脉、五枢。

操作：患者仰卧，充分暴露臀部。诸穴常规操作，主穴可加接电针治疗仪。每日或隔日 1 次，10 次为 1 个疗程，疗程间休息 5~7 天。

五、上肢肥胖的针灸治疗

处方：臂部阿是穴（即脂肪堆积处）、臑俞、臂臑、尺泽、支沟、合谷。上臂肥胖明显加肩贞、天府、天泉、青灵、手五里；前臂肥胖明显加手三里、外关、内关、列缺。

操作：患者仰卧，充分暴露臂部。诸穴常规操作，主穴可加接电针治疗仪。每日或隔日 1 次，10 次为 1 个疗程，疗程间休息 5~7 天。

六、下肢肥胖的针灸治疗

处方：股部阿是穴（即脂肪堆积处）、髀关、伏兔、风市、梁丘、血海、足三里、三阴交、公孙。大腿肥胖明显加承扶、殷门、足五里、阴包、阴市；小腿肥胖明显加阳陵泉、阴陵泉、承山、昆仑、内庭。

操作：患者仰卧，充分暴露股部。诸穴常规操作，主穴可加接电针治疗仪。每日或隔日 1 次，10 次为 1 个疗程，疗程间休息 5~7 天。

第四节　产妇肥胖的针灸治疗

一、产妇有效减肥策略

体重　女性在妊娠过程中体重应增加 11~12kg，其中包括 2~4kg 肥胖。这是身体本能地储备能量物质，以预备分娩时的能量消耗，也预备分娩后立即泌乳所需的能量消耗。如果妊娠过程中体重增加过多，不仅自己发生肥胖，而且可能造成胎儿肥胖。

人工哺乳　分娩之后，顿顿大鱼大肉、饱食终日就容易肥胖。在月子中，多补充富含钙、铁、蛋白质和维生素的牛奶、鸡蛋、豆腐、杂粮、蔬菜、海藻、蘑菇等食物，多喝汤水，便足以满足身体的需要。哺乳可消耗大量脂肪和蛋白质，促进体形恢复。

瘦要循序渐进　肥胖是个缓慢过程，瘦下来也应当循序渐进。只要合理选择食品，适当增加运动，仍可正常进食三餐，每月减去 2kg 左右比较安全。

饮食多样化　以鱼、肉、蛋为主食，少吃淀粉类主食，的确可以让人在几个星期内迅速减轻体重，但是这种体重下降会带来体内水分丧失和食欲下降的结果。高蛋白膳食长期持续下去，甚至可导致肾衰竭。膳食专家认为，饮食多样化，多吃蔬菜、水果和粗粮限制动物脂肪，每天适当活动。这需要较长时间才能见效，但这是能够使人健康苗条的正确途径。

营养原则：

① 营养组合：蛋白质、碳水化合物与脂肪对健康同等重要，缺一不可，关键在于巧妙组合，即将富含油脂的食物与豆类、蔬菜搭配，避免和米、面、土豆等富含碳水化合物的食物同吃。这样既能增加养分摄入，又有利于减肥。

② 巧选脂肪：完完全全不吃脂肪既不可能又损害健康，唯一办法是巧妙选择。据营养学专家分析，脂肪分三类：第一类可大量增加人体胆固醇含量，如各种畜肉及其乳制品、奶油、乳酪中的脂肪；第二类对人体胆固醇含量影响甚微，如鸡肉、蛋类和甲壳类动物脂肪；第三类是能够降低胆固醇的脂肪，如橄榄油、玉米油和大豆油等。显然，后两类脂肪是较佳

选择。

③摄取微量营养素：近年来，科学家发现肥胖与某些微量营养素缺乏有关，如钙、铁、锌等矿物元素是体内能量转移的必需物质。这些微量营养素主要分布于粗粮、野菜、绿色蔬菜及干果之中，故三餐宜多样化，坚持荤素搭配、粗细相兼的配餐原则。

④杂粮作为主食：土豆和甘薯中都含有淀粉，但是它们的含水量高达70%以上，真正的淀粉含量不过20%，用它们来作为主食具有减肥效果。但不应把它做成油炸土豆，也不能当成菜吃。

⑤限制水果摄入：水果含8%以上的糖，香蕉中还含有不少淀粉。因此，放开肚子吃水果是不明智的，每天吃水果的数量应控制在300克以下，香蕉限制在1只以内，果汁饮料也应纳入这个限制。正确的做法是在餐前吃水果。

少食多餐 在少食多餐的情况下，所吃食物不会给胃肠增加负担，食物中的能量也能很快地被身体利用。反之，如果一次吃完，血液长时间地集中在消化器官，使人昏昏欲睡，能量一时用不完便变成脂肪储存起来，下一餐来临时，由于过分饥饿又会吃得过多。

锻炼 现代人的体重过重归根到底是缺乏锻炼引起的。所谓锻炼并不一定需要汗流浃背，持久而温和的运动对健康更有益处。以步当车、多干家务、周末运动，就可以更多地享受饮食的乐趣。

产妇腰腹健美操：

第一节，倒踢腿：侧卧，右前臂放平支撑上体，左手于体前辅助支撑。左右腿伸直并拢，上下重叠后，左腿直膝向侧上方踢，上踢到最大角度后慢慢放下还原。连续做8次；尔后调换右腿，用同样的方法踢。

第二节，仰卧举腿：仰卧并腿，两臂上举，两手抓牢物体使上肢固定，两腿伸直，脚尖下绷后，收腹吸气，直膝上举两腿与地面垂直，然后呼气，慢慢地，有控制地放下腿，如此练习8次。

第三节，俯卧起上体：取俯卧位，固定下肢不动，两手相握后背于腰部，靠背肌用力，使上体向上立起接近于垂直，再还原趴下，连续锻炼8次。

第四节，举腿交叉：取并腿坐，上体后仰，两小臂放平支撑于体后，两腿伸直上举至60~80°后，两腿分开1~2个肩宽，保持2秒，向内交叉使一腿在上，一腿在下，再保持2秒，如此分开交叉连续做4次。注意：做本操时，应保持腿部伸直。

第五节，腰腹部放松：两手、两膝着地呈跪撑姿势，首先收腹吸气，同时低头含胸，两臂伸直，使背部尽量向上"拱起"，保持2秒；然后再塌腰呼气，同时抬头挺胸，使腰部尽量下沉，显出曲线，再保持2秒，如此反复"拱起、下塌"做8次。

二、针灸治疗产妇肥胖

1. 调整各系统功能取穴　针曲池、合谷、血海、三阴交，每隔1~2天针1次，15天为1疗程。

2. 从脂肪堆积过多的部位取穴　针天枢、水道、肾俞，1~2天针1次，15天为1疗程。

3. 辨证分型　肺脾气虚型、肠燥便结型、营养过剩型。

肺脾气虚型

治则：补益健脾、利水渗湿。

处方：太渊（补），太白（补），肺俞（补），水分（补），阴陵泉（补），三阴交（补）。

肠燥便结型

治则：润肠通便。

处方：支沟（泻），照海（补），天枢（补），上巨虚（补），足三里（补）。

营养过剩型

治则：清胃调肠。

处方：曲池（平补平泻），合谷（平补平泻），水分（平补平泻），上巨虚（平补平泻），三阴交（平补平泻），内庭（平补平泻）。

月经不调可选用：曲池（平补平泻），合谷（平补平泻），关元（平补平泻），血海（平补平泻），三阴交。

第五节　中老年肥胖的针灸治疗

一、中老年人饮食减肥的原则

人进入40岁后，身体各系统器官就开始衰退了，表现在内脏器官重量减轻、腺体分泌能力下降、代谢功能下降、免疫能力也下降等各个方面。所以中老年人的饮食减肥和青年人的饮食减肥存在相当的差距，应该结合中老年人自然的身体状况作相应的调整。

中老年人要减少脂肪，在饮食上应遵循以下几个原则。

1. 减少热量，多吃蛋类、蔬菜、水果　随着年龄的增大，身体组织出现萎缩，代谢速度也降低了，中老年人消耗的热量比年轻人少很多。所以要少吃脂肪、糖类等含热量高的食物。

2. 保证足够的蛋白质和维生素　中老年人分解代谢加强，且对蛋白质的消化利用率下降，所以需要补充足够的高质的蛋白质，才能满足身体所需。应多吃瘦肉、豆制品、牛奶和蛋类等蛋白质含量多的食物。同时，由于老年人消化吸收功能的降低，使得食物中的维生素无法得到充分的利用，容易发生维生素缺乏。而维生素对延缓衰老起着重要的作用，所以老年人应多吃富含各类维生素的食物，如水果、豆类、鱼类、蔬菜等。

3. 控制食盐的摄入量　食盐摄入过多，容易使中老年人患高血压、脑中风以及心血管疾病，所以要尽可能地少摄入食盐。一般认为，中老年人每日摄入的食盐量应控制在5克以内；而高血压和冠心病患者，要控制在3克以下。

4. 减少脂肪的摄入　中老年应减少饮食中的脂肪量，特别是动物性脂肪，最好都用植物脂肪代替。脂肪摄入过多，容易引发心血管疾病，严重影响中老年人的身体健康。

5. 减少胆固醇的摄入　胆固醇摄入过多，容易造成血管硬化和阻塞，引发多种心血管疾病，所以中老年人应少吃胆固醇含量高的食物，如蛋黄、动物内脏和动物性脂肪等。

6. 摄入足够的纤维素　中老年人的消化道运动能力降低，容易发生便秘，而纤维素不仅能够通便，还有利于防止高血压、动脉硬化和糖尿病。因此中老年人应多吃富含纤维素的食物，如粗粮、藻类、蔬菜等。

7. 增加碘、钙质的摄入　中老年人如果碘缺乏时会出现甲状腺功能减退，进一步降低代谢，影响脂肪的分解，导致肥胖。而中老年人更应注意增加碘的摄入，保证正常的代谢速度，并预防黏液性水肿的发生。如果缺钙，骨头会变得又软又脆，一点小的碰撞都会造成骨折的危险，所以补钙是许多中老年者都面临的问题，要多吃新鲜的牛奶和一些含钙质丰富的食物，如骨头、鱼等，必要时可口服用补肾药或钙片、活性钙等。

二、中老年肥胖者的运动疗法

运动疗法是治疗肥胖症的一种辅助手段，但对轻度肥胖，很好地安排运动项目和时间，也可单独发挥减体重的作用。饮食控制辅以适当的运动项目往往是治疗肥胖症较有效的手段。运动可以消耗掉摄入的过多的热能，促进脂肪分解供能；运动可以提高基础代谢率而增加热能的消耗；可以降低血脂而减少心血管疾病的发生率；可增强老年人的肺功能，坚持打太极拳的老人吸入氧量较不打太极拳者多，肺活量大；运动可以增强胃肠蠕动及其血液循环，改善胃肠血供；经常体育锻炼可使脑血流量增加，有利于脑细胞代谢，保持智能不衰，精神饱满，有助于保持老年人心理健康。长期坚持参加体育锻炼不仅可以减轻体重，而且可以消除或预防肥胖病的许多并发症。

运动疗法减肥必须要持之以恒并有规律地进行，否则达不到效果。适应中、老年人的运动项目一般消耗热能不多，所以体重下降缓慢。由于运动可以促进肌肉蛋白质的合成，在运动初期肌肉逐步发达，体重下降不明显，锻炼两个月后肌肉增加到一定程度就基本平衡，此时体重才开始下降。

选择的运动项目和强度可因人而异，根据个体的体质、健康状况、工作特点（如体力或脑力劳动）、生活环境、生活条件及个人爱好而定。强度大的运动项目有游泳、慢跑和各种球类运动；强度小的运动项目有老年保健操、健身转腰运动、步行、保健按摩、太极拳、太极剑、练功十八法等。老年保健操及健身转腰运动动作简单，活动量可大可小，适于高龄及体弱老年人；保健按摩主要是自我按摩；适应中、老年人的运动还包括床上八段锦、床下六段功和慢行百步功等，可选其中一种锻炼。一般认为，运动量大减肥快，运动量小减肥慢，对中、老年肥胖患者则认为采用低强度长时间的锻炼方式减肥效果更好。每天散步 30 分钟可消耗热能 400 千卡，理论上每年可降低体重 4kg。

选定运动项目后，运动强度开始时要小，以不感心悸、气闷、乏力为度，待适应后，运动量可逐步加大。要避免饭后立即锻炼，最好餐后 1~2 小时或清晨空腹时锻炼。运动前后观察脉率、呼吸次数、血压、体重、胸围、肺活量等，并作对比。运动前后的脉率以不超过原有水平 50% 为度。另外，可观察运动后的主观感觉，如睡眠情况，有无头痛、头晕或乏力感，食欲及大小便情况等。根据不同反应适当调整强度及时间，尤其老年人有心、肺疾患时，应注意避免过强的锻炼方式。

三、中老年肥胖者的食疗减肥法

中医认为肥胖的病因多为痰湿所聚，气虚造成。有"肥人多痰""肥人多气虚"之说，因此中医饮食减肥多从健脾益气，化痰除湿入手，根据不同的体质合理用膳。

1. 健脾利湿

苡仁赤豆汤：薏苡仁 30 克，赤小豆 30 克，红枣 5 个。先将薏苡仁、赤小豆洗净，加水炖至七成熟，再加红枣继续炖至酥烂。

荷叶粥：鲜荷叶 1 张，粳米 100 克。将荷叶切丝，加水煮，去渣取液备用。另将米洗净加入荷叶煎汁及水煮成粥食用。

石韦茶：石韦 6 克，绿茶 1 克。石韦洗净加水煮沸，用石韦连同沸水冲泡茶叶，加盖，3 分钟后可饮。

莲藕炒绿豆芽：绿豆芽 150 克，莲藕 100 克，鲜荷叶 200 克。将荷叶煎汁，浓缩为 50 毫升备用，再将鲜藕切丝，与绿豆芽煸炒，至六成熟，加盐适量，并加入荷叶淀粉汁至汤汁明亮后出锅即可。

凉拌马齿苋：马齿苋洗净用开水焯后，去涩水，将菜放入盘中，加姜末、蒜泥、酱油、醋、盐、香油拌匀食。

2. 宣肺化痰

萝卜杏肺汤：萝卜 160 克，苦杏仁 5 克，猪肺 100 克。三物同放锅内炖至烂熟，调味服食。

葱头爆羊肉：羊肉 200 克，葱头 100 克。素油 50 克，加花椒、辣椒少许，炸焦后捞出，放入羊肉丝、姜丝、葱头丝，急火爆炒，加盐、醋、黄酒适量，熟后出锅。

四、针灸辨证治疗中老年肥胖

1. 调整各系统功能取穴　针曲池、合谷、血海、三阴交，灸百会，每隔 1~2 天针 1 次，15 天为 1 疗程。

2. 从脂肪堆积过多的部位取穴　针天枢、水道、箕门、环中、肾俞，1~2 天针 1 次，15 天为 1 疗程。

3. 辨证分型　胃热内盛型、肺脾气虚型、肠燥便结型、肝阳亢盛型、营养过剩型。

胃热内盛型

处方：曲池（泻），合谷（泻），内庭（泻），上巨虚（泻），天枢（泻）。

肺脾气虚型

治则：补益健脾、利水渗湿。

处方：太渊（补），太白（补），肺俞（补），水分（补），阴陵泉（补），三阴交（补）。

肠燥便结型

治则：润肠通便。

治则：支沟（泻），照海（补），天枢（补），上巨虚（补），足三里（补）。

肝阳亢盛型

治则：平肝潜阳。

处方：曲池（泻），合谷（泻），三阴交（补），太冲（泻），风池（平补平泻），足临泣（平补平泻）。

营养过剩型

治则：清胃调肠。

处方：曲池（平补平泻），合谷（平补平泻），水分（平补平泻），上巨虚（平补平泻），三阴交（平补平泻），内庭（平补平泻）。

月经不调可选用　曲池（平补平泻），合谷（平补平泻），关元（平补平泻），血海（平补平泻），三阴交。

第六节　儿童肥胖的针灸治疗

一、科学对待儿童肥胖

我国儿童肥胖问题日益严重。肥胖已成为危害儿童健康的重要"杀手"。为了能准确反映体重与身高的关系，世界卫生组织推荐使用身高体重指数 BMI= 体重（kg）/ 身高（m）² 判断肥胖。儿童肥胖的评定可参考下表。

表 4-6-1　BMI 儿童评定标准

年龄	BMI 分度				
	正常	超重	轻度肥胖	中度肥胖	重度肥胖
<6 岁	15~18	18~20	20~22	22~25	225~>25
6~11 岁	16~18	19~21	21~23	23~27	23~>27

表中数字是我国儿科专家近期通过大量各年龄儿童体格调查结果统计出来的。如果被测儿童体重超过正常平均体重 3 个标准差，即被判断为肥胖。儿童减肥应该注意：

1. 对肥胖儿童不能实施快速减肥（减体重）　快速减肥不仅此影响儿童今后的生长发育，也影响儿童当前的身体健康。

2. 不能采用饥饿疗法　现在社会上许多人用饥饿疗法减肥。按照某些减肥品说明书提出的要求，每餐只吃蔬菜、水果，而不吃其他主副食。这样治疗单纯性肥胖症儿童，无疑是在残害下一代。

3. 严禁使用减肥药物　无论哪种减肥药物，都有一定毒副作用，有的还较严重，对于各种生理功能还未臻完善的儿童，危害则更大，应当杜绝使用。同样道理，手术减肥也不适于儿童。

二、预防小儿肥胖的方法

有人认为，"小儿肥胖无须预防"，这种想法是不对的。目前我国儿童的标准体重可以采用简单的公式计算：体重（kg）= 年龄 ×2+8，超过标准的

10%为超重，超过20%者可以视为肥胖。肥胖儿童在现代家庭多见的原因常常是由于家长片面地追求高营养，结果造成营养过剩。殊不知，胖娃娃不等于壮娃娃。有的孩子胖起来了，但随之身体却越来越糟，感冒、哮喘、胃肠炎始终与之为伍。为了减少和预防儿童发胖，应注意以下几点：

1. 早行动，早预防　家长应认识到发胖对孩子们的危害，让孩子们建立良好的饮食习惯，进行预防。

2. 加强体育锻炼　许多肥胖儿童，并不比正常儿童吃得多，而主要是活动比其他孩子少。所以要减轻体重，增加运动消耗是重要的。应鼓励他们多参加集体活动，多散步，尤其是游泳，打球等，对于减轻和预防肥胖是非常有益的，应充分利用孩子好奇心强和争强好胜的特点，选择适合儿童特点的运动项目，激发孩子的热情。家长应和孩子一同锻炼，并进行指导，使孩子持之以恒，养成习惯，是督促孩子锻炼身体的好方法。

3. 培养良好的进食习惯　肥胖有一定的遗传性，但是更多的是"遗传"父母不良的饮食习惯，这一点应引起家长的充分重视。适当限制高脂肪、高单糖类的食品，多吃蔬菜、水果，少吃零食，多注意指导孩子做到餐前不喝甜饮料等。

4. 有节制地看电视、用电脑　餐后看电视、玩游戏、吃零食等不良习惯都是肥胖的原因，看电视太多、沉迷于电子游戏都会对健康不利，容易导致儿童肥胖。

5. 提倡母乳喂养　哺乳期的婴儿应尽量母乳喂养，可能会预防肥胖的发生。如果日常生活中注意到上述种种，是完全可以预防肥胖的发生。

三、针灸治疗儿童肥胖

针灸能疏通经络，调解内分泌及机体平衡，通过调理，由内而外，标本兼治。治疗儿童肥胖，能调整代谢功能，加速脂肪分解，有明显减肥作用。

1. 调整各系统功能取穴　针曲池、合谷、血海、三阴交，灸百会，每隔1~2天针1次，15天为1疗程。

2. 从脂肪堆积过多的部位取穴　针天枢、水道、箕门、环中、肾俞，1~2天针1次，15天为1疗程。

3. 辨证分型　胃热内盛型、肺脾气虚型、肠燥便结型。

胃热内盛型

主症：形体健壮，消谷善饥，嗜食肥甘酒酪，面色红润，口舌干燥，口臭牙痛，渴喜冷饮，或有头胀眩晕，肢体困重，胸闷腹胀，恶心痰多，神疲身重。舌红，苔薄或微黄腻，脉弦或滑数。

治则：清泻胃热，和胃燥湿。

处方：曲池、合谷、内庭、上巨虚、天枢。

操作：针刺泻法，每周3次，10次为一个疗程，疗程间可休息1周。

肺脾气虚型

主症：此型多见于水潴留性肥胖者。症见形体肥胖，少气懒言，气短不足以息，声音微，面色苍白，自汗，食少纳呆，腹胀肠鸣，便溏或腹泻，月经过多或崩漏。舌淡苔白，脉细弱。

治则：益气健脾，利水渗湿。

处方：太渊、太白、肺俞、水分、阴陵泉、三阴交。

操作：针刺补法。每周3次，10次为一个疗程，疗程间可休息1周。

肠燥便结型

主症：形体健壮，消谷善饥，嗜食肥甘酒酪，面色红润，口舌干燥，口臭牙痛，便秘、舌红。苔黄腻，脉滑数。

治则：润肠通便。

处方：支沟、照海、天枢、上巨虚、足三里。

操作：泻支沟，补照海、天枢、上巨虚、足三里。每周3次，10为一个疗程，疗程间可休息1周。

四、儿童肥胖的控制

儿童肥胖应从均衡膳食、合理营养和科学体育运动两方面着手。儿童正处于生长发育时期，因此，应当保证蛋白质、各种维生素和微量元素的供给，对肥胖儿童也不例外。当然，对于可能导致肥胖的饮食，则应严格控制。

1. 肥胖儿童应科学选择食品

"绿灯食品"　应保证的食品，如瘦肉、鱼和海产品、蛋类（去蛋黄）、脱脂奶类、豆制品、蔬菜和除含糖较高之外的各种水果。

"红灯食品" 应严格限制的食品，如肥肉、油炸食品、奶油食品和含奶油的冷饮、果仁、白糖、糖果及高糖饮料、甜点、洋快餐和膨化食品。

"黄灯食品" 应限量的食品，如谷类食品、薯类食品、全蛋（包括蛋黄）类食品、香蕉、葡萄和甜橘等水果。

2. 科学的体育活动　科学的体育活动是控制肥胖和增强体质必不可少的措施。体育活动不在形式，贵在坚持。运动的方式很多，如游泳、快走、跑步、跳绳、踢球、爬楼梯等，但要达到一定运动量。同时，应经常进行运动。每周最少 5 天，每天 30~60 分钟。为了使儿童能坚持下去，父母最好和孩子一起锻炼。

控制儿童肥胖的最佳时期是超重期，在此时期实施有效措施，效果最好，事半而功倍。如果已经发生中度以上肥胖，要想减下来就很困难。因此，家长应当切实注意那些超重的儿童，不能丧失最佳治疗时机。

五、儿童肥胖的行为减肥

除了饮食过多或运动过少可引起肥胖外，不健康的心理、行为习惯和不良生活方式也可引起肥胖。那么，肥胖儿童要控制肥胖必须同时进行心理治疗，纠正不良习惯与生活方式。

因为肥胖儿童饮食嗜好与正常儿童不同，往往爱吃荤食和甜食。成人应对他们加以诱导，让他们逐渐喜爱吃粗粮和蔬菜，多吃水果、蔬菜，减少肉食和谷物数量，不吃肥肉和甜食。西方兴起了"淡味减肥"，即增加蒸、煮、烤和凉拌菜，减少油炸和炒菜。同时，菜中少放盐，适当放些糖和味精。这样，无形中减少了脂肪的摄入量，膳食提倡蒸煮菜。蒸煮菜体积大，味道淡，有助于减少饮食摄入数量。

一般而言，肥胖儿童饱足感与正常儿童不同，正常儿童每餐吃到八九分饱，即感满足，不再进食；肥胖儿童吃到十分饱还不满足，仍然要继续进食，直到十二分饱为止。成人应当逐渐改变他们的饱足感，首先减到十分饱，然后逐渐减至八九分饱，这样食量也就减少了 1/4~1/3。这种措施与饥饿疗法不同，不会损害儿童身体健康。

肥胖儿童进食速度与正常儿童不同，他们常常狼吞虎咽，吃得又快又多。我们知道，人进食以后，血糖会慢慢升高，当升至一定水平，就会刺激大脑，发出饱足感信号，于是人就会停止进食。而快食者，由于进食太快，血糖上升速度相对滞后，发出饱足感信号也较晚。同时，由于进食速度太快，在出现停止进食行动之前，又多食入了一些食物。可见，快食的结果是超量进食。因此，为了控制肥胖，必须细嚼慢咽。每口饭菜每次咀嚼 10 秒钟以上。吃饭应增加咀嚼次数。如果平时每餐咀嚼 200 次，以后则增加 1 倍或 2 倍，乃至更多倍。如果增加到 10 倍，肥胖控制就将成为现实。

肥胖儿童往往贪睡少动，应当减少他们的睡眠时间，学龄前儿童每天不要多于 10 个小时。

家长应遵循的原则：

如果你的孩子过于肥胖，家长应遵循以下"四要""五不要"原则。

"四要"：

一要给孩子准备适量而低热的食品；

二要克服儿童的惰性，使其生活充满乐趣，以免总想着吃；

三要做出榜样，大人饮食要适量，儿童就会模仿；

四要尽量让儿童做体力活动。

"五不要"：

一不要因为吃饭问题对孩子嚷嚷或吓唬孩子；

二不要用食品奖励或惩罚孩子；

三不要关闭食品柜或隐藏食品；

四不要取笑儿童的肥胖；

五不要把胖儿童与其他儿童做比较。

总之，控制儿童肥胖是一项系统工程，不能图快、求简单，而应当控制饮食、增加运动和纠正不良行为习惯三管齐下，只要措施得力，持之以恒，必能收到满意的效果。

六、肥胖儿童的健康食谱

1. 虾米白菜　取干虾米 10 克，先将干虾米用温水浸泡发好，再将白菜洗净，切成约 3 厘米的段。随后，将油锅烧热，把白菜炒至半熟，再将发好的虾米、食盐放入，稍加清水，盖上锅盖烧透即可。虾米白菜具有补肾、利肠胃等功效，尤其适合于肥胖儿童经常食用。

2. 黄瓜拌肉丝　取鲜嫩黄瓜 750 克，瘦猪肉 100 克，当归 3 克，白糖

50克，醋30克，食盐2克，生姜10克，菜油50克。先将黄瓜洗净削去两头，切成3厘米长的瓜段，再切成粗丝，生姜洗净切成细丝，当归洗净切成片，猪肉洗净后先用开水煮熟，捞出待凉后再切成丝。然后把肉丝、黄瓜丝放入盘内，加上白糖、醋、姜丝、食盐拌匀。另将锅置火上加入少量清油，烧至八成熟时下入当归片，待浸出香味时拣出当归不用，再将油倒在瓜丝上拌匀即可。黄瓜拌肉丝具有滋阴润燥、清热利湿之功效。肥胖儿童食之，不仅减肥，亦可红润肌肤。

3. 蜜饯山楂　取生山楂500克，蜂蜜150克，先去除山楂的果柄及果核，放入锅中，加清水适量，煎煮至七成熟烂（或水将耗尽）时，加入蜂蜜，再以小火煎煮至熟透，收汁即可。待冷却后，放入瓶内贮存备用，每日服数次。蜜饯山楂能消除脂肪，并具有补虚、活血化瘀等功效。

4. 盐渍三皮　取西瓜皮200克，刮去蜡质外皮，洗净；冬瓜皮300克，刮去绒毛外皮，洗净；黄瓜400克，去除瓜瓤，亦洗净；食盐各适量。将三皮切成条块状，置于容器中，用食盐腌渍12小时，即可食用。西瓜皮、冬瓜皮、黄瓜皮均有清热、利湿、畅通的作用，将三味同用，可协同共奏利湿减肥之效，对小便不利、四肢水肿者尤其有效。

第七节　针灸减肥临床应用

一、体针疗法

李嘉等将单纯性肥胖分为3型，胃肠腑热型取曲池、上巨虚、足三里、内庭，脾胃气虚型取三阴交、阴陵泉、中脘、气海、足三里，真元不足型取中脘、关元、支沟、照海，每次留针20分钟，隔日一次，12次为一个疗程，共治疗40例，总有效率为92.5%。［李嘉，刘志诚. 针刺治疗单纯性肥胖病40例疗效观察. 中国针灸，1998，18（9）：539］

沈洁等针刺华佗夹脊（第3胸椎至第5腰椎），留针30分钟，每日一次，15次为一个疗程，2个疗程后，治疗单纯性肥胖症30例，总有效率为90.0%。［沈洁，侯庆. 针刺华佗夹脊治疗单纯性肥胖疗效观察. 上海针灸杂志，2000，19（1）：29］

方佳梅等针刺天枢、滑肉门、石门、大巨、足三里、丰隆、梁丘、公孙等穴位，治疗单纯性肥胖症 268 例，每日一次，30 天为一个疗程，总有效率为 90.7%。[方佳梅，吕桂泽．针刺治疗单纯性肥胖症 268 例远期疗效观察．中医杂志，2001，42（1）：23]

杨金山将单纯性肥胖症分为虚证和实证两大类。虚证取气海、关元、足三里、天枢、阴陵泉、三阴交，并随症配穴。温针灸组：取上穴，在 2~3 个主穴上最少灸 2 段艾条，余穴留针；针刺组：取上穴，施提插捻转补法，留针 30 分钟。实证取曲池、足三里、天枢、中脘，并随症配穴。电针组：取上穴，采用电针仪，连续波；针刺组：取上穴，留针 30 分钟。每日一次，每周 6 次，30 日为一个疗程。结果：一个疗程后，虚证温针组有效率（90.6%）明显优于针刺组（70.0%）；实证电针组有效率（94.0%）明显优于针刺组（75.0%）。[杨金山．温针药灸与电针治疗单纯性肥胖的临床研究．中国针灸，2002，22（4）：237]

二、耳针疗法

方法 1

【耳穴处方】内分泌、丘脑、卵巢、脑点、饥点、渴点、神门、脾、胃。

【一般资料】本组病例均为门诊患者。男 19 例，女 548 例；年龄最小 6 岁，最大 65 岁。

【治疗方法】耳穴压丸法：取加工好的半粒绿豆压穴，根据病情选穴。内分泌紊乱取内分泌、丘脑、卵巢、脑点；食欲过盛取饥点、渴点、脾、胃；嗜睡加丘脑、神门。每次取 4~6 穴，每周 1 次，5 次为 1 疗程，1 疗程结束休息 1 周再进行第 2 疗程。

【治疗效果】①疗效标准：显效：经 1~3 个疗程治疗，体重下降至正常或 5kg 以上，自觉症状消失，或大部分消失。有效：经 1~3 个疗程治疗，体重下降 1~5kg，自觉症状部分消失。无效：经 1 个疗程治疗，体重无明显变化。②治疗结果：567 例中，显效 84 例，占 15%；有效 385 例，占 68%；无效 98 例，占 17%。总有效率为 83%。[刘杭华．耳针埋压治疗肥胖症 567 例临床观察．上海针灸杂志，1986，（4）：22]

【按】现代医学早已揭示肥胖与脑血管疾病、心血管疾病、高血压、动脉硬化，糖尿病等有密切关系。肥胖可以加速人的衰老，导致各种疾病的发生，因此肥胖的猝死率明显增高，严重影响人们的工作和生活。目前肥胖已成为一种常见病，应予以足够的重视。

【方法2】

【耳穴处方】肺、脾、胃、内分泌，神门。

【一般资料】350例中，体重最重者为180kg，最轻者为66kg。男49例，女301例。最小15岁，最大46岁多。

【治疗方法】耳穴埋针法：用揿针在耳穴埋藏，然后用胶布固定。每4天更换1次，7次为1疗程。一般每次只取1~2个穴。经3次埋针，体重未见明显下降者（2kg以上），可在上述穴位中另选。见效者不必另换穴位。埋针时间最长不宜超过1周。

【治疗效果】①疗效标准：经1个疗程治疗，体重下降3kg以上者为有效。②治疗结果：350例中，体重下降3~5kg者115例，下降6~l0kg者78例，下降11~15kg者26例，下降16kg以上者14例，无效者117例，有效率66%。[徐彬等. 埋耳针减肥350例疗效观察. 中国针灸，1984，（6）：17]

【按】现代医学认为：人体和耳郭存在着内在的生理联系。耳郭的神经、血管最丰富，特别在耳甲腔三角窝，刺激该处的神经有调整机体代谢平衡失调的作用，尤其刺激迷走神经可影响胰岛素值，抑制食欲，起到减肥的作用。

【方法3】

【耳穴处方】饥点、神门、胃、肺、贲门、食道、腹点。

【耳穴加减】嗜睡者去神门加兴奋点；食欲亢进，喜饮加渴点，便秘加大肠，伴高血压者加降压沟。

【一般资料】本组96例均属单纯肥胖症，其中获得性肥胖66例，体质性肥胖30例。年龄13~62岁。女94例，男2例。96例中8例伴高血压，29例伴有脂肪肝。

【治疗方法】耳穴压豆法：治疗前先用耳穴探测仪在所取穴位四周寻找敏感点，然后用胶布贴压王不留行籽。嘱患者每日自压药粒5次以上，餐前必压，每次每穴按压20秒钟左右，以有酸、胀、灼热感为度。5天交替换贴另耳，6次为1疗程，一共3个疗程。

【治疗效果】本组中体重下降0.5~11.5kg者93例，体重不变2例，体重增加1例。平均体重下降4.79kg，11例体重降至正常。经统计，体重下降大于 6kg 34 例（35.4%），下降 3~5.9kg 39 例，下降 3kg 以下 23 例（24%）。本法治疗前有高脂血症者 37 例，经 3 个月贴耳按压治疗，胆固醇降至正常 7 例，甘油三酯降至正常 12 例，高密度脂蛋白上升至正常 8 例。停止治疗后 3 个月随访 54 例，体重平均回升 0.06kg，其中 16 例体重稳定，17 例体重继续下降 0.5~3kg，21 例体重回升 0.5~3kg。

【疗效分析】经临床分析，身高较高者减肥效果较好，获得性肥胖的疗效似优于体质性肥胖者，20~29 岁间年轻人减肥效果较明显，春夏季节减肥效果可能优于秋冬季节。减肥效果与胆固醇下降、高密度脂蛋白上升成正比。在体重下降时，以腹围缩小最快、最明显，其次为腰围和胸围。[徐有强等. 耳穴贴压治疗肥胖症的临床观察. 中医杂志，1989，（5）：54]

方法 4

【耳穴处方】主穴：饥点、口、肺、脾；配穴：内分泌、直肠下段、肾。

【一般资料】540 例中，男 23 例，女 517 例；年龄最小 9 岁，最大 70 岁。均为超过标准体重 20% 以上者。

【治疗方法】耳穴压豆法：选取敏感点（穴位），将白芥子或王不留行籽贴敷穴位上，按压 2~3 分钟后用胶布固定，每周贴换 1 次，5 次为 1 疗程，休息 1 个月后，再作第 2 疗程。

【治疗效果】显效 81 例（减 3kg 以上），有效 292 例（减 0.5~2.5kg），无效 165 例，有效率 70%。[杨金荣等. 耳穴贴药减肥 540 例. 陕西中医，1983，3（4）：23]

【按】肥胖者，多痰多湿。耳穴贴药，旨在宣畅经络，疏通气血，宣肺化浊，利湿降脂。贴药后，有效病例食欲减退，饥饿感消失，大便通畅，减肥效佳。

方法 5

【耳穴处方】主穴：肺、脾、肾、三焦、内分泌；配穴：肝、胃、神门、皮质下、饥点。

【一般资料】959 例中，女 880 例，男 79 例，年龄 20 岁以下 85 例，20~29 岁 371 例，30~39 岁 269 例，40~49 岁 175 例，50~59 岁 48 例，60 岁以上 11 例。

【治疗方法】耳穴压豆法：每次主穴均用，配穴酌选 2~3 个。将王不留行籽放于 0.8cm 氧化锌胶布中心贴在选定穴位上。嘱每天每穴按压 4~8 次，每次每穴 5 分钟，以微有痛感为度。贴药第 7 日晨，揭弃胶布及药物，擦拭干净，休息 1 天，后贴压第 2 次，4 次为 1 个疗程。大多治疗 1~2 个疗程，少数 3~4 个疗程，个别 5~6 个疗程。换药时称体重 1 次，嘱其时所穿衣服每次重量一致，无须严格控制饮食量，但肥甘饮食则劝其节制。

【治疗效果】959 例，显效 352 例（其中减重 3~4.5kg 260 例，减重 5kg 以上 92 例），占 26.6%；有效（减重 1.5~2.95kg）372 例，占 38.7%；无效 235 例（未减重 48 例，减重 0.5kg 75 例，减重 1kg 112 例），占 24.6%。［彭素兰等．耳穴贴压减肥 959 例．中国针灸，1987，（6）：34］

【按】耳压减肥的关键，首先在于选穴准确无误，其次必须按时照要求揉压，否则收效极微，甚至根本无效。

方法 6

（一）

【耳穴处方】大肠、小肠、内分泌。

【一般资料】110 例，身高 153 ± 5cm，平均体重 71.9 ± 10.8kg。年龄以 18~25 为多见，平均年龄 23 ± 4 岁，年龄最大 27 岁，最小 15 岁。

【治疗方法】耳穴埋针法：以揿针作中等强度刺激后以胶布固定。留针 3 为 1 次，10 次为 1 个疗程。全部病例治疗 3 个疗程观察疗效。两耳交替留针。留针期间嘱患者每日饭前轻轻按摩，以有胀感而不疼痛为度。

【治疗效果】治疗前后体重由 71.9 ± 10.8kg 下降到 67.4 ± 10.0kg，治疗前后比较有显著性差异。平均下降 3.7 ± 1.0kg，最少下降 0.8kg，最多下降 11.5kg。110 例中下降了 1~5kg 者 76 例占 69.6%。体重下降的同时，经 3 个月以上治疗后，患者胸围、腹围也有相应减小。［张忠志．耳针减肥 110 例临床观察．中医杂志，1989，（5）：23］

（二）

【耳穴处方】小肠、大肠、内分泌。

【治疗方法】耳穴埋针法：耳部常规消毒，揿针施以中等强度刺激，并用小块胶布固定，留针 3 天为 1 次，10 次为 1 疗程，全部病例均以 3 个疗程为准。两耳交替留针，留针期间，嘱患者每日饭前轻轻按摩，以有胀感而不疼痛为度。出现饥饿感时，用手指按压上述耳穴，胃部即有热感而饥饿感消失。治疗期间饮食、生活习惯不拘。

【治疗效果】治疗前后体重分别为 66.2 ± 9.6kg 和 62 ± 8.6kg，平均降低

3.7±1.0kg（P<0.01），最低降0.8kg，最多降11.5kg，显效最快10天。治疗216例，显效（降5kg以上）35例，占16%，有效（降1~5kg）174例，占81%，无效（降1kg以下）7例，总有效率97%。［佳木斯．耳针治疗肥胖症216例疗效观察江西中医药．1988，（3）：64］

【按】针小肠、大肠后大多数患者食欲降低，针刺内分泌后大、小便次数增加，排汗增加。此法临床验证，疗效显著。

［方法7］

【耳穴处方】内分泌、肾上腺、脑、皮质下、肾。

【一般资料】本组70例中，男9例，女61例，年龄16~60岁。病程2个月至55年。全部均系单纯性肥胖。70例中，超过标准体重10%以下者12例（17.2%），10%~15% 8例（11.4%），15%~20% 8例（11.4%），20%以上42例（60%）。

【治疗方法】耳穴压豆法：用耳穴探测仪在耳部上述穴位寻找过敏点。在敏感点上贴上有王不留行籽的胶布，每日按3次，以痛为度。两耳交替隔日更换王不留行并按压1次，10次为1疗程，共治2、3疗程。

【治疗效果】①疗效标准：疗程结束体重减轻2.5kg者为显效。疗程结束时体重减轻不足2.5kg在0.5kg以上者为进步。疗程结束时体重减轻不足0.5kg或不增加者为无效。②治疗结果：显效14例，占20%；进步38例，占54.3%；无效18例，占25.7%。总有效率74.3%。治疗后体重减轻0.5~1kg 25例，占35.7%；1~2kg 13例，占18.6%；2~3kg 8例，占11.4%，3~4kg 4例，占15.7%；4~5kg 2例，占2.9%。［梁淑娟．耳穴按压王不留行治疗单纯性肥胖．中国针灸，1985，（5）：26］

【按】单纯性肥胖者很可能有代谢方面的紊乱，因此在治疗时选用耳穴内分泌、肾上腺为主穴。考虑中枢神经对内分泌器官有控制调节作用，故选用脑及皮质下两点。有的肥胖患者兼有轻度浮肿，故选用肾穴以增强排尿作用。

［方法8］

【耳穴处方】主穴：肝、肺、内分泌、口；配穴：交感、大肠、神门、直肠。

【一般资料】30例中，男12例，女18例，最大50岁，最小14岁。病史皆在3年以上，最长达20年。

【**治疗方法**】耳穴埋针法：严格消毒后，用耳针按压。每 3 天换针 1 次，每天按压 5~8 次，每次 10~15 分钟。也可用王不留行籽按压。

【**治疗效果**】经治疗，15 例显效（体重降至标准体重以下）；9 例有效（体重未至标准体重，但减轻 4kg），6 例无效（体重变化不大）。[张雪朝. 耳针减肥 30 例疗效观察. 浙江中医杂志. 1989,（4）：166

【**按**】肥胖症多由脾胃功能亢盛，饮食太过而致。曾有人取消化系统耳穴如胃、脾、口等，其效不佳。后根据五行相克乘侮理论，而选耳穴肝、肺为主穴。肝木克脾土，肺金反侮脾土，肝木、肺金旺盛则可抑制脾土运化，使其功能恢复正常。内分泌穴可调整内分泌紊乱，交感穴调整消化功能的太过与不及。若大便不畅加大肠、直肠穴；烦躁不安配以神门，经临床验证，诸穴配伍，治疗肥胖症确有疗效。

方法 9

【**耳穴处方**】主穴：内分泌，神门，配穴：大肠、口、胃、肺、贲门。

【**一般资料**】本组 200 例，均系门诊患者。其中男 33 例，女 167 例。年龄 16~30 岁者 87 例，30~45 岁 66 例，45~65 岁 47 例。病程在 3 年以内 51 例，4~10 年 63 例，10 年以上 86 例。

【**治疗方法**】耳穴压豆法：取 0.6×0.6cm 胶布，将光滑饱满的王不留行籽贴于胶布上，用血管钳送至耳穴，贴紧后加压力，患者感到酸、麻、胀、痛或发热。每次只帖单侧，两耳交替应用。每次主穴必贴，配穴取 1~2 穴，每周 1 次，10 次为 1 个疗程。

【**治疗效果**】显效：症状消失或显著改善，体重减少 5kg 以上，共 26 例，占 13%。良效：症状明显减轻，体重减少 3~4.5kg，共 55 例，占 27.5%。有效：症状减轻，体重减少 1~2.5kg，共 97 例，占 48.5%。无效：症状无明显改善，体重减少不到 1kg，22 例，占 11%。[段荣亮. 耳穴贴压治疗肥胖症 200 例疗效观察. 陕西中医，1986，7（5）：215]

【**按**】肥胖症的症候成因比较复杂，治疗时应从以下两方面考虑：纠正内分泌紊乱。内分泌穴顾名思义，有调整人体内分泌的作用，使有关组织（系统）活动提高，新陈代谢加快，组织趋于平衡和稳定，而起到减肥效应；调整胃肠系统的功能。肥胖症患者多有食多、饥饿感、大便秘结等胃肠功能亢进症状。神门穴有抑制胃肠蠕动作用，大肠、肺、贲门穴有通畅排便作用，这样既限制了饮食的摄入，又促进代谢物的排泄，又减少一部分营养物质的吸收，起到减肥作用。

[方法 10]

【耳穴处方】大肠、神门、胃、内分泌、肺、心、三焦。

【一般资料】1015 例中，男 342 例，女 673 例；年龄 15~25 岁 155 例，26~35 岁 483 例，36~45 岁 288 例，46~55 岁 82 例，56 岁以上 7 例。病程 1~2 年 515 例，3~5 年 376 例，6~10 年 110 例，11 年以上 14 例。其中 960 例为单纯性肥胖，神经、内分泌或代谢失常性肥胖 55 例。

【治疗方法】耳穴埋针法：每次选用 1~2 穴，中等刺激，用小块胶布固定。每次留针 5 天，5 天治疗 1 次，5 次为 1 疗程。

【治疗效果】①疗效标准：显效：体重减少 5kg 以上。有效：体重减少 3kg 以上。无效：体重减少 3kg 以下。②治疗结果：显效 264 例，占 26%；有效 370 例，占 36.5%；总有效率 62.5%；无效 381 例，占 37.5%。[崔述贵等. 耳针治疗肥胖症 1015 例疗效观察. 中国针灸，1987，（1）：17]

[方法 11]

【耳穴处方】肺、胃、耳中、饥点、神门、三焦、食道、脾。

【一般资料】147 例均属单纯性肥胖症患者，均为城市人口。体重最重者为 96.5kg。最小年龄 7 岁，最大 67 岁。发胖时间 1~23 年不等。以女性居多，男性仅 5 例。曾用减肥茶、中药、针刺等治疗效果不佳。

【治疗方法】采用耳穴压豆法：先在穴位区域用耳穴探测仪找出敏感点，再以小胶布块置王不留行籽贴压，使有胀痛感。以后每日（餐前或饥饿时为佳）自压药籽 5 次以上，每次每穴需用力按压 30 秒钟以上。以有酸、麻、胀、热感及疼痛为宜。取单耳、双耳交替贴压，5 天换 1 次，3 次为 1 疗程。

【辅助疗法】配服中药防风通圣丸。

【治疗效果】①疗效标准：经 4 个疗程后，体重下降少于 2kg 者为无效，减重 2~4kg 为有效，4kg 以上者属显效。②治疗结果：有效 93 例（63.27%），平均减重 3.03kg；显效 27 例（18.37%），平均减重 6.57kg；无效 27 例（18.37%），平均减重 1.06kg。减重最多者为 11.5kg。有 19 例体重降至正常范围。胸围平均减少 3.46cm，腹围平均减少 6.53cm，大腿径平均减少 1.32cm。腹围变化最快，多数患者当胸围、腿径等未减时，腹围减少 1~6cm。2/3 患者在捻压耳穴时，饥饿感减轻，食欲明显下降，食量有所减少。[孙庆涪等. 耳穴贴压加防风通圣丸治疗肥胖症 147 例. 四川中医，1988，（2）：26]

方法 12

【耳穴处方】第一组：脾、神门；第二组：肺、交感。每次一组，交替取之。

【一般资料】在 473 例减肥者中，男 78 例，女 395 例。年龄最小 16 岁，最大 54 岁。其中 21~40 岁占总数 80.12%。体重最重者 134kg，最轻 68kg。

【治疗方法】耳穴压豆法：常规消毒，用无菌小镊子持 1 粒王不留行籽，先粘在约 0.7cm² 的绊创膏上，再准确地贴到所取的耳穴上，并予以按压。兼嘱患者于每顿饭前自行按压穴位 5 分钟，按压时局部以有痛感为佳。每 7 天更换 1 次，4 次为 1 疗程。

【治疗效果】①疗效标准：经过 1 个疗程以上的治疗，体重下降 3kg 以上为有效，下降 6kg 以上者为显效，下降不足 3kg 为无效。②治疗结果：显效 113 例；有效 168 例；计 281 例，总有效率为 59.4%，无效 192 例。[顾悦善等. 王不留行压耳穴减肥 473 例临床观察. 中国针灸，1988，(1)：15]

方法 13

【耳穴处方】三焦、肺、内分泌。

【一般资料】本组 253 例，其中男 61 例，女 192 例。年龄最小 13 岁，最大 65 岁。体重最轻 69.5kg，最重 157kg。

【治疗方法】耳穴埋针法：选定穴位后局部常规消毒，以小号止血钳夹持撳针准确置入穴位，然后以胶布固定。留针 5 天后出针，再埋下 1 个穴位。以上穴位每次 1 穴，3 个穴位轮流埋针。6 次为 1 疗程。

【治疗效果】体重减轻 10.5kg 以上 21 例，8.5~10kg 25 例，5.5~8.5kg 71 例，3~5kg 79 例，2.5kg 以下 57 例，减轻 3kg 以上为有效，占 77.5%。

【疗效分析】三焦穴效果最佳，总有效为 83.5%；其次是肺穴，总有效率 76%；而内分泌穴，总有效率为 54.5%。无效者多为 1 疗程，2 疗程次之，有效率随疗程增加而增加。年龄越大效果越差：其中年龄在 26~45 岁效果最好；56 岁以上有 40.9% 无效。体重越重效果亦好：体重 75kg 以下者，无效率为 46.7%；而体重 91kg 以上者无效率仅 15.2%。体重减轻 10.5kg 以上者 21 例，其体重均在 85kg 以上。[李士杰. 耳穴埋针减肥 253 例临床观察. 中国针灸，1986，(3)：11]

【耳穴处方】内分泌、卵巢、脑点、肾上腺、交感、脾、胃、口、神门、心。

【耳穴加减】内分泌紊乱者，取内分泌、卵巢、肾上腺、交感、心、神门；食欲旺盛者，取口、脾、胃、交感、神门、内分泌。

【治疗方法】耳穴压豆法：用中药王不留行籽和胶布压在上述穴位上。每次可取 4~6 穴，每周更换 2 次，10 次为 1 疗程。

【治疗效果】①疗效标准：显效：经 1~3 个疗程治疗，体重下降 5kg 以上者。有效：经 1~3 个疗程治疗，体重下降 1~5kg 者。无效：经 1~3 个疗程治疗，饮食照常，体重无明显变化者。②治疗结果：50 例中，显效 4 例，占8%；有效 43 例，占 86%；无效 3 例，占 6%，总有效率 94%。［王馨芳. 耳压治疗肥胖症 50 例小结. 四川中医，1987，（4）：24］

方法 15

【耳穴处方】内分泌、脑、肺、胃、口、饥点、零点。

【治疗方法】耳穴压豆法：在选定的耳穴上寻找敏感点，将贴有王不留行籽的胶布粘于耳穴上，用食、拇指捻压至沉麻胀痛等感觉时，留置 2~3日，下次更换药籽，10 次为 1 疗程。

【治疗效果】本组病例 1000 人。体重减轻 2.5kg 以上者，448 例；体重减轻 1.5~2.5kg 者 353 例，无效 199 例，有效率 80.1%。［吕明庄等. 耳穴按压减肥 1000 例临床疗效观察报告. 贵州医药，1986，10（5）：6］

方法 16

【耳穴处方】内分泌、脾、胃、饥点、三焦、皮质下、神门、卵巢。

【治疗方法】每次选 3~4 穴，埋入皮内针，两耳交替进行。每日三餐前15 分钟各按压取穴 1 次，2~3 日更换耳穴一次，8 次为一个疗程，休息一周后，再进行下一疗程。

【治疗效果】3 个疗程后，总有效率为 84%。［胡芝兰. 耳针减肥 50 例临床观察. 浙江中医学院学报，1999，23（5）：47］

三、体针与耳针疗法合用

刘运珠针刺梁丘、公孙、天枢、支沟，然后接电针仪，连续波，留针30分钟。配合耳穴：口、胃、脾、肺、三焦、交感、皮质下、内分泌、脑、饥点，采用压籽法，每日有饥饿感及进食前10分钟进行按压，每次5分钟。隔日一次，十次为一个疗程，共治疗单纯性肥胖症50例，总有效率为90%。[刘运珠. 针刺为主治疗单纯性肥胖疗效观察. 中国针灸，2002，22（2）：93]

王明针刺配合耳穴治疗肥胖806例，总有效率为98.9%。体针取主穴、脐周8穴，并随症配穴，每次留针25分钟，每周2~3次，12次为一个疗程。耳穴取饥点、内分泌、脾、胃，便秘加大肠，月经不调加肾、三焦，采用压籽法。[王明. 针刺减肥临床疗效观察. 天津中医，2000，17（3）：36]

高洪生将肥胖分四型，胃热易饥型取天枢、关门、足三里、内庭；痰湿内盛型取中脘、丰隆、内关、公孙；脾虚水停型取气海、水分、三阴交、阴陵泉；脾肺气虚型取列缺、太渊、太白、合谷；各型均配局部取穴：在脂肪堆积处取阿是穴。针刺后接电针仪，连续波，留针30分钟。耳穴取神门、大肠、胃、内分泌、饥点、口、肺、食管。共治疗68例，总有效率为94.1%。[高洪生. 针刺治疗单纯性肥胖症68例. 陕西中医，2000，21（5）：223]

蔡春沉等体针选用天枢、气海、足三里、太白、减肥穴（脐下三寸，旁开3寸）；耳穴取脾、肾、肺、胃、外鼻、内分泌，共治疗单纯性肥胖50例，其中显效28例，有效16例。[蔡春沉，胡玉茹. 针刺配合耳穴贴压治疗减肥50例小结. 甘肃中医，1999，12（2）：56]

刘志诚等将单纯性肥胖分为三型，胃中蕴热型耳穴取外鼻、胃、内分泌，体穴取足三里、内庭、曲池；小肠实热型耳穴取三焦、小肠、内分泌，体穴取下巨虚、腕骨、前谷；肠燥便结型耳穴取大肠、肺、三焦，体穴取上巨虚、合谷、共治疗919例，总有效率为92.1%。[刘志诚，孙凤岷，胡葵，等. 针灸为主治疗单纯性肥胖患者的临床研究. 上海针灸杂志，1997，38（3）：155]

四、穴位埋线疗法

许姿妙将单纯性肥胖分为五型，脾虚湿阻型取太白、脾俞、丰隆、足三里、阴陵泉、三阴交、中脘、水分、足临泣、百会、胃俞；胃肠实热型取胃俞、足三里、内庭、曲池、中脘、公孙、上巨虚、下巨虚、小肠俞、大肠俞、关元；肝气郁结型取太冲、期门、膻中、支沟、三阴交、阳陵泉、公孙、行间、血海、曲泉、肝俞、膈俞、肾俞；气血亏虚型取脾俞、足三里、百会、气海、神门、心俞、胃俞、阴陵泉、丰隆、足临泣；脾肾阳虚型取脾俞、肾俞、三阴交、气海、太溪、足三里、命门、关元、天枢、阴陵泉、百会、水分、三焦俞。每次辨证选取 5~6 穴进行穴位埋线，每次选用的穴位不同于前 1 次，每 2 周埋线 1 次，7 次为 1 个疗程，共治疗 100 例，显效为 58 例，有效 37 例，无效 5 例。[许姿妙. 穴位埋线治疗肥胖症 100 例临床观察. 中国针灸，2002，22（2）：95]

王国明等采用穴位埋线治疗肥胖症 60 例，取穴为水分、阴交、天枢、丰隆，每月埋线 1 次，3 次为 1 个疗程。1 个疗程后，显效 65%，有效 33.3%，无效 1.7%。[王国明，李丽霞，宋永强，等. 穴位埋线治疗肥胖症 66 例疗效观察. 中国针灸，2001，21（7）：395]

五、常用综合针灸减肥方法

根据有关医学文献报道，介绍几种常用针灸减肥方法：

方法 1

取梁丘、公孙穴，每次针 1 穴，交替使用，用泻法，产生强烈的针感后，再接电针仪 20 分钟。起针后在当时所针穴上用麦粒型皮内针，沿皮下刺入 1 厘米左右，留针 3 天，10 次为 1 疗程。治疗单纯性肥胖 42 例，体重减轻 5kg 以上者 14 例，减轻 1~5kg 17 例，无效 11 例，总有效率为 73.8%。对腹部肥胖采用天枢、大横、气海、关元穴位梅花针刺治疗 34 例，均有不同程度的好转。

方法 2

取肩髃透曲池、梁丘透髀关、梁门透归来。用 28 号粗芒针（针长 1~2 尺），压捻刺入反复捻转，待针感甚强时留针 30 分钟，每日 1 次，以 6 次为 1 疗程，休息 1 日，后再进行下 1 疗程，共治疗 70 例，显效（体重减少在 8kg 以上者）35 例；有效（体重减少在 4kg）以上者 31 例；无效（体重减少在 4kg 以下者）4 例。

方法3

取穴以足阳明胃经和足太阳脾经穴为主。取上巨虚、丰隆、内庭、曲池、三阴交、阳陵泉等，同时配合耳穴的脾、胃。临证加减、肠燥便秘体穴加天枢、支沟，耳穴加肺，大肠；易饥饿者，体穴加足三里（重泻）；自动发胖者，体穴加肾俞、三阴交、耳穴加肾；产后肥胖，体穴加曲泉、石门、耳穴加屏间；月经不调，体穴加地机、血海，耳穴加屏间；下肢浮肿，体穴加水分、耳穴加三焦，每次留针20~30分钟，隔日1次，15次为1个疗程。耳穴用王不留行籽或揿针埋藏。嘱患者在每日进餐前半小时按压1分钟左右，酸痛为度，5天更换1次，6次为1疗程，两耳交替进行。37例肥胖患者中，近期临床痊愈12例，占32.43%，显效5例，占31.51%；有效14例，占37.84%；无效6例，占16.22%，总占有效率为83.78%。

附　疗效判断标准

金京玉等认为，体重减轻4kg以上，腰围减少6cm以上为显效；体重减轻1~4kg，腰围减少2~6厘米为有效；体重减轻1kg以下，腰围减少2cm以下为无效。[金京玉，董中国. 针刺加耳穴疗法减肥56例. 针灸临床杂志，2001，17（9）：10]

娄玉方等认为，体重下降≥10kg，腰围减少≥10cm为显效；体重下降≥3kg，腰围减少≥4cm为有效；体重下降＜3kg，腰围＜4cm为无效。[娄玉方，张雅珍，谭馥梅. 针刺在减肥中作用的临床研究. 上海针灸杂志，2001，20（2）：12]